国家卫生健康委员会"十四五"规□□□
全 国 高 等 学 校 教□□□
供基础、临床、预防、口腔医学类专业用

新形态教材

医学生物学

Medical Biology

第 **10** 版

主　　编｜傅松滨

副 主 编｜邱广蓉　胡劲松

数 字 主 编｜金　焰

数字副主编｜宋少娟　赵　卓

人民卫生出版社

·北　京·

图书在版编目（CIP）数据

医学生物学 / 傅松滨主编 . —10 版 . —北京：人民卫生出版社，2024.6

全国高等学校五年制本科临床医学专业第十轮规划教材

ISBN 978-7-117-36238-2

Ⅰ . ①医… Ⅱ . ①傅… Ⅲ . ①医学－生物学－高等学校－教材 Ⅳ . ①R318

中国国家版本馆 CIP 数据核字（2024）第 085222 号

人卫智网	www.ipmph.com	医学教育、学术、考试、健康，购书智慧智能综合服务平台
人卫官网	www.pmph.com	人卫官方资讯发布平台

医学生物学
Yixue Shengwuxue
第 10 版

主　　编：傅松滨
出版发行：人民卫生出版社（中继线 010-59780011）
地　　址：北京市朝阳区潘家园南里 19 号
邮　　编：100021
E - mail：pmph @ pmph.com
购书热线：010-59787592　010-59787584　010-65264830
印　　刷：人卫印务（北京）有限公司
经　　销：新华书店
开　　本：850×1168　1/16　　印张：16
字　　数：473 千字
版　　次：1978 年 6 月第 1 版　　2024 年 6 月第 10 版
印　　次：2024 年 7 月第 1 次印刷
标准书号：ISBN 978-7-117-36238-2
定　　价：59.00 元

打击盗版举报电话：010-59787491　E-mail：WQ @ pmph.com
质量问题联系电话：010-59787234　E-mail：zhiliang @ pmph.com
数字融合服务电话：4001118166　E-mail：zengzhi @ pmph.com

编委名单

新形态教材使用说明

　　新形态教材是充分利用多种形式的数字资源及现代信息技术,通过二维码将纸书内容与数字资源进行深度融合的教材。本套教材全部以新形态教材形式出版,每本教材均配有特色的数字资源和电子教材,读者阅读纸书时可以扫描二维码,获取数字资源、电子教材。

　　电子教材是纸质教材的电子阅读版本,其内容及排版与纸质教材保持一致,支持手机、平板及电脑等多终端浏览,具有目录导航、全文检索功能,方便与纸质教材配合使用,进行随时随地阅读。

获取数字资源与电子教材的步骤

① 扫描封底红标二维码,获取图书"使用说明"。

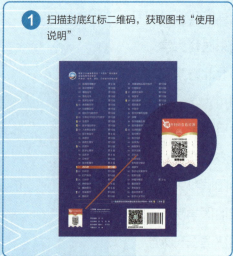

② 揭开红标,扫描绿标激活码,注册/登录人卫账号获取数字资源与电子教材。

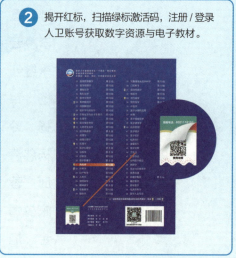

③ 扫描书内二维码或封底绿标激活码,随时查看数字资源和电子教材。

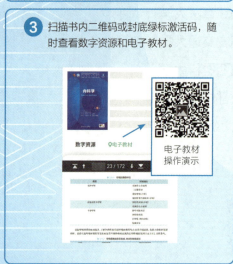

④ 登录 zengzhi.ipmph.com 或下载应用体验更多功能和服务。

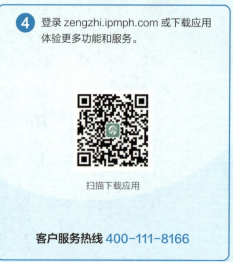

扫描下载应用

客户服务热线 400-111-8166

读者信息反馈方式

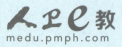

　　欢迎登录"人卫 e 教"平台官网"medu.pmph.com",在首页注册登录后,即可通过输入书名、书号或主编姓名等关键字,查询我社已出版教材,并可对该教材进行读者反馈、图书纠错、撰写书评以及分享资源等。

序言

百年大计，教育为本。教育立德树人，教材培根铸魂。

过去几年，面对突如其来的新冠疫情，以习近平同志为核心的党中央坚持人民至上、生命至上，团结带领全党全国各族人民同心抗疫，取得疫情防控重大决定性胜利。在这场抗疫战中，我国广大医务工作者为最大限度保护人民生命安全和身体健康发挥了至关重要的作用。事实证明，我国的医学教育培养出了一代代优秀的医务工作者，我国的医学教材体系发挥了重要的支撑作用。

党的二十大报告提出到 2035 年建成教育强国、健康中国的奋斗目标。我们必须深刻领会党的二十大精神，深刻理解新时代、新征程赋予医学教育的重大使命，立足基本国情，尊重医学教育规律，不断改革创新，加快建设更高质量的医学教育体系，全面提高医学人才培养质量。

尺寸教材，国家事权，国之大者。面对新时代对医学教育改革和医学人才培养的新要求，第十轮教材的修订工作落实习近平总书记的重要指示精神，用心打造培根铸魂、启智增慧、适应时代需求的精品教材，主要体现了以下特点。

1. 进一步落实立德树人根本任务。遵循《习近平新时代中国特色社会主义思想进课程教材指南》要求，努力发掘专业课程蕴含的思想政治教育资源，将课程思政贯穿于医学人才培养过程之中。注重加强医学人文精神培养，在医学院校普遍开设医学伦理学、卫生法以及医患沟通课程基础上，新增蕴含医学温度的《医学人文导论》，培养情系人民、服务人民、医德高尚、医术精湛的仁心医者。

2. 落实"大健康"理念。将保障人民全生命周期健康体现在医学教材中，聚焦人民健康服务需求，努力实现"以治病为中心"转向"以健康为中心"，推动医学教育创新发展。为弥合临床与预防的裂痕作出积极探索，梳理临床医学教材体系中公共卫生与预防医学相关课程，建立更为系统的预防医学知识结构。进一步优化重组《流行病学》《预防医学》等教材内容，撤销内容重复的《卫生学》，推进医防协同、医防融合。

3. 守正创新。传承我国几代医学教育家探索形成的具有中国特色的高等医学教育教材体系和人才培养模式，准确反映学科新进展，把握跟进医学教育改革新趋势新要求，推进医科与理科、工科、文科等学科交叉融合，有机衔接毕业后教育和继续教育，着力提升医学生实践能力和创新能力。

4. 坚持新形态教材的纸数一体化设计。数字内容建设与教材知识内容契合,有效服务于教学应用,拓展教学内容和学习过程;充分体现"人工智能 +"在我国医学教育数字化转型升级、融合发展中的促进和引领作用。打造融合新技术、新形式和优质资源的新形态教材,推动重塑医学教育教学新生态。

5. 积极适应社会发展,增设一批新教材。包括:聚焦老年医疗、健康服务需求,新增《老年医学》,维护老年健康和生命尊严,与原有的《妇产科学》《儿科学》等形成较为完整的重点人群医学教材体系;重视营养的基础与一线治疗作用,新增《临床营养学》,更新营养治疗理念,规范营养治疗路径,提升营养治疗技能和全民营养素养;以满足重大疾病临床需求为导向,新增《重症医学》,强化重症医学人才的规范化培养,推进实现重症管理关口前移,提升应对突发重大公共卫生事件的能力。

我相信,第十轮教材的修订,能够传承老一辈医学教育家、医学科学家胸怀祖国、服务人民的爱国精神,勇攀高峰、敢为人先的创新精神,追求真理、严谨治学的求实精神,淡泊名利、潜心研究的奉献精神,集智攻关、团结协作的协同精神。在人民卫生出版社与全体编者的共同努力下,新修订教材将全面体现教材的思想性、科学性、先进性、启发性和适用性,以全套新形态教材的崭新面貌,以数字赋能医学教育现代化、培养医学领域时代新人的强劲动力,为推动健康中国建设作出积极贡献。

教育部医学教育专家委员会主任委员
教育部原副部长

林蕙青

2024 年 5 月

全国高等学校五年制本科临床医学专业
第十轮　规划教材修订说明

　　全国高等学校五年制本科临床医学专业国家卫生健康委员会规划教材自 1978 年第一轮出版至今已有 46 年的历史。近半个世纪以来，在教育部、国家卫生健康委员会的领导和支持下，以吴阶平、裘法祖、吴孟超、陈灏珠等院士为代表的几代德高望重、有丰富的临床和教学经验、有高度责任感和敬业精神的国内外著名院士、专家、医学家、教育家参与了本套教材的创建和每一轮教材的修订工作，使我国的五年制本科临床医学教材从无到有、从少到多、从多到精，不断丰富、完善与创新，形成了课程门类齐全、学科系统优化、内容衔接合理、结构体系科学的由纸质教材与数字教材、在线课程、专业题库、虚拟仿真和人工智能等深度融合的立体化教材格局。这套教材为我国千百万医学生的培养和成才提供了根本保障，为我国培养了一代又一代高水平、高素质的合格医学人才，为推动我国医疗卫生事业的改革和发展作出了历史性巨大贡献，并通过教材的创新建设和高质量发展，推动了我国高等医学本科教育的改革和发展，促进了我国医药学相关学科或领域的教材建设和教育发展，走出了一条适合中国医药学教育和卫生事业发展实际的具有中国特色医药学教材建设和发展的道路，创建了中国特色医药学教育教材建设模式。老一辈医学教育家和科学家们亲切地称这套教材是中国医学教育的"干细胞"教材。

　　本套第十轮教材修订启动之时，正是全党上下深入学习贯彻党的二十大精神之际。党的二十大报告首次提出要"加强教材建设和管理"，表明了教材建设是国家事权的重要属性，体现了以习近平同志为核心的党中央对教材工作的高度重视和对"尺寸课本、国之大者"的殷切期望。第十轮教材的修订始终坚持将贯彻落实习近平新时代中国特色社会主义思想和党的二十大精神进教材作为首要任务。同时以高度的政治责任感、使命感和紧迫感，与全体教材编者共同把打造精品落实到每一本教材、每一幅插图、每一个知识点，与全国院校共同将教材审核把关贯穿到编、审、出、修、选、用的每一个环节。

　　本轮教材修订全面贯彻党的教育方针，全面贯彻落实全国高校思想政治工作会议精神、全国医学教育改革发展工作会议精神、首届全国教材工作会议精神，以及《国务院办公厅关于深化医教协同进一步推进医学教育改革与发展的意见》（国办发〔2017〕63 号）与《国务院办公厅关于加快医学教育创新发展的指导意见》（国办发〔2020〕34 号）对深化医学教育机制体制改革的要求。认真贯彻执行《普通高等学校教材管理办法》，加强教材建设和管理，推进教育数字化，通过第十轮规划教材的全面修订，打造新一轮高质量新形态教材，不断拓展新领域、建设新赛道、激发新动能、形成新优势。

其修订和编写特点如下：

1. **坚持教材立德树人课程思政** 认真贯彻落实教育部《高等学校课程思政建设指导纲要》，以教材思政明确培养什么人、怎样培养人、为谁培养人的根本问题，落实立德树人的根本任务，积极推进习近平新时代中国特色社会主义思想进教材进课堂进头脑，坚持不懈用习近平新时代中国特色社会主义思想铸魂育人。在医学教材中注重加强医德医风教育，着力培养学生"敬佑生命、救死扶伤、甘于奉献、大爱无疆"的医者精神，注重加强医者仁心教育，在培养精湛医术的同时，教育引导学生始终把人民群众生命安全和身体健康放在首位，提升综合素养和人文修养，做党和人民信赖的好医生。

2. **坚持教材守正创新提质增效** 为了更好地适应新时代卫生健康改革及人才培养需求，进一步优化、完善教材品种。新增《重症医学》《老年医学》《临床营养学》《医学人文导论》，以顺应人民健康迫切需求，提高医学生积极应对突发重大公共卫生事件及人口老龄化的能力，提升医学生营养治疗技能，培养医学生传承中华优秀传统文化、厚植大医精诚医者仁心的人文素养。同时，不再修订第9版《卫生学》，将其内容有机融入《预防医学》《医学统计学》等教材，减轻学生课程负担。教材品种的调整，凸显了教材建设顺应新时代自我革新精神的要求。

3. **坚持教材精品质量铸就经典** 教材编写修订工作是在教育部、国家卫生健康委员会的领导和支持下，由全国高等医药教材建设学组规划，临床医学专业教材评审委员会审定，院士专家把关，全国各医学院校知名专家教授编写，人民卫生出版社高质量出版。在首届全国教材建设奖评选过程中，五年制本科临床医学专业第九轮规划教材共有13种教材获奖，其中一等奖5种、二等奖8种，先进个人7人，并助力人卫社荣获先进集体。在全国医学教材中获奖数量与比例之高，独树一帜，足以证明本套教材的精品质量，再造了本套教材经典传承的又一重要里程碑。

4. **坚持教材"三基""五性"编写原则** 教材编写立足临床医学专业五年制本科教育，牢牢坚持教材"三基"（基础理论、基本知识、基本技能）和"五性"（思想性、科学性、先进性、启发性、适用性）编写原则。严格控制纸质教材编写字数，主动响应广大师生坚决反对教材"越编越厚"的强烈呼声；提升全套教材印刷质量，在双色印制基础上，全彩教材调整纸张类型，便于书写、不反光。努力为院校提供最优质的内容、最准确的知识、最生动的载体、最满意的体验。

5. **坚持教材数字赋能开辟新赛道** 为了进一步满足教育数字化需求，实现教材系统化、立体化建设，同步建设了与纸质教材配套的电子教材、数字资源及在线课程。数字资源在延续第九轮教材的教学课件、案例、视频、动画、英文索引词读音、AR互动等内容基础上，创新提供基于虚拟现实和人工智能等技术打造的数字人案例和三维模型，并在教材中融入思维导图、目标测试、思考题解题思路，拓展数字切片、DICOM等图像内容。力争以教材的数字化开发与使用，全方位服务院校教学，持续推动教育数字化转型。

第十轮教材共有56种，均为国家卫生健康委员会"十四五"规划教材。全套教材将于2024年秋季出版发行，数字内容和电子教材也将同步上线。希望全国广大院校在使用过程中能够多提供宝贵意见，反馈使用信息，以逐步修改和完善教材内容，提高教材质量，为第十一轮教材的修订工作建言献策。

主编简介

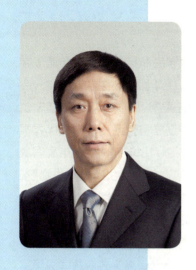

傅松滨

　　教授，博士研究生导师，哈尔滨医科大学遗传学科学术带头人，中国遗传资源保护与疾病防控教育部重点实验室主任。兼任中国遗传学会副理事长、中国遗传学会教育教学委员会主任委员、黑龙江省遗传学会理事长；《国际遗传学杂志》主编。1998年获第六届中国青年科技奖和卫生部优秀青年科技人才，1999年入选国家"百千万"人才工程，2000年获批准享受国务院政府特殊津贴，2001年获国家模范教师称号，2021年荣获国家"万人计划"教学名师。

　　目前主要从事中国人类遗传资源保存及多样性研究、双微体结构与功能研究和中国人群遗传病发病机制研究。其中参加的"实体瘤细胞遗传学研究"获2001年度国家科技进步奖二等奖；"中国不同民族永生细胞库的建立和中华民族遗传多样性的研究"获2005年度国家自然科学奖二等奖。主编《医学生物学》与《医学遗传学》国家级规划教材10部。

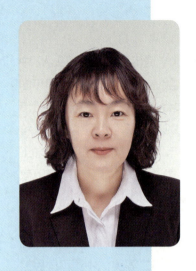

邱广蓉

　　教授,博士研究生导师,中国医科大学生命科学学院医学遗传学教研室副主任。兼任中国遗传学会理事,中华医学会医学遗传学分会委员,辽宁省医学会医学遗传学分会主任委员。2004 年入选辽宁省"百千万"人才工程千人层次,2006 年获辽宁省普通高等学校优秀青年骨干教师,2012 年获沈阳市五四奖章,2018 年入选沈阳市高层次人才(拔尖人才)。国家级一流本科课程"遗传学和生殖发育生物学"团队核心成员,辽宁省一流本科课程"医学遗传学"负责人。

　　目前主要从事出生缺陷分子遗传学研究。其中参加的"先天性心脏病的产前诊断及病因学研究"获辽宁省科学技术奖三等奖;"医学遗传学课程体系与教学模式改革"获辽宁省第六届高等教育教学成果奖三等奖。副主编国家级规划教材《医学生物学》(第 9 版)和《人类发育与遗传学》(第 3 版),参编教材 7 部;副主译《人类分子遗传学》,参译《医学遗传学原理》。

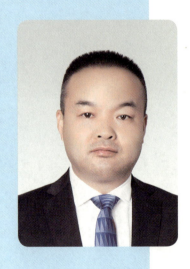

胡劲松

　　教授,西安交通大学医学部基础医学院本科生生物与基础医学实验教学中心副主任。兼任中国细胞生物学学会理事、中华医学会医学细胞生物学分会委员、中国抗癌协会肿瘤分子医学专业委员会委员、中国药学会生化与生物技术药物专业委员会委员、陕西省细胞生物学学会常务理事、中国多发性骨髓瘤研究联盟理事、中国抗癌协会血液肿瘤专业委员会骨髓瘤与浆细胞疾病学组委员。

　　主要从事多发性骨髓瘤的细胞与分子病理机制、NK 细胞免疫治疗血液肿瘤、感染免疫等方面的研究。在专业领域权威期刊 *Blood* 等发表研究论文 40 余篇,获 PCT 国际专利授权 1 项、中国专利授权 4 项。副主编《医学细胞生物学》教材 1 部,参编国家级规划教材《医学生物学》(第 9 版)、《医学遗传学》等教材和专著 13 部。

前言

　　生物学是研究生命现象的本质，探讨生命发生、发展规律的一门自然科学学科。在当今社会，生物学与现代医学的关系更加紧密。生物学的快速发展不仅为医学提供了深入了解人类生命机制的基础，也为研发新的治疗方法和创新医疗技术提供了重要参考。生物学的突破性进展，如基因修复技术、人工智能在临床诊疗中的应用，以及组织工程学的发展，都为现代医学的进步提供了动力。同时，快速发展的生物学助推了现代医学教育体制的变革，突显了医学生物学在医学教育中的重要地位。

　　医学生物学开设目的在于帮助医学生从生物学的视角认识其与医学的内在关联，使医学生能够系统地掌握生物医学知识，培养学生分析问题和解决问题的综合能力，并使他们能够将生物学知识与临床实践相结合，为患者提供更有效的诊疗方法。

　　《医学生物学》（第10版）教材特别关注基因组学和个体化医疗的发展。随着遗传学和基因组学的进步，我们已经能够更好地理解遗传变异对个体健康和疾病易感性的影响。基于个体基因组信息与人工智能相结合的个体化诊疗已成为现实，这将为疾病的早期诊断和治疗带来革命性的突破。《医学生物学》（第10版）教材将详细介绍这些新进展，并探讨它们对未来医学的潜在影响。

　　《医学生物学》（第10版）教材共分16章，1~6章介绍生命过程的一般原理，7~16章介绍现代生物医学理论和进展。与第9版教材相比，第10版教材在重点介绍生物学一般原理的基础上，增加了现代生物医学的新进展、新学科分支、遗传与疾病、基因组医学、模式生物学、生物信息学、计算生物学及其相关交叉学科，充分体现了生物学与人类疾病相关联的本质。

　　感谢人民卫生出版社在《医学生物学》（第10版）教材编写及出版过程中给予的支持，感谢各位编委、责任编辑和编写秘书的敬业与辛勤付出。真诚期待广大师生提出宝贵的意见和建议，以便再版时修订完善。

傅松滨

2024年5月，哈尔滨

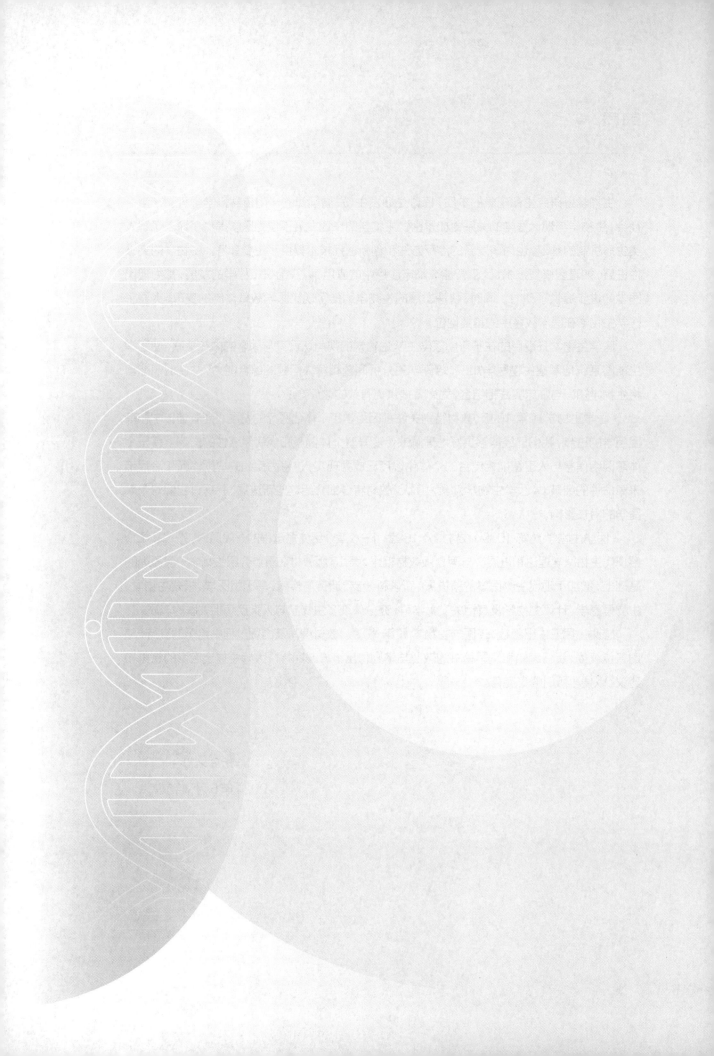

目录

绪 论

生物学（biology）是研究生命现象的本质，并探索生命发生、发展规律的一门生命学科。医学生物学（medical biology）是以生物学和医学为基础，研究人体的生理、病理及其相关细胞、分子和遗传信息的一门交叉学科。它涵盖了生物化学、遗传学、细胞生物学、组织学、生理学、药理学、毒理学、免疫学、微生物学和神经生物学等多个学科，是现代医学、生物技术及相关领域发展的核心学科之一。目前，医学生物学的研究成果已经广泛应用于基因工程、药物研发、诊断技术及疾病治疗等领域，对于维护和促进人类健康和提高生命质量起到了重要作用。

第一节 | 生物学与医学生物学的形成与发展

生物学的英文"biology"是一个希腊词语，来源于希腊语前缀"bio-"（意为生命）和后缀"-logy"（意为科学、了解或研究）拼接构成。"biology"作为"生物学"这一现代的释义是由英国科学家贝多斯（Beddoes）于1799年首次提出。

自人类诞生以来，人类祖先对自然界的认识，首先是对那些作为食物和人类天敌生物的认识，以及在生存竞争中不断积累的植物栽培、动物养殖等经验。例如，根据对陕西西安半坡村落新石器时代遗址中出土的白菜籽的考证，确定我国栽培白菜的历史已有7 000多年；公元前5000年，人类已懂得如何栽种水稻；公元前3000年，人类开始驯养家猪；公元前2700年，在长江流域已流传种桑、养蚕和织布的技术；公元前221年，我国古代人民已经会制酱、酿酒和制作豆腐。在治疗疾病的医学实践中，我们的祖先也积累了许多关于动植物形态、习性和药用等方面的知识。例如，春秋时期的《诗经》一书中已收入药用动植物200余种；汉朝的《神农本草经》中又将药物增至365种；公元10世纪，我国已发明预防天花的疫苗；明朝末年李时珍（1518—1593年）在其不朽巨著《本草纲目》一书中，对1 892种植物、动物及其他天然物质分门别类地进行了详细的形态描述及药性探讨，为人类留下了极其宝贵的医药财富。

现代生物学的起源通常要追溯到古希腊哲学的繁荣时期。古希腊"医学之父"希波克拉底（Hippocrates）当时已认识到疾病是由环境条件和生活条件不适引起的。希波克拉底最大的贡献是将医学与生物学从宗教和迷信当中解救出来。为了抵制"神赐疾病"的谬说，希波克拉底提出了体液学说（Humorism），即复杂的人体是由血液、黏液、黄胆汁和黑胆汁这四种"体液"组成。四种"体液"在人体内的比例不同，形成了人的不同气质：性情急躁、动作迅猛的称为胆汁质；性情活跃、动作灵敏的称为多血质；性情沉静、动作迟缓的称为黏液质；性情脆弱、孤僻离群的称为抑郁质。人之所以会生病，就是由于这四种"体液"不平衡造成的，而"体液"失调又是外界因素影响的结果。

古希腊哲学家亚里士多德也是生物学历史上最具影响力的学者之一。他曾经专注于生物进化与生物多样性的研究，通过对动植物习性和属性的细致观察，为植物和动物的分类做了大量工作。到18世纪，亚里士多德及其后的西方学者发现，生物界从植物到人类是一个密切相关、有着严格等级排列的系统，即生存链。但亚里士多德相信"灵魂"的存在，并认为"上帝是万物的始终"，他的观点成为生物学中各种唯心主义学说的根源，加上当时封建制度和宗教的统治，使自然科学的发展在欧洲4—14世纪的漫长历史中受到严重阻碍。

1543 年，比利时著名医生兼解剖学家维萨里（Vesaliua）用他的人体解剖学论文《人体的构造》开创了西方医学的新时代。

16 世纪以后，随着资本主义工业的逐步发展，人类对与生活密切相关的生物进行了越来越多的研究，积累了许多宝贵的经验。例如，英国医学家哈维（Harvey）对动物生理的研究，特别是对心脏的血液循环研究，奠定了动物生理学的基础；英国生物学家胡克（Hooke）应用自制的简陋显微镜，首次发现了植物的细胞，并于 1665 年出版了《显微图像》，从而揭开了微观世界的神秘面纱，使细胞成为当时研究的热门；1735 年，瑞典植物学家林奈（Linné）对植物种类进行了系统分类，整理出版了《自然系统》一书，创立了生物分类的等级和"双名法"，奠定了生物分类学基础，并被生物科学界一直沿用至今。

到了 19 世纪，随着数学、物理、化学等学科与生命科学的相互交叉渗透，生命科学取得了巨大进展。例如，德国植物学家施莱登（Schleiden）和德国动物学家施旺（Schwann）创立了细胞学说，指出动物和植物的基本结构单位都是细胞。从此，"细胞学说"成为生命科学的核心并日益发挥出巨大作用，得到恩格斯的高度评价，称其为 19 世纪自然科学的三大发现之一；1859 年，随着达尔文（Darwin）的巨著《物种起源》的出版和进化论（theory of evolution）的提出，许多毋庸置疑的事实均已证明，物种进化的动因是环境变化、生物本身变异和自然选择。在自然选择的作用下，各种生物不仅形成了各种各样的类型，也形成了它们各自的适应性。这些事实从根本上动摇了"上帝创造万物和物种不变"的唯心主义历史观念，从而大大推动了生命科学的发展；1865 年奥地利人孟德尔（Mendel）应用豌豆杂交实验结果，总结出遗传学的两个基本规律，分别称为分离定律和自由组合定律，奠定了现代遗传学的基础。美国科学家摩尔根（Morgan）于 1910 年根据黑腹果蝇的研究提出了连锁互换定律，并与孟德尔的分离定律和自由组合定律合称为遗传学的三大定律。

20 世纪以来，生物化学和生物物理学等分支学科的建立与发展以及一些新技术的引入，促进了细胞生物学、分子生物学的建立与发展。1902 年，奥地利著名医学家兰德斯坦纳（Landsteiner）发现了人类的 A、B、O 三种血型特征，这使得人与人之间安全输血成为可能。1944 年，美国医生埃弗里（Avery）、麦克劳德（MacLeod）和麦卡蒂（McCarty）发现脱氧核糖核酸（DNA）是染色体的主要成分及构成基因的主要材料，第一次证实了 DNA 是遗传物质。1953 年，美国人沃森（Watson）和英国人克里克（Crick）的研究证明了 DNA 分子的双螺旋结构和 DNA 的自我复制；DNA 分子遗传信息通过信使核糖核酸（mRNA）表达产生各种有功能的蛋白质，从而确定了生物界中分子运动规律的核心，即中心法则，并揭示了生物的遗传、代谢、发育和进化等过程的内在联系，从而使生命科学的发展进入了一个崭新的迅速发展阶段。1961 年，法国生物学家雅各布（Jacob）和莫诺德（Monod）提出乳糖操纵子模型用以探讨基因调控原理。1965 年，我国科学家在世界上首次人工合成了具有生物活性的牛胰岛素，在人类探索生命奥秘的历程中迈出了重要的一步。1966 年，生物界通用的 64 个遗传密码（genetic code）的破译，更使人类在解开生命之谜的征途中取得了重大突破，并从分子水平上证实了生物界各物种间的发展联系，为基因工程的发展提供了理论基础。20 世纪 70 年代以来，人们相继发现了反转录酶、限制性内切酶和连接酶等。1973 年，美国人科恩（Cohen）开创了体外重组 DNA 技术，并成功用于转化大肠埃希菌。1975 年，英国剑桥大学的桑格（Sanger）发明了双脱氧链终止法 DNA 测序技术；德国学者柯勒（Köhler）和英国学者米尔斯坦（Milstein）成功地获得了淋巴细胞杂交瘤并生产出单克隆抗体。1977 年，日本科学家板仓（Itakura）将人生长激素释放抑制因子基因导入大肠埃希菌并成功表达，在 9L 培养液中获得的激素含量约等于从 50 万头羊脑中获得的含量。从此，基因工程成为分子生物学的重要研究领域，基因工程药物、转基因动物和转基因植物等都已成为世界各国争相研究的热点。1985 年，美国人穆利斯（Mullis）及其同事发明了聚合酶链式反应（polymerase chain reaction，PCR），随着其发展和推广应用，已成为现代生物技术历史上的分水岭，大大提高了遗传分析与基因克隆的速度和效率，打开了全基因组测序的天窗。1997 年，英国人威尔穆特（Wilmut）用羊乳腺细胞的细胞核成功克隆出了多利（Dolly）羊，这成为震撼世界的生命科学领域的重大突破，其后的克隆牛、克隆鼠和克隆猴等的诞生以及被称为 20 世纪三大科学技术工程之一的人类基因组计划（Human Genome Project，HGP）的启动，为 21 世纪的生命科学在深度和广度上取得重大进展和突破奠定了坚实基础。

目前，随着人类对与自身利益密切相关的粮食、人口、健康、资源、能源和环境等方面投入更多的关注，以及多学科的发展和交叉渗透，生物科学出现了全新的分支学科，包括生物信息学、计算生物学、理论生物学、模式生物学、基因组医学、天体生物学、干细胞和组织再生医学、系统生物学以及合成生物学等，这些前沿学科将进一步促进生命科学的发展，生命科学必将成为带动其他学科发展的主导学科，对人类的生存和发展产生难以估量的深远影响。其主要发展趋势为：

1．继续对生命本质进行深入研究，生命科学将成为 21 世纪自然科学的带头学科。随着人类基因组计划的完成和后基因组计划——功能基因组研究的启动，人类对自身的研究和认识已深入到分子水平，预期成果会使人类生活质量不断提高、衰老过程减慢、平均寿命延长。

2．生物信息与人工智能得到快速发展，这有利于对医学生物学数据的收集、整理、分析和解释，为生物医学研究提供高效且有用的信息。例如，DNA 序列分析、蛋白质结构分析和药物设计等。人工智能和机器学习技术的快速发展将提高疾病诊断的准确性和治疗效果。

3．拓展空间医学生物学研究，将人类生命科学的视野由地球转向宇宙。

4．基因修复技术成为生物医学领域的热门技术之一。随着基因修复技术的发展和干细胞研究的进展，医学研究人员和生物学家能够开发针对癌症、遗传病和病毒感染疾病的新的治疗方法。细胞治疗技术也成为一个备受关注的领域，潜在的治疗范围包括癌症、自身免疫性疾病和心脏病等。

5．应用系统生物学方法研究复杂疾病。系统生物学是将生物体作为整体来研究，利用计算方法和系统建模技术来探究生物体的结构、功能和动态调控机制。应用系统生物学方法研究复杂疾病，可以发现疾病的多个发病机制和复杂性。

6．肿瘤免疫治疗的研究成为肿瘤治疗的新方向。肿瘤免疫治疗是指利用免疫系统的特异性作用控制清除肿瘤的治疗方法。目前，包括免疫检查点抑制剂和 T 细胞免疫治疗等在内的肿瘤免疫学治疗技术发展迅猛，也已成功用于临床。

7．个性化、精准医疗成为生物医学领域的一个趋势。借助各种先进技术及数据处理算法，将疾病诊治模式从同质化向个性化转变。同时，精准医疗也逐渐将研究重心从单一疾病转向多种疾病联合治疗方案的研究。

8．多学科和生物医学的密切交叉、相互渗透以及新方法、新技术、新概念的广泛引入和应用，将有力地推动生命科学发生一次次飞跃与革命，21 世纪的生物医学充满生机与希望。

第二节 生物学与医学

一、生物学与医学的关系

生物学与医学是息息相关的两个学科，生物学作为医学的基础学科，不仅探究生命本质以及生命现象，而且还可以为医学提供重要的理论和方法支持。

在细胞层面上，生物学为医学提供了重要的理论支持。细胞是生命活动的基本单位，所有生命现象都可以追溯至细胞层面。生物学研究细胞的结构、功能及运作机制，这种系统性的研究为医学提供了理论基础。比如，细胞学说是现代医学的基础之一，该学说认为，所有生命都是由细胞组成的。医学研究中，通过了解细胞的基本结构和功能，人们可以更好地理解健康和疾病。此外，细胞生物学的研究也为医学的诊断和治疗提供了至关重要的帮助。例如，通过对细胞的识别和分类，医生可以更准确地诊断并确定用于治疗的药物。

在遗传学层面上，生物学也为医学提供了诸多的理论支持。人类基因组学的研究成果为医学的个体化治疗提供了重要的基础。例如,了解一个人DNA的特征,有助于医生识别与其疾病相关的基因,选择针对性治疗措施,提高治疗效果。此外,遗传变异也是较多疾病形成的原因,因此了解其本质和来源,也是医学关注的核心问题。生物学为医学提供了关于基因表达的重要理论,这些理论能够使我们更好地了解疾病的基础机制,控制或消除人体内致病基因的表达,进而实现治疗的目的。

在先进方法与技术层面上,生物学研究对于临床医学实践具有重要意义。生物学研究可为诊断和治疗提供有效的方法和技术支持。生物学中的分子生物学方法提供了分子检测工具,如PCR技术和DNA测序技术,可以实现对疾病相关基因的识别,有助于对疾病的鉴别诊断。此外,生物学还提供了各种先进的成像技术,如计算机断层扫描(CT)、磁共振成像(MRI)和生物发光技术(BLI)等。这些技术可以更精准地检测和定位疾病,有助于更好地制订治疗方案。同时,把生物学的专业知识与临床医学的实践相结合,可以找到更好的治疗方法,从而挽救更多患者的生命。

此外,生物学还为医学提供了很多启示,如疫苗和抗生素等的研发,都脱离不了生物学的科学理论和技术支持。生物学广泛研究和评估药物的毒理性,为医学的药物创新提供了安全和准确的理论基础。生物技术的进步也为医学提供了更快、更准确的检测手段,以及更有效的药物研发技术。因此,生物学不仅是医学的基础学科,也为医学的发展提供了不可替代的支撑。

二、学习医学生物学的目的与重要性

医学生物学是一门重要的医学基础课程,目的是让学生全面地了解和掌握医学领域内的基本生物学概念、理论和知识,为进一步学习医学专业课程打下基础。

(一)提高生物科学素养

医学生物学作为医学的一门重要基础课程,是对高中生物学知识进行深入发掘和延伸的重要渠道,它将高中所学的生物学知识进行系统集成,并深入探究医学的相关领域,帮助学生从细胞逐步抵达器官系统和人体架构,从而更好地理解和掌握医学领域内的知识。

(二)培养科学研究思维和学术素养

医学生物学课程的学习涵盖了生物学的许多分支领域,对于学生们培养科学研究思维和学术素养有着重要作用。通过学习过程中的案例分析和课堂讨论等,鼓励学生从不同的角度去思考问题,并有机会提出自己的论点和见解,这将有助于学生培养批判性思维和方法论,激发学习兴趣,也有利于日后从事的医学研究工作。

(三)提高医学知识面和深度

医学是一个复杂而广泛的研究领域,需要对生命科学有深入的理解和知识储备。医学生物学是生物学和医学的交叉融合,是生物学理论与方法在医学领域的应用与延伸。通过课程的学习将从细胞、组织和器官等不同层次深入挖掘相关生物学概念和原理,为后续学习医学相关课程打下坚实的基础,可在很大程度上提高医学知识的深度和综合科学素养。

(傅松滨)

第一章 生命的起源与基本特征

本章数字资源

什么是生命(life)？至今仍无最终答案。生命是一个极其抽象的概念，但是作为一个个生命有机体，生命又是十分具体的。一切生命现象，均体现为生命有机体各种各样的生命的基本特征；认识生命现象，把握生命的基本特征，探讨生命的化学组成、生命活动过程的一般规律，揭示生命的本质，是生命科学研究的一贯主题。

本章思维导图

第一节 | 组成生命的化学元素与化合物

除病毒外，地球上的生物都是由细胞构成的，组成细胞的物质称为原生质。不同细胞的原生质在化学成分上虽有差异，但其化学元素基本相同。这些化学元素相互结合成无机化合物（水、无机盐）和有机化合物（糖类、脂类、蛋白质、核酸）存在于细胞中，其中核酸、蛋白质等生物大分子是生命组成和生命活动的重要物质基础。

一、组成生命的化学元素

组成原生质的化学元素有 50 多种，包括常量元素和微量元素。

碳（C）、氢（H）、氧（O）、氮（N）、硫（S）、磷（P）、氯（Cl）、钾（K）、钠（Na）、钙（Ca）、镁（Mg）等 11 种元素约占细胞元素总量的 99.9% 以上，称为常量元素或宏量元素；其中碳（C）、氢（H）、氧（O）、氮（N）四种元素含量最多，约占细胞总量的 90%，称为主要元素。常量元素是构成细胞最基本、最重要的化学元素，其中以碳（C）元素最为重要，是生命物质的分子结构中心。碳（C）原子能同氢（H）、氧（O）、氮（N）、硫（S）、磷（P）原子等形成稳定的共价键，还可以与其他碳（C）原子之间形成链式或环式的结构。因此，碳（C）元素能构成结构复杂、分子量大的物质，如糖类、脂类、蛋白质和核酸等。

细胞中还有一些含量极少的化学元素，如铁（Fe）、铜（Cu）、锌（Zn）、锰（Mn）、钼（Mo）、钴（Co）、铬（Cr）、硒（Se）、镉（Cd）、锂（Li）、碘（I）等，其含量约占细胞元素总量的 0.05%，称为微量元素或痕量元素。世界卫生组织（World Health Organization，WHO）根据微量元素对人体的作用，将微量元素分为必需微量元素、可能必需微量元素和潜在有毒微量元素三类。必需微量元素包括铁（Fe）、钴（Co）、碘（I）、锌（Zn）、硒（Se）、铜（Cu）、钼（Mo）、铬（Cr）；可能必需微量元素包括锰（Mn）、硅（Si）、镍（Ni）、硼（B）和钒（V）；潜在有毒微量元素包括氟（F）、铅（Pb）、镉（Cd）、汞（Hg）、砷（As）、铝（Al）、锂（Li）和锡（Sn），这些元素具有潜在毒性，但在低水平下可能具有一些人体所需的必要功能。

细胞中以上各种元素并非单独存在，这些元素的原子以不同化学键相互结合形成各种分子。一个细胞中可含有 1 000 多种分子，分为无机化合物和有机化合物两大类。

二、组成生命的化合物

（一）无机化合物

细胞中的无机化合物主要包括水和无机盐。

1. **水** 水是生命之源，是细胞中含量最多的一种成分，占细胞总量的 70%~80%，能够调节体温、溶解物质、参与细胞内各种代谢反应等。细胞中的水以游离水和结合水两种形式存在。游离水，约占细胞水含量的 95% 以上,构成细胞内的液体环境,是良好的溶剂,细胞代谢反应都是在水溶液里进行的;结合水,占细胞水含量的 4%~5%,通过氢键或其他键与蛋白质分子结合,是构成细胞结构的组成部分。

2. 无机盐 细胞中无机盐的含量很少,约占细胞总量的 1%。无机盐在细胞中均以离子状态存在,含量较多的阳离子有 K^+、Na^+、Ca^{2+}、Fe^{2+}、Mg^{2+} 等,阴离子有 Cl^-、HCO_3^-、HPO_4^{2-}、SO_4^{2-} 等。无机盐虽然在原生质中含量不多,但作用十分重要。有的无机离子游离于水中,维持细胞内外的酸碱度、渗透压和膜电位,以保持细胞正常的生理活动;有的无机离子同蛋白质或脂质结合形成具有特定功能的结合蛋白(如血红蛋白)或类脂(如磷脂);有的无机离子可作为酶反应的辅助因子。因此,无机盐是维持细胞正常生命活动不可缺少的成分。

(二)有机化合物

细胞中有机化合物包括有机小分子和生物大分子。有机小分子是相对分子质量为 10^2~10^3 的含碳化合物,如核苷酸、氨基酸、单糖及脂肪酸等。生物大分子以有机小分子为基础构成,相对分子质量为 10^4~10^6,如核酸、蛋白质和多糖等。这些生物大分子一般以复合分子的形式存在,如核蛋白、脂蛋白、糖蛋白与糖脂等。生物大分子结构复杂,在生命活动过程中各自执行其独特的功能。

1. 核苷酸和核酸 核苷酸(nucleotide)是核酸的基本组成单位,也称为单核苷酸,由戊糖、含氮碱基及磷酸各一分子脱水缩合而成。

核苷酸中的戊糖有 D- 核糖(ribose)和 D-2′- 脱氧核糖(deoxyribose)(图 1-1)两种,分别形成核糖核苷酸(ribonucleotide)和脱氧核糖核苷酸(deoxyribonucleotide)。因此核苷酸聚合而成的核酸也有两种:核糖核酸(ribonucleic acid,RNA)和脱氧核糖核酸(deoxyribonucleic acid,DNA)。

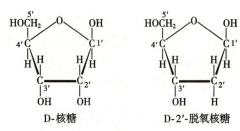

图 1-1 核糖与脱氧核糖

核苷酸中的碱基是含氮的杂环化合物,分为嘌呤(purine,Pu)和嘧啶(pyrimidine,Py)两大类。嘌呤主要有腺嘌呤(adenine,A)和鸟嘌呤(guanine,G)两种;嘧啶主要有胞嘧啶(cytosine,C)、尿嘧啶(uracil,U)和胸腺嘧啶(thymine,T)三种(图 1-2)。腺嘌呤、鸟嘌呤和胞嘧啶并存于 DNA 和 RNA 分子中,尿嘧啶仅存在于 RNA 分子中,而胸腺嘧啶仅存在于 DNA 分子中。除此之外,还有一部分含量很少的稀有碱基,系上述碱基进一步发生化学修饰后的天然产物,因含量稀少而得名,如 5- 甲基胞嘧啶等。

核苷酸的产生过程分为两步:第一步是形成核苷,即戊糖和碱基以糖苷键相连形成核苷,通常是戊糖的 C1′ 的羟基与嘧啶的 N1 或嘌呤的 N9 上的氢脱水缩合而成;第二步是形成核苷酸,即核苷和磷酸以酯键相连形成核苷酸,通常是核苷戊糖的 C5′ 的羟基与磷酸分子上的氢脱水缩合而成(图 1-3)。

核苷酸根据碱基和戊糖的种类而命名,如腺嘌呤、核糖、磷酸构成的核苷酸称为腺嘌呤核苷酸,简称腺苷酸(AMP)。组成 DNA 的核苷酸有腺嘌呤脱氧核苷酸(dAMP)、鸟嘌呤脱氧核苷酸(dGMP)、胞嘧啶脱氧核苷酸(dCMP)和胸腺嘧啶脱氧核苷酸(dTMP)四种;组成 RNA 的核苷酸有腺嘌呤核苷酸(AMP)、鸟嘌呤核苷酸(GMP)、胞嘧啶核苷酸(CMP)和尿嘧啶核苷酸(UMP)四种。

根据所含磷酸的个数不同,核苷酸还可分为一磷酸核苷酸、二磷酸核苷酸和三磷酸核苷酸等类型。例如,一磷酸腺苷(AMP,即腺苷酸)、二磷酸腺苷(ADP)和三磷酸腺苷(ATP)(图 1-4),它们彼此之间可以通过磷酸化和去磷酸化进行转换。组成 DNA 和 RNA 的核苷酸均为一磷酸核苷酸,而三磷酸腺苷(ATP)是生物体内通用的能量"货币"。有时候,磷酸可同时与核苷上的两个羟基形成酯键,连接成环状核苷酸分子,常见的有环腺苷酸(cAMP)和环鸟苷酸(cGMP),二者均为细胞内重要的信使分子。

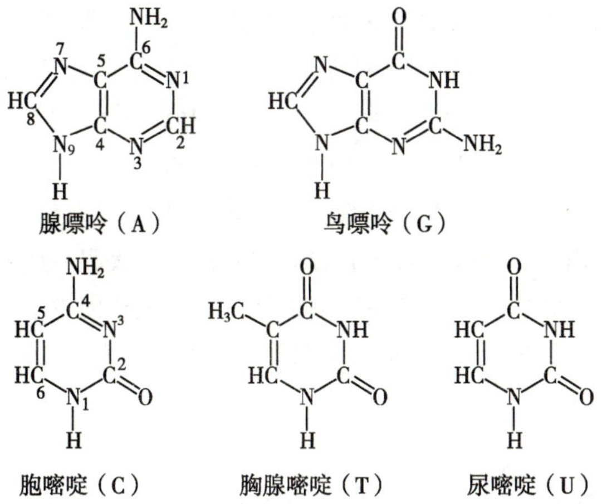

图 1-2　含氮碱基

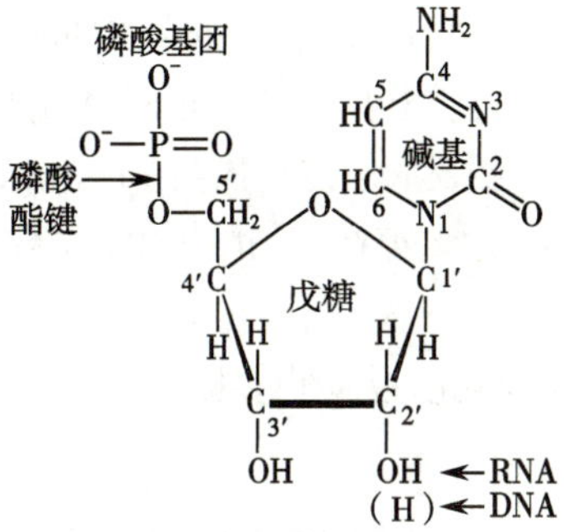

腺嘌呤（A）　　鸟嘌呤（G）

胞嘧啶（C）　　胸腺嘧啶（T）　　尿嘧啶（U）

图 1-3　核苷酸的构成

磷酸基团　磷酸酯键　碱基　戊糖　RNA　DNA

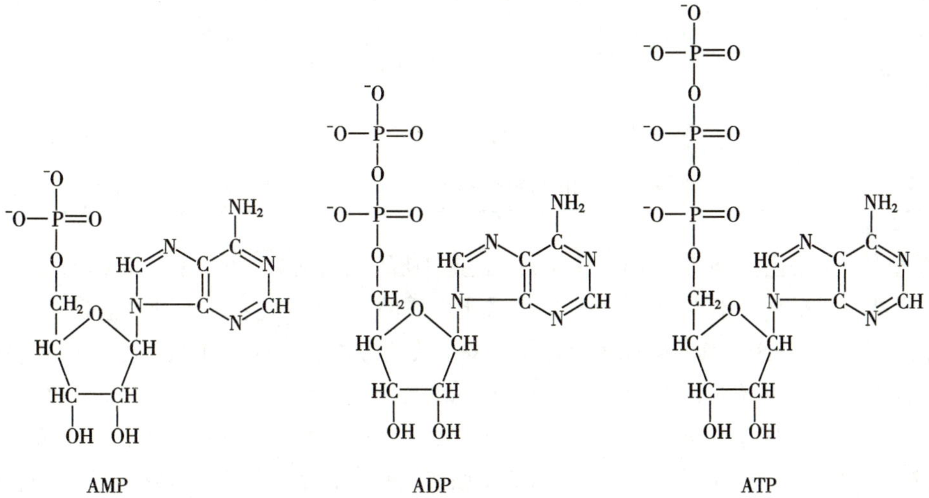

图 1-4　AMP、ADP 和 ATP 分子结构

AMP　　　　ADP　　　　ATP

核酸（nucleic acid）是存在于细胞内担负着储存和传递遗传信息功能的生物大分子，是由几十个乃至几百万个核苷酸脱水缩合而成的多聚核苷酸链，是含磷酸量最多的生物大分子，是生物遗传的物质基础，参与生物的生长、发育、繁殖、遗传和变异。在多聚核苷酸链中，前一个核苷酸戊糖 C3′ 上的羟基与后一个核苷酸磷酸上的氢脱水缩合，形成酯键，使得核苷酸上的磷酸既与自身戊糖 C5′ 以酯键相连，又与前一个核苷酸的戊糖 C3′ 以酯键相连，形成了 3′,5′ 磷酸二酯键。每条多聚核苷酸链具有两个不同的末端，戊糖第 5′ 位带有游离磷酸基的叫 5′ 末端，3′ 位带有游离羟基的叫 3′ 末端，因此核酸分子具有方向性，通常以 5′→3′ 方向为正向（图 1-5）。生物体内，聚合成核酸的底物是三磷酸核苷。核酸根据化学组成的差异分为两类，即核糖核酸（RNA）和脱氧核糖核酸（DNA）（表 1-1）。从化学组成上看，DNA 可视为由脱氧核糖核苷酸线性排列组成，由于各种脱氧核糖和磷酸都是相同的，只有碱

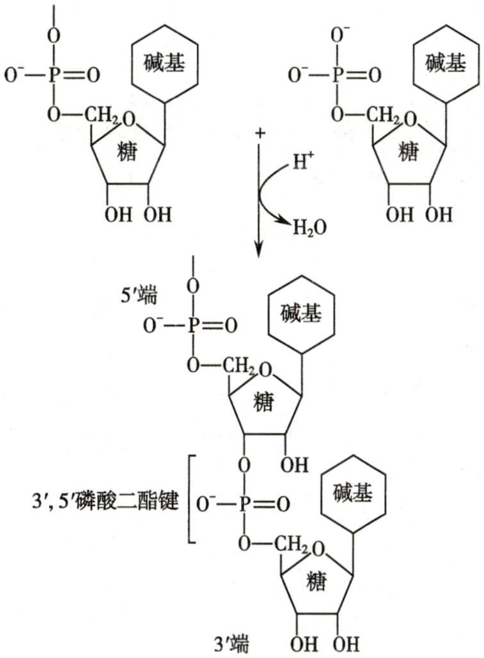

图 1-5　核苷酸的聚合

5′端　3′,5′磷酸二酯键　3′端　碱基　糖

基是不同的,因此,可用碱基的排列顺序来代表 DNA 的脱氧核糖核苷酸的组成顺序。同理,可用碱基的排列顺序来代表 RNA 的核糖核苷酸的组成顺序。在 DNA 复制和转录成 RNA 时,遵循碱基互补配对原则:A 和 T 互补(A=T),G 和 C 互补(G≡C),A 和 U 互补(A=U)。DNA 与 RNA 虽然同为核酸,但两者之间有明显的不同,主要差别在于:①DNA 中的胸腺嘧啶在 RNA 中被尿嘧啶取代。②DNA 由脱氧核糖核苷酸组成;而 RNA 由核糖核苷酸组成,即二者所含戊糖不同。③DNA 结构为相互平行但方向相反的双链结构;而 RNA 大多以单链形式存在,但 RNA 分子的某些区域可形成假双链结构。④DNA 主要存在于细胞核中,线粒体内少量分布;而 RNA 主要存在于细胞质中,细胞核内少量分布。⑤DNA 分子大、结构复杂,功能为储存、复制和传递遗传信息;而 RNA 分子通常较小,种类、大小和结构多样化,功能也多样。

表1-1　DNA 和 RNA 分子组成

成分	DNA	RNA
磷酸	磷酸	磷酸
戊糖	脱氧核糖	核糖
碱基		
嘌呤	腺嘌呤(A)和鸟嘌呤(G)	腺嘌呤(A)和鸟嘌呤(G)
嘧啶	胞嘧啶(C)和胸腺嘧啶(T)	胞嘧啶(C)和尿嘧啶(U)

2. 氨基酸与蛋白质　氨基酸(amino acid)是蛋白质组成的基本单位,主要由 C、H、O、N 四种元素组成。天然氨基酸种类不少于 300 种,能组成蛋白质的有 20 种(表 1-2)。除脯氨酸外,氨基酸的结构特点是:每个氨基酸在其 α 碳原子上都含有一个酸性的羧基(—COOH)、一个碱性氨基(—NH₂)和一个结构不同的 R 基团(即侧链)(图 1-6)。从氨基酸的结构可知,氨基酸为两性电解质。不同的侧链可使各种氨基酸具有不同的带电性和极性,因此可将氨基酸分为 4 种类型:带电荷的碱性氨基酸,如精氨酸和赖氨酸等;带电荷的酸性氨基酸,如谷氨酸和天冬氨酸等;不带电荷的中性极性氨基酸,如丝氨酸和苏氨酸等;不带电荷的中性非极性氨基酸,如甘氨酸和丙氨酸等。根据人体细胞对氨基酸的合成情况,20 种氨基酸可分为必需氨基酸和非必需氨基酸两类。必需氨基酸人体自身不能合成,需由食物提供;非必需氨基酸人体能够合成,不需要通过食物提供。

表1-2　氨基酸名称及缩写符号

分类	中文名称	英文名称	英文缩写	简写
人体非必需氨基酸	丙氨酸	alanine	Ala	A
	甘氨酸	glycine	Gly	G
	酪氨酸	tyrosine	Tyr	Y
	脯氨酸	proline	Pro	P
	半胱氨酸	cysteine	Cys	C
	天冬酰胺	asparagine	Asn	N
	谷氨酰胺	glutamine	Gln	Q
	丝氨酸	serine	Ser	S
	天冬氨酸	aspartic acid	Asp	D
	谷氨酸	glutamic acid	Glu	E
	组氨酸	histidine	His	H
	精氨酸	arginine	Arg	R

续表

分类	中文名称	英文名称	英文缩写	简写
人体必需氨基酸*	缬氨酸	valine	Val	V
	亮氨酸	leucine	Leu	L
	异亮氨酸	isoleucine	Ile	I
	苯丙氨酸	phenylalanine	Phe	F
	色氨酸	tryptophan	Trp	W
	甲硫氨酸	methionine	Met	M
	苏氨酸	threonine	Thr	T
	赖氨酸	lysine	Lys	K

注：*表示对于儿童来说，除了这8种必需氨基酸外，组氨酸也是必需氨基酸。

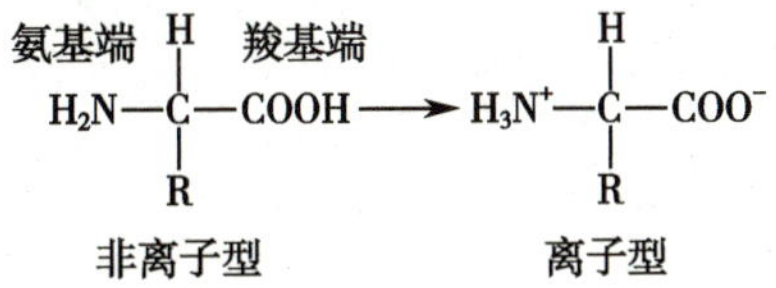

图 1-6　氨基酸的结构式

　　组成蛋白质的各种氨基酸是以一定的化学键——肽键连接而成。一个氨基酸的羧基与另一个氨基酸的氨基脱水缩合而成的酰胺键称为肽键（peptide bond）（图1-7）。肽是氨基酸通过肽键缩合而成的化合物。两个氨基酸缩合形成二肽（dipeptide）；三个氨基酸缩合形成三肽；依次为四肽、五肽、六肽……一般而言，20个以内氨基酸相连而成的肽称为寡肽（oligopeptide），20个以上氨基酸相连而成的肽称为多肽（polypeptide）。肽链中的氨基酸分子因脱水缩合而基团不全，称为氨基酸残基（residue）。许多氨基酸通过肽键连接形成的链称为多肽链（polypeptide chain）。多肽链中有游离氨基的一端称为氨基末端（amino terminal）或N端；有游离羧基的一端称为羧基末端（carboxyl terminal）或C端。肽的命名从N端开始指向C端。

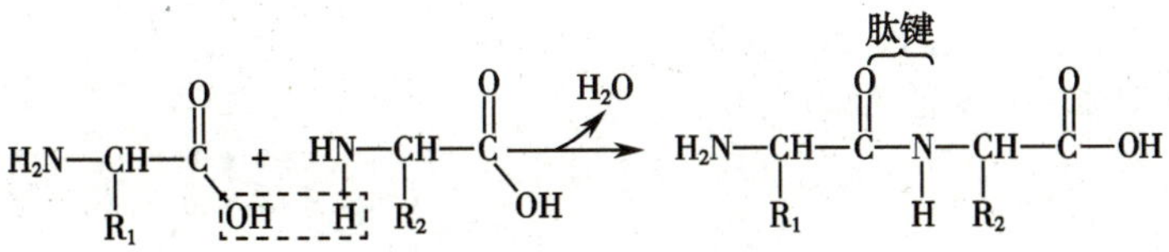

图 1-7　氨基酸聚合形成多肽

　　蛋白质（protein）是构成细胞的主要成分，占细胞干重的一半以上，由多肽链组成，一个蛋白质分子可以含有一条或几条多肽链。多肽链上氨基酸的组成是蛋白质的结构基础，但蛋白质不是其组成氨基酸的简单堆砌，而是以独特的三维构象形式存在。蛋白质的分子结构可分为四级：一级结构是指其氨基酸序列；二级结构是指伸展的多肽链局部折叠形成的α-螺旋、β-折叠、β-转角和Ω环等结构；三级结构是一条多肽链的整体三维结构；如果一个蛋白质分子是由两条或两条以上多肽链形成的复合物，那么这个蛋白质分子完整的结构称为四级结构，四级结构中的每一个三级结构称为蛋白分子的亚基（表1-3）。蛋白质分子的每一级结构都是在上一级结构基础上形成，其中一级结构是其基本结构，二、三、四级结构是其空间结构。蛋白质三维构象的形成主要由氨基酸排列顺序决定，是不同氨基酸之间相互作用的结果。氨基酸的排列组合与空间构象决定了蛋白质的功能。蛋白质不仅决定细胞的形态、结构，而且在生物体内具有广泛和重要的生理功能，如可参与细胞生命活动的调节、物质转运、信号转导、运动、催化以及防御等。

NOTES

9

表 1-3 蛋白质分子各级结构的比较

各级结构	结构特点	结构维持力	结构示意图
一级结构	氨基酸序列	肽键	氨基酸
二级结构	多肽链局部区域的折叠结构	氢键	α-螺旋　　β-折叠
三级结构	多肽链的整体三维结构	疏水作用力、离子键、氢键、范德瓦耳斯力和二硫键等	
四级结构	多条多肽链的完整三维结构	疏水作用力、离子键、氢键和范德瓦耳斯力等	亚基　　亚基

3. 糖类 糖类又称为碳水化合物，是含有 C、H、O 三种元素的化合物，化学分子通式为 $(CH_2O)_n$。糖类在细胞中占有很大比例，依据能否水解及水解程度，细胞中的糖类分为单糖、寡糖和多糖。

单糖（monosaccharide）是不能再被水解的最小糖单位，可根据分子中所含碳原子的数量进一步命名（例如丙糖、丁糖、戊糖和己糖等）。人体内最典型的单糖是葡萄糖，含 6 个碳原子（己糖），分子式是 $C_6H_{12}O_6$，是大多数细胞可利用的能源物质，也是构成多糖的主要单体。细胞中重要的单糖还有核糖和脱氧核糖，为五碳糖（戊糖），如前面"核苷酸和核酸"部分所述，它们是组成核糖核苷酸和脱氧核糖核苷酸的主要成分。单糖分子通过糖苷键结合形成的线形或分支状的糖链称为寡糖或多糖。

寡糖（oligosaccharide）又称低聚糖，一般指由 10 个以下单糖脱水缩合而成的分子结构。结构最简单的是双糖，双糖由两个单糖分子经脱水形成的糖苷键连接而成。常见的双糖有蔗糖、麦芽糖和乳糖。

多糖（polysaccharide）是构成生物体的重要成分之一，由许多单糖分子（一般为 10 个以上）脱水缩合而成。细胞中常见的多糖有糖原、淀粉、纤维素和甲壳质等,它们均由简单而重复的单糖——葡萄糖组成。糖原存在于动物细胞中,而淀粉存在于植物细胞中,它们是细胞的能源物质,也称为营养储备多糖。

细胞中还有另一大类多糖或寡糖,其糖链序列是由非重复的单糖分子组成,这类复杂的多糖或寡糖通常与蛋白质或脂类连接,称为复合糖;复合糖形成细胞表面的一部分,也称为结构多糖。例如,细胞中的寡糖或多糖与蛋白质共价连接形成糖蛋白(glycoprotein)或蛋白聚糖(proteoglycan),与脂质连接形成糖脂(glycolipid)或脂多糖。近年来在细胞的质膜上还发现了一种新的复合糖类,即糖基磷脂酰肌醇锚定蛋白(glycosylphosphatidylinositol-anchored protein)。糖蛋白、蛋白聚糖、糖脂和脂多糖等复合糖主要存在于细胞膜表面和细胞间质中,其糖链在构成细胞抗原、细胞识别、细胞黏附以及信息传递过程中发挥着重要作用。

4. 脂质　脂质(lipid)主要由 C 和 H 两种元素以共价键形成,脂质分子种类多样,包括脂肪酸类、甘油酯类、甘油磷脂类、鞘脂类、固醇脂类、孕烯醇酮脂类等类型。它们都有一个共同的重要特征:难溶于水,易溶于有机溶剂,为疏水性分子。

体内脂肪酸(fatty acid)少数以游离形式存在于组织与细胞中,而大部分脂肪酸则存在于脂肪等脂类中。脂肪酸分子结构包括疏水的长烃链和亲水的羧基两部分,通式为 $CH_3(CH_2)_nCOOH$。细胞内几乎所有脂肪酸分子都是通过其羧基与其他分子共价连接。各种脂肪酸的烃链长度及所含碳 - 碳双键数目和位置的不同,决定了它们不同的化学特性。按烃链中是否含双键,脂肪酸分为不饱和脂肪酸和饱和脂肪酸两类。亚油酸、亚麻酸和花生四烯酸均为不饱和脂肪酸。前两者为人体所必需,但人体不能合成,需从膳食中摄取,称为必需脂肪酸。花生四烯酸在体内转变生成的前列腺素、白三烯等属于不饱和脂肪酸衍生物,它们可充当信号分子,参与机体的炎症反应、免疫和凝血功能。

脂肪酸和醇作用生成酯及其衍生物,包括脂肪、磷脂、糖脂、类固醇等。脂肪(fat),亦称为甘油三酯(triacylglycerol),是由 1 分子甘油和 3 分子脂肪酸所构成的中性脂肪。人体和动物的脂肪所含脂肪酸都为不含双键的饱和脂肪酸。脂肪是机体重要的储能、供能物质。磷脂(phospholipid)分子类似于脂肪分子,但只有 2 分子脂肪酸,且甘油的第三个羟基与磷酸基团相连,附加的小的带电或极性分子可连接到磷酸基团上,形成不同的磷脂。磷脂是构成生物膜的重要成分,参与细胞间识别、细胞信号转导等活动。胆固醇(cholesterol)属于类固醇(steroid)化合物,由环戊烷多氢菲母体结构衍生形成,不仅是细胞膜的基本结构成分,也是性激素、维生素 D 等的合成原料。

第二节 ｜ 生命的起源

生命是地球历史长期发展的产物。因此,其发生、发展必然和地球的形成、演变密切相关。尽管生命的起源迄今为止仍是一个未能揭晓的宇宙之谜,人们亦无法目睹或重演远古地球上曾发生过的历史过程;但是,自然历史所遗留下来的一些蛛丝马迹,地质学研究所发现的有关科学资料,却为我们去推测、论证生命的起源,探索、研究生命的进化历史,提供了必要的线索。

一、原始生命的化学演化

早期地球上存在生命的直接证据来自生活在 35 亿年前的微生物化石。但是第一个活细胞是怎么出现的呢?化学、地质学和物理学方面的观察和实验使得科学家推测:地球上的生命是由非生命物质长期演化而来,即化学演化。

地球形成于 46 亿年前,由围绕年轻太阳的巨大的尘埃云聚集而成。在最初的几亿年里,地球受到太阳系形成时遗留下来的巨大岩石和冰的轰击,所产生的热量使所有可利用的水蒸发。这场大规模的轰击在 40 亿年前结束,此时的大气中几乎没有氧气,可能有大量的水蒸气,以及火山爆发释放的化合物,如氮及其氧化物、二氧化碳、甲烷、氨气和氢气等。38 亿年前,最初形成的地球表面温度逐渐下降至 49~85℃。随着古地球的降温,水蒸气凝结成原始海洋,并可能成为生命的摇篮。

据推测,原始生命物质的化学演化过程分为 4 个阶段,即:①从无机小分子物质生成有机小分子物质;②从有机小分子物质聚合成生命大分子物质;③从生命大分子物质组成多分子体系;④从多分子体系演变为原始生命。

(一)有机小分子的非生物合成

20 世纪 20 年代,苏联生物化学家奥巴林(Oparin)和英国生物化学家霍尔丹(Haldane)推测:地球早期的大气是一个还原(添加电子)环境,有机化合物可能是由更简单的分子形成的,这种合成的能量可能来自闪电和紫外线辐射,即 Oparin-Haldane 假说。霍尔丹还认为,早期的海洋是有机分子的溶液,是生命产生的"原始汤"。1953 年,美国化学家米勒(Miller)和其导师尤里(Urey)通过模拟原始地球条件测试 Oparin-Haldane 假说,发现在一密闭装置中,通过放电处理还原气体混合物(CH_4、NH_3、H_2O 和 H_2),产生了 20 种有机化合物,其中包括 4 种存在于现代生物体中的氨基酸。除了 1953 年的经典研究,随后,米勒又通过模拟火山爆发的实验,在火花放电时从喷嘴喷射类似于火山爆发时的蒸汽,发现在模拟火山爆发条件下产生更多的氨基酸。此后,许多实验室使用不同的大气配方(包括还原性的和中性的气体,如 CH_4、CO、CO_2、NH_3、H_2O、N_2 和 H_2),采用不同的能源(如紫外线、激光、电离辐射、电击、加热等)及选用不同的催化物(重金属、黏土等),成功进行了多种非生物有机合成模拟实验,获得了包括生物体中常见的 20 种氨基酸、C_2~C_{12} 的单羧酸、核糖、脱氧核糖、核酸中的碱基以及核苷酸,甚至 ATP 等。

另一类假说认为,第一批有机化合物可能产生于深海碱性热液喷口。热水和矿物质从地球内部涌出,通过海底的热液喷口,投入海洋。碱性热液喷口释放的水是温暖的碱性水(pH 为 9~11,温度为 40~90℃),而早期的海洋是酸性的,所以在喷口内部和周围的海水之间会形成 pH 梯度,为有机化合物合成提供能量,并且这些喷口含有碳氢化合物,充满了分布着铁和其他催化矿物质的微小孔隙,这种环境可能更适合生命的起源。

还有一种假说认为,有机分子的另一个来源可能是太空。例如,一块 45 亿年前降落在澳大利亚的陨石的碎片中含有 80 多种氨基酸以及其他重要的有机分子,包括类脂、单糖和含氮碱基,如尿嘧啶等。

(二)有机大分子的非生物合成

只有有机小分子的存在,如氨基酸和含氮碱基,不足以产生生命。每个细胞都有许多类型的大分子,包括蛋白质以及核酸等。对于早期地球上蛋白质和核酸的聚合主要有两种观点:①陆相起源说,有机小分子在火山的局部高温地区发生聚合反应合成的生物大分子,经雨水冲刷聚集到海洋;②海相起源说,溶解在原始海洋中的氨基酸与核苷酸经过长期的积累而浓缩,波涛或大雨将有机单体分子飞溅到新生的岩浆或滚烫的石块上,发生聚合作用。研究人员模拟原始地球形成时的条件,如将氨基酸或核糖核苷酸溶液滴到热沙、黏土或岩石上,已经生产出这些分子的聚合物。这些聚合物是自发形成的,不需要酶或核糖体的帮助。但与蛋白质不同,氨基酸多聚体是氨基酸线性连接和交叉连接的复杂混合物。尽管如此,这种聚合物仍有可能在早期地球上的各种化学反应中充当微弱的催化剂。

(三)核酸-蛋白质等多分子体系的建成

生命大分子物质并不能独立地表现生命现象。只有当它们在特定条件下,逐渐地积累,并形成多分子体系时,才有可能演化为原始生命。对于多分子体系的建立,美国科学家福克斯(Fox)提出微球体学说(microsphere theory),而苏联生物化学家奥巴林提出团聚体学说(coacervate theory)。福克斯的微球体学说认为:类蛋白与核酸溶液加热浓缩形成直径约 1~2μm 的胶质小体;奥巴林的团聚体学说则发现:多肽、蛋白质、核酸、多糖、磷脂的溶液摇晃混合后,胶体中的大分子凝聚形成 1~500μm 的团聚体,团聚体外围增厚,与周围有明显的界线。两种学说均说明了大分子物质在溶液中具有自动聚集的作用,并形成各自独立的多分子体系。

（四）非细胞形态原始生命的诞生

当独立的多分子体系形成以后，其表面可能产生和存在的催化功能，又反作用于各类单体，促进它们的聚合，产生更高级的原始蛋白和核酸。然后通过漫长、有序地演化，含有核酸和蛋白的团聚体或微球体能够从无生命的海洋中摄取化学分子和能量，使自身的体积或总量增大，分裂出与亲代微滴相似的子代微滴，并利用有利的性状组合，继续增长和分裂，当出现具有原始新陈代谢和遗传特征（自复制）时，就标志着原始生命的诞生。

然而，作为原始生命起源主体物质的大分子，是蛋白质还是核酸呢？对此，一直存在着激烈的争辩，并曾一度陷入了"先有鸡，还是先有蛋"的怪圈。近年来，核酶（ribozyme）的发现，特别是核糖体RNA（rRNA）在多肽链合成过程中具有明显催化作用的事实，明确提示和支持了核酸作为生命起源主体物质的观点，因为RNA所具有的信息编码和合成催化的双重功能，恰恰是生命的化学演化过程所必需的。

二、原始细胞的产生

在原始生命形成的基础之上，经过漫长的进化过程，产生了细胞形成的基本条件。

（一）具有自我复制能力、相互依赖的多分子体系的形成

有复杂结构的核酸和蛋白质首先必须成为互相依赖、相互调控的多分子体系，这是原始细胞的形成条件之一。即遗传物质的复制、蛋白质的合成、代谢反应途径等更加协调、相互依赖，才能逐渐进化成为真正意义上的生活细胞。人们认为，RNA基因组出现以后，可能存在原始模式的RNA转录和翻译系统，该系统没有mRNA和tRNA参与，可利用原始海洋中的氨基酸合成第一批蛋白质（或多肽），这些蛋白质比RNA的酶活性更高，在进化中第二代酶（蛋白酶）取代了RNA酶，帮助RNA复制。这种RNA和蛋白质之间的相互调控作用可能普遍存在于原始细胞中。

（二）膜封闭体系的出现

生命进化到细胞形成的阶段，还需要引入脂类分子。脂类分子具有亲水和亲脂的双亲性质，故它们可以形成独立的封闭结构。膜的出现是原始细胞形成的关键，多分子体系表面必须有与外界介质分开的膜，才可能成为独立的稳定体系，选择性地从外界吸收所需分子和防止有害分子进入。膜封闭体系一方面保留了生物可能的多样性，另一方面使进化的方向趋向专一和高级。

上述条件具备，形成了原始细胞（protocell）。一般认为，最原始细胞的雏形是：具有可变形的半通透性脂质 - 蛋白质界膜；含有由核糖核酸、蛋白质整合体系组成的信息系统和蛋白质合成系统，即遗传信息从RNA流向蛋白质；能够通过厌氧呼吸获取能量的异养型原始生命单位。最初形成的原始细胞可能只携带了有限的遗传信息，只表现了简单的特性，但这些遗传特征可能正是自然选择作用的结果。早期最成功的原始细胞数量会增加，因为它们可以有效地利用资源，并将能力传递给后代。

细胞的产生是全部生命演化历史过程中一个质的飞跃，它标志着早期生命物质化学进化的完成。根据地质学的研究推断，原始细胞的形成约在距今35亿~36亿年间。因为，目前发现的细菌化石，最早出现于约35亿年前的岩石中。

三、原核生物的出现

在原始细胞进化中，RNA可能提供了DNA组装的模板。与RNA相比，双链DNA是一种化学上更稳定的遗传信息储存库，而且DNA可以通过更精确的复制，储存更多的遗传信息。一旦DNA出现，就为新生命形式的繁荣创造了条件，形成了原核细胞（prokaryotic cell）。具有包围细胞的细胞膜、含有储存遗传信息的DNA、指导蛋白合成的RNA和制造蛋白质的核糖体，是原核细胞的标志。

究竟原始细胞什么时候进化为真正的细胞，现在还没有定论，可以确定的是，地球上最早的生物是生活在海洋中的单细胞原核生物（prokaryote）。这些生物的直接证据来自叠层石（化石），距今35亿年。

早期原核生物在大约 15 亿年的时间里是地球上唯一的居民,这些原核生物改变了我们星球上的生命。

当第一个原核细胞在地球上出现时,原始海洋和大气缺氧,最早的原核生物可能是厌氧和化能异养类型,它们的酶系统和代谢类型简单,从原始海洋中直接吸收 ATP 分子,或对原始海洋中的有机物质发酵而获得能量。厌氧和化能异养型原核生物的发展引起原始海洋中有机物的逐步耗尽,生物遇到了第一次能量危机,推动了细胞中酶合成能力的进化,出现了厌氧化能自养型,接着是光能自养型原核生物的出现。一旦原核细胞进化到出现叶绿素分子,产氧型的光能自养型原始蓝细菌就诞生了。蓝细菌通过光合作用,释放了大量的氧,改变了地球面貌。这场"氧气革命"对生活产生了巨大的影响。在某些化学形式中,氧会攻击化学键,抑制酶活性并破坏细胞。因此,大气中氧气浓度的上升很可能注定了许多原始的厌氧原核生物的灭绝。一些物种在仍然缺氧的栖息地存活下来;其他幸存者则进化出适应大气变化的代谢类型,从厌氧发展为需氧。原核细胞也从原始深海洋活火山岩的无氧环境移向地表或海洋表层的有氧环境。

早期的生物具备了自养和异养、合成与分解两个物质循环的基本环节。这种彼此依存、互为制约的二极生态系统,奠定了生命向更高层次飞跃、进化的基础。

四、从原核生物到真核生物

最古老的真核生物(eukaryote)化石是生活在 18 亿年前的单细胞生物。此时,真核细胞比原核细胞具有更复杂的组织结构:真核细胞具有核膜、线粒体、内质网以及其他原核生物所缺乏的内部结构,还具有发育良好的细胞骨架。蓝细菌是已发现的可行光能自养作用最早的原核生物,其化石标本存在于约 27 亿年前的岩石中。而真核生物化石则最早出现于约 18 亿至 14 亿年前。因此,一般认为,真核生物是从它们的原核生物祖先进化而来的。

那么,从原核生物到真核生物的进化途径是什么呢?目前,主要有以下两种假说:

其一,分化起源假说。该假说认为,真核生物的出现,是在悠长的自然历史演化过程中,原核生物与自然环境之间相互作用,其内部结构逐渐分化、功能不断完善提高的结果。1974 年,尤泽尔(Uzzell)等就此曾提出过一个相关的模型,其要点是:原始的原核细胞,通过一系列 DNA 的胞内复制和质膜的内陷,形成了细胞核和细胞器;然后,再通过结构的分化,并伴随部分复制功能的消失,最终演化为真核细胞。

其二,内共生起源假说。与分化起源假说相反,该假说认为真核细胞内的细胞器不是细胞自身结构分化演变的结果,而是来源于外部。不少学者相信:中心粒、鞭毛源自螺旋菌样的内共生体;叶绿体和线粒体则分别是由共生于现代细胞祖先体内的古蓝细菌和需氧细菌演化而来的。有人曾提出设想:真核细胞的祖先——原始真核生物(urkaryote),是一种具有吞噬能力的厌氧生物,它们通过对吞入体内的糖类进行酵解获取能量;而线粒体的祖先则是一种好氧的革兰氏阴性细菌,它们能利用当时在大气中积累的氧气,彻底分解糖的酵解产物丙酮酸,从而获得更多的能量。前真核生物吞噬原线粒体后,两者形成了互利的内共生关系。

两种假说均有一定的理论依据,也各有不完善的地方。虽然,内共生起源假说似乎得到了较多证据的支持,但现在普遍接受的观点是:真核细胞的进化与这两个假说都相关,即包括了质膜内陷和内共生两个过程。

真核生物的诞生,是生命史上的一个重大的历史转折,真核生物表现出了原核生物无法比拟的进化潜能。

五、从单细胞生物到多细胞生物

结构复杂的真核细胞的起源引发了更大的形态多样性的进化。第一批真核生物出现后,进行了两个方向的多样性进化。一个多样性进化是以单细胞形式进化,导致了单细胞真核生物的多样性,并一直延续到今天；另一个多样性进化是一些单细胞真核生物产生了多细胞生物，其后代包括各种藻类、植物、真菌和动物。多细胞生物的出现是生物进化史上又一次重大事件。已知最古老的多细胞真核生物化石是生活在 12 亿年前的相对较小的红藻，更大更多样的多细胞真核生物直到大约 6 亿年前才出现在化石记录中。

那么为什么生物要进化到多细胞生物这种高级的生命形式呢？原因是，尽管单细胞生物能适应各种不同的生活环境，但它们只能利用少数简单的营养物质合成供自身生长和繁殖的物质，而多细胞生物则可以更有效地利用自然环境资源，这种选择优势促进了生命从单细胞向多细胞的进化。

由单细胞真核生物进化到多细胞真核生物，推测经历了 3 个过程：①单细胞原生生物分裂后不分离，聚集形成群体，细胞没有分化；②群体中的细胞出现分化，既有分工，又互相依赖，例如在多细胞生物团藻体内，有些细胞只运动，有些细胞进行光合作用等；③群体中的细胞各自发展为体细胞（非生殖细胞）和性细胞（配子）。由此可见，多细胞生物具有两个特点：一是细胞产生了特化；二是特化细胞之间相互协作，构成一个相互协调的统一的整体。

关于生命的起源及其发展过程是生命科学研究最为宏观的领域和极其艰深的课题。人类在这一领域的探索，尚有大片始终未能涉足的荒漠；科学家对这一课题的研究，还存在着许多暂时难以攻克的关隘。而对此问题的彻底阐明之日，也许就是生命奥秘最终揭秘之时。

第三节 | 生命的基本特征

虽然世界上的生物种类繁多，千姿百态，表现出各自形形色色、互不相同的生命活动现象。但是，所有生物，从最简单的原核生物到最为复杂的人类，都具有一些共同的生命基本特征。

一、生命是以核酸与蛋白质为主导的自然物质体系

生命是以自然元素为基本组分的物质运动体系。所有生命活动现象，最终都直接地体现为各种生命物质的特殊功能运动和相互作用。而作为生命物质共同的大分子基础——核酸和蛋白质，则以其特有的信息编码、信息转换、信息表达与化学反应催化功能，在整体生命活动过程中发挥着重要的主导作用。20 世纪生命科学的重大研究成果之一就是阐明了核酸与蛋白质两种生物大分子在生命过程中的相互关系及各自的活动规律。1958 年由英国著名科学家克里克（Crick）所提出的"中心法则"（central dogma）（图 1-8），不仅是对这一成果的高度概括，而且成为现代分子生物学研究的核心问题。

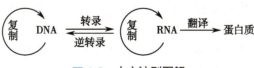

图 1-8　中心法则图解

二、生命是以细胞为基本单位的功能结构体系

物质是生命运动的前提。但是，生命有机体绝非只是化学物质的简单堆砌。它们只有按照一定的形式和比例，在不同的层次上相互化合，依次组装，形成特定的结构体系——细胞（cell），才能执行各种生理功能，进行和完成各种生命活动过程。即便是以病毒（virus）、类病毒（viroid）和蛋白感染粒（proteinaceous infectious particle）等前细胞形态形式存在的生命类型，也唯有借助于其宿主细胞，才能进行它们的生命活动，完成它们的生活周期。现代生命科学研究证明：细胞是一切生命有机体结构和功能活动的基本单位。

三、生命是以新陈代谢为基本运动形式的自我更新体系

任何生命有机体，无不时时刻刻地进行着与其周围环境间的物质和能量交换，并因此得以不断地自我更新，这就是所谓的新陈代谢（metabolism）。

新陈代谢包括同化作用（assimilation）和异化作用（dissimilation）两个方面。前者系指生命有机体从外界环境摄取营养物质以构建自身的能量储存过程；后者则是伴之以能量释放的自身物质分解过程。这不仅是生物有机界高度一致的生命基本运动形式，而且也是其区别于非生命自然界的根本标志。

四、生命是以精密的信号转导通路网络维持的自主调节体系

各种生命有机体作为一个对外开放的完整功能结构体系，在新陈代谢的基础上，都具有其精密的信息传递与信息转换系统——信号转导通路（signal transduction pathway）及信号网络。无论是机体对外界环境及其变化的反应，还是机体内部不同器官、不同组织细胞之间的相互作用与信息交换，都是通过这一途径实现的。信号转导涉及信号物质与受体之间的相互作用以及信号的转换、放大和效应器反应等一系列生物学过程，这不仅是生命物质自主性运动的表现形式，而且也是维持、调节机体正常生命活动的稳定性、协调性和秩序性的统一机制。

五、生命是以生长发育为表现形式的"质""量"转换体系

一切生命有机体，在其新陈代谢过程中的一定阶段，当同化作用大于异化作用时，都会表现出体积的增大和重量的增加，这就是生长（growth）。对于多细胞生命有机体来说，一方面生长是细胞本身体积的增大，另一方面则更主要地表现为细胞数量的增加；即多细胞生命有机体体积和数量大小的决定因素是细胞的数量而非单个细胞的体积。细胞的分裂增殖，是实现细胞数量增加的唯一途径。

在机体细胞不断地分裂增殖的同时，自始至终地伴随着机体在结构和功能上的一系列变化，即个体发育（ontogenesis）。如果把生长看作一种"量变"的积累，个体发育则可相应地理解成一种"质变"的必然。"量变"与"质变"的交替、转换，贯穿于生物个体发育过程的始终，是生命物质运动极其重要的基本特征和表现形式之一。

六、生命是通过生殖繁衍实现的物质能量守恒体系

尽管任何生物个体的寿命总是有限的——当其生长发育到一定时期都会死亡；但是，生命现象的世代延续却是无限的——所有的生物都具有繁衍与其自身相似后代个体的能力。生命有机体通过特定的方式产生子代个体，从而使生命得以延续的这一过程，称为生殖（reproduction）。生殖是一切生命有机体最重要的属性之一。

生殖方式有两种，即无性生殖（asexual reproduction）和有性生殖（sexual reproduction）。无性生殖一般以营养细胞（vegetative cell）或营养组织（vegetative tissue）为生殖单位。其主要特点是：在生殖中通常没有遗传物质重组的发生，子代继承的遗传信息与亲代基本相同。经由同一个祖先无性生殖繁衍而来、在遗传上基本相同的后裔个体群，称为无性繁殖系或克隆。有性生殖一般则是通过两个亲体生殖细胞的结合来实现的。在有性生殖过程中，由于生殖细胞的结合及其遗传物质的重组，所产生的后代个体，在遗传上就会有一定的差异。

死亡，可被看作是生命物质运动有限性的终结；而生殖则可视为生命物质运动无限性的持续。

七、生命是以遗传变异规律为枢纽的综合决定体系

遗传（heredity）是指生命有机体在生殖过程中所表现出来的亲子代之间的相似现象。遗传是高度稳定的，但这种稳定性只是相对的。亲子之间仅仅是相似，而不会完全相同。世界上没有绝对相

同的两个个体。这种同种个体之间的差异称为变异（variation）。

现代生命科学阐明：DNA是遗传的物质基础；控制生命活动的全部遗传信息，皆储藏于组成DNA分子的碱基对序列之中。一方面，DNA可按照严格的碱基互补原则进行准确的半保留复制，从而保证了遗传信息世代传递的相对稳定；这正是遗传稳定性和遗传连续性的分子基础。另一方面，在一定内、外环境因素的作用下，DNA分子会因其结构、碱基对组成或排列顺序的变化而导致原有遗传信息发生改变，此为变异的主要来源。

遗传与变异，既是抽象生命运动的一种具体表现形式，又最终决定和影响着几乎每一种具体的生命现象。因此，生命物质运动体系，是一个以遗传变异规律为枢纽的综合决定体系。

八、生命是具有高度时空顺序性的物质运动演化体系

生命现象是地球物质运动的特殊形式，表现生命现象的所有生物是生命历史长期演化的结果。依据人类目前对生命历史的认知，其发展过程大致可被划分为两个阶段：最初，在原始地球条件下，无机物转化成较为复杂的有机物，进而积聚成生物大分子；当这些生物大分子逐渐形成一个有机的物质体系，并获得复制和传递信息的功能属性时，便出现了原始的生命。随后，则是单一生命形态的总体分化和不同生命形态各自内部功能结构的完善与提高。生命从无到有、从少到多、从简单到复杂、从低级到高级的发展过程就是进化（evolution），即生命活动的全部历史。

九、生命是与自然环境密切联系的协同共存体系

生命的存在不是孤立的。任何生物都占有一定的空间，一切生物的生命活动，都离不开特定的生存环境，并且必然地与构成其生存环境的各种外界条件相联系。生物与生存环境之间通过物质代谢、能量转换和信息传递进行的相互作用和协调统一，是生命自然界的基本法则。

对各种生命基本特征的不断认识和深入理解，不仅是人类以往探索自然奥秘的智慧结晶，也是当代生命科学研究的主要内容。

小结

> 原生质是构成细胞的生命物质，组成原生质的化学元素有50多种，包括常量元素和微量元素，其中C、H、O和N为主要元素。这些元素的原子构成生命的两大物质：无机化合物和有机化合物。无机化合物主要包括水和无机盐；有机化合物包括有机小分子和生物大分子。有机小分子主要为核苷酸、氨基酸、单糖及脂肪酸等；生物大分子以有机小分子为基础构成，包括核酸、蛋白质和多糖等。生物大分子结构复杂，在生命活动过程中承担着重要功能。生命是地球历史长期发展的产物，起源经历了原始生命的化学演化、原始细胞、原核生物、真核生物、多细胞生物五个阶段。生命基本特征为：以核酸与蛋白质为主导，以细胞为基本单位，进行新陈代谢；具有精密的信号转导通路网络；生命生长发育、生殖繁衍、遗传变异和进化，与自然环境的协同共存。

（孙　媛）

第二章 | 生命的基本单位——细胞

　　细胞（cell）是一切生命有机体的形态结构和生命活动的基本单位。生物体的一切生理活动、生命的基本特征以及各种生命现象都是以细胞为单位体现的。多细胞生物的生长、发育、衰老、死亡依靠细胞增殖、分化、衰老与死亡的动态平衡来实现；复杂的人脑活动依靠神经细胞相互协调整合来完成；一切疾病的发病机制是通过细胞的病理变化来阐明；以基因工程和蛋白质工程为核心的现代生物技术主要是以细胞操作作为基础来进行。细胞是生命的载体，不理解细胞就不理解生命。因此，揭示细胞生命活动规律的细胞生物学成为生物学的枢纽和前沿学科。20世纪中叶以来，DNA测序技术、基因编辑技术、电镜技术、高通量技术、生物信息技术的快速发展，极大地促进了细胞生命活动规律的探索，细胞这一复杂的网络系统的分子机制日益清晰，并以空前的广度和深度，影响和改变着人们的生活。

第一节 | 细胞概述

一、细胞的发现及细胞学说的建立

（一）细胞的发现

　　1665年，英国物理学家胡克（Hooke）在用自制的显微镜观察软木组织时，首次发现了植物的组织细胞，实际上他观察到的是一些死亡的栎树皮韧皮部细胞的细胞壁。同年，他发表了《显微图谱》（*Micrographia*）一书，描述了软木组织是由许多小室组成的，状如蜂窝，称之为"细胞"。1675年，荷兰生物学家列文虎克（Leeuwenhoek）用自制的放大倍数较高的显微镜观察到了生活状态的细胞，如池塘中的纤毛虫、人和哺乳动物的精子、鲑鱼红细胞以及细菌等。在胡克发现细胞后的近200年时间里，由于显微技术发展缓慢，对细胞的研究一直没有取得突破性进展。

（二）细胞学说的建立

　　19世纪30年代，随着高分辨率（<1μm）显微镜的问世，人们对细胞的认识也不断深入，发现了细胞核、核仁、细胞分裂现象以及原生质等。例如，1827年，贝尔（Bear）在蛙卵和几种无脊椎动物的卵细胞中发现了细胞核；1831年，布朗（Brown）在兰科植物的叶片表皮细胞中发现了细胞核；1836年，瓦伦丁（Valentin）在结缔组织细胞核内又发现了核仁；1840年，普金耶（Purkinje）首次提出了原生质（protoplasm）的概念。至此，人们对细胞的认识初具系统性。

　　1838年，德国植物学家施莱登（Schleiden）总结了前人的研究成果和自己所做的工作，出版了《植物发生论》一书，指出"植物无论进化到多么高级，都是由个体化的、分离的物体组成的聚合体，这些物体就是细胞"。1839年，德国动物学家施旺（Schwann）发表了《关于动植物在结构和生长中的相似性的显微研究》一文，指出"整个动物和植物乃是细胞的集合体，它们依照一定的规律排列在动植物体内"。施莱登和施旺共同指出："一切生物，包括单细胞生物、高等动物和植物都是由细胞组成的，细胞是生物形态结构和功能活动的基本单位。"这就是著名的细胞学说（cell theory）。细胞学说阐明了生物界的同一性和共同起源。1855年，德国病理学家魏尔肖（Virchow）指出"一切细胞只能来自原来的细胞""一切病理现象都是基于细胞的损伤"。这些观点不仅丰富了细胞学说的内容，而且揭示了疾病发生与细胞的关系。

恩格斯曾高度评价细胞学说："有了这个发现，有机的有生命的自然产物的研究（比较解剖学、生理学和胚胎学）才获得了巩固的基础。"并将细胞学说、生物进化论和能量守恒与转化定律并称为19世纪自然科学的三大发现。人们通常将细胞学说、生物进化论（Darwin，1859年）和遗传学（Mendel，1866年）称为现代生物学的三大基石，而细胞学说又是后两者的基石。细胞学说的建立不仅推动了细胞学的发展，而且推动了整个生命科学的发展。

总之，细胞学说的基本内容可概括为：①一切生物都是由细胞组成的；②所有细胞都具有共同的基本结构；③生物体通过细胞活动反映其生命；④细胞来自原有细胞的分裂。

二、细胞的基本特征

细胞是生命活动的基本单位，体现在：①细胞是构成生物有机体的基本结构单位。一切有机体均由细胞构成（病毒为非细胞形态的生命体除外）。②细胞是代谢与功能的基本单位。在有机体的一切代谢活动与执行功能过程中，细胞呈现为一个独立的、有序的、自控性很强的代谢体系。③细胞是生物有机体生长发育的基本单位。生物有机体的生长与发育是依靠细胞的分裂、细胞体积的增长与细胞的分化来实现的。绝大多数多细胞生物的个体最初都是由一个细胞——受精卵，经过一系列过程发育而来的。④细胞是遗传的基本单位，具有遗传的全能性。人体内各种不同类型的细胞，所含的遗传信息都是相同的，它们之所以表现功能不同，是由于基因选择性开放和表达的结果。

（一）细胞的大小、形态和数量

人和动物的细胞直径一般为10~100μm。人体内最大的细胞是卵细胞，直径约100μm，最小的细胞直径只有4~5μm，如小淋巴细胞等。肝细胞直径在18~20μm之间。鸵鸟卵是最大的细胞，其直径达12cm。支原体是最小的细胞，其直径只有0.1μm，约为细菌的1/10、真核细胞的1/1 000。

细胞的形态多种多样，大小也不一致，这是与细胞功能相适应的。凡是游离的细胞大多呈球形或椭圆形，如血细胞、卵细胞。神经细胞直径约100μm，而轴突可长达数厘米到1m，这与神经细胞的传导功能相适应。组织细胞受相邻细胞的制约和功能不同，常呈扁平形、多角形、立方形、圆柱形、长梭形、星形等。

多细胞生物的机体根据其复杂程度由数百乃至数万亿计细胞构成。如盘藻仅由4个到几十个细胞组成，高等动植物有机体由无数的功能与形态结构不同的细胞组成。如新生儿约有10^{12}个细胞，成人大约有10^{14}个细胞。1g哺乳动物的肝或肾组织大约有2.5亿~3亿个细胞。功能相同的细胞群构成机体的组织，再由功能不同的组织按照特定的方式组成器官、系统和个体。

各类细胞体积都相当恒定，如哺乳动物的肾细胞、肝细胞，在人、牛、马、小鼠中，细胞大小无明显差别。器官的大小与细胞的数量成正比，而与细胞的大小无关，这种关系有人称之为"细胞体积守恒定律"。

（二）细胞的主要共性

不同类型的细胞在结构和功能上具有极大的类似性。

1. 细胞都具有选择透性的膜结构　细胞都具有一层界膜，将细胞内环境与外环境隔开。为了能够调节物质进出细胞，并使细胞有最适合的内部环境，膜结构有两个基本的作用：一是在细胞内外起屏障作用，即不允许物质随意进出细胞；二是要在细胞内构筑区室，形成各个功能特区。

2. 细胞都具有遗传物质　细胞内最重要的物质就是遗传物质DNA。在真核细胞中，DNA被包裹在膜结构即细胞核中，而原核细胞的DNA是裸露的，没有核膜包裹，所以称为拟核（nucleoid）。DNA是遗传信息的载体，能够被转录成RNA，指导蛋白质的合成，即遗传信息流。

3. 细胞都具有核糖体　所有类型的细胞，包括最简单的支原体都含有核糖体。核糖体是蛋白质合成的场所，在细胞遗传信息流的传递中起重要作用。

（三）原核细胞、真核细胞与病毒

1. 原核细胞　原核细胞（prokaryotic cell）没有典型的核结构，体积小，结构简单，进化地位原始，具有细胞膜、核物质和少数简单的细胞器,但无内膜系统和核膜。

原核生物包括支原体、细菌等(图2-1)。支原体是目前已知最小的细胞生物。原核细胞外部有质膜包被,质膜的结构与化学组成和真核细胞膜差别不大。有些细菌的质膜内陷形成中间体或质膜体,这种结构与细胞呼吸和细胞分裂有关。原核细胞(支原体除外)质膜外还有一层由蛋白质和多糖组成的坚固的细胞壁,厚度为10~25nm,具有维持细胞形态和保护的作用。

三维模型

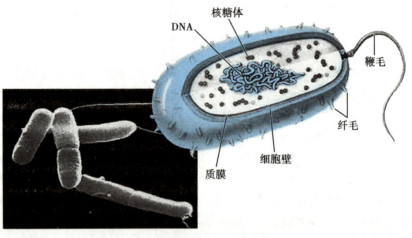

图2-1 原核细胞(细菌)结构模式图

原核细胞的细胞质中没有膜性细胞器。细菌有一种类囊体,可行光合作用,是与质膜不连续的膜成分。其他原核细胞都没有胞内的膜结构。

原核细胞最主要的特征是没有膜包被的细胞核,也没有核仁。DNA位于细胞中央的拟核区。原核细胞DNA分子比较长且反复折叠,如大肠埃希菌DNA全长1mm左右,为菌体长度的1 000倍。原核细胞没有组蛋白,所以其DNA与某种非组蛋白组装成染色体,原核细胞只有单条染色体。

很多细菌除了基因组DNA外,还有一些小的环形DNA分子,称为质粒(plasmid)。质粒长度为1 000~30 000个碱基对(base pair, bp),在胞质中能进行自我复制,有的也可整合到拟核DNA分子中。其编码的蛋白质具有对抗抗生素等作用。

2. 真核细胞 一般认为真核细胞(eukaryotic cell)由原核细胞进化而来,所以二者有着共同的特征,如都具有细胞膜、DNA和RNA,都有核糖体参与蛋白质的合成,都能以分裂方式进行繁殖等。但是,真核细胞比原核细胞复杂得多(表2-1),出现了许多结构和功能都不同的细胞器。人体内大约有200多种不同类型的细胞。虽然它们的形态、大小与功能差异很大,但具有共同的基本结构特点(图2-2)。

在光学显微镜下观察,真核细胞结构可分为3部分,即细胞膜(cell membrane)、细胞质(cytoplasm)和细胞核(nucleus)。在细胞质和细胞核中可以观察到一些比较大的细胞结构,如线粒体、中心体、核仁等。在电子显微镜下可观察到细胞内各种更微细的结构,可将其分为两大类:膜相结构和非膜相结构。

真核细胞的膜相结构有细胞膜、线粒体、内质网、高尔基体、溶酶体、过氧化物酶体、叶绿体和核膜等。真核细胞的非膜相结构有核糖体、中心体、细胞质基质、核仁、染色质(染色体)、核基质和细胞骨架(微管、微丝和中间丝)等。

真核细胞的DNA量远远高于原核细胞。细菌DNA基因组约含4×10^6bp,高等动植物为其40~1 000倍。因此,真核细胞DNA所编码的蛋白质种类要比原核细胞丰富得多,真核细胞核内的DNA分子与组蛋白一起组装成染色体。染色体的大小、数目随物种而异,一般含有两条或多条染色体,如人类有46条染色体。核物质外有核膜包被,核内有一个至数个核仁。

表2-1 原核细胞和真核细胞的主要区别

特征	原核细胞	真核细胞
细胞大小	较小,直径 1~10μm	较大,直径 10~100μm
细胞壁	主要由肽聚糖组成,不含纤维素	主要由纤维素组成,不含肽聚糖
细胞质	除核糖体外无细胞器,无胞质环流	有各种细胞器,有胞质环流
核糖体	70S(50S+30S)	80S(60S+40S)
细胞骨架	无	有
内膜系统	无	有
细胞核	拟核(无核膜、核仁)	有核膜、核仁
染色体	一条,由非组蛋白与单个DNA分子组成	多条,由组蛋白及非组蛋白与多个DNA分子组成
细胞分裂	无丝分裂	有丝分裂、减数分裂

注:S为沉降系数。

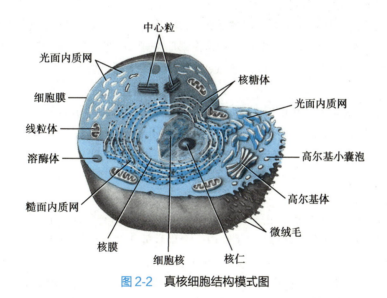

图2-2 真核细胞结构模式图

三维模型

3. 病毒 病毒(virus)是唯一的非细胞形态的生命体,主要由核酸和蛋白质组成,不具有细胞结构,具有遗传、复制等生命特征,但无法独立完成生命活动过程,需感染所有具有细胞的生命体才能表现出它们的基本生命活动。病毒基因可以发生突变和重组,因此也是可以演化的。

第二节 | 细胞的结构与功能

一、细胞膜

细胞膜(cell membrane)是包围在细胞质表面的一层薄膜,也称质膜(plasma membrane)。在真核细胞中,除了细胞膜以外,细胞内还有丰富的由膜相结构组成的细胞器。一般将细胞膜和细胞内各种细胞器的膜统称为生物膜(biological membrane)。生物膜是细胞的基本结构,具有基本相同的化学组成和结构,它不仅具有界膜的功能,同时又是膜内外物质进出的通道。生物膜还有细胞区域化、调节运输、功能定位与组织化、信号转导、参与胞间相互作用和能量转换等功能。

（一）细胞膜的化学组成

在各种不同类型的细胞中，细胞膜的化学组成相同，即主要由脂类、蛋白质及糖类组成。三种成分的比例在不同的膜中差异很大，对大多数细胞来说，脂类约占 50%，蛋白质约占 40%~50%，糖类约占 2%~10%。

1. 膜脂 生物膜上的脂类统称膜脂，均为兼性分子，即它们都是由一个亲水的极性头部和一个疏水的非极性尾部组成。主要有磷脂（phospholipid）、胆固醇（cholesterol）和糖脂（glycolipid）3 种，其中以磷脂含量最多。

（1）磷脂：磷脂是最重要的脂类，占膜脂总量的一半以上，主要的磷脂有甘油磷脂（glycerophos-phatide）和鞘磷脂（sphingomyelin）。

最简单的甘油磷脂是磷脂酸。它以甘油为骨架，甘油分子 1、2 位羟基与脂肪酸形成酯键，3 位羟基与磷酸形成酯键。磷脂酸在膜上含量不多，但它是合成其他磷酸甘油酯的前体，其磷酸基团再与其他分子，如胆碱、乙醇胺、L-丝氨酸等结合可形成多种磷脂，如磷脂酰胆碱（卵磷脂）（phosphatidylcholine，PC）、磷脂酰乙醇胺（脑磷脂）（phosphatidylethanolamine，PE）和磷脂酰丝氨酸（phosphatidylserine，PS）等。典型的磷脂分子，如磷脂酰胆碱，其亲水的极性头部包括胆碱、磷酸和甘油，而疏水的尾部为两条几乎平行的脂肪酸链（图 2-3）。

细胞膜上除甘油磷脂外，还有鞘磷脂，它的结构和构象与磷脂酰胆碱相似，但是以鞘氨醇代替甘油磷脂中的甘油，其氨基和脂肪酸形成酰胺键结构，称为 N-酰基鞘氨醇，它的醇基与磷酸胆碱借酯键连接后形成鞘磷脂，只有一条脂肪酸链。在磷脂分子中，脂肪酸链的长短和饱和度不同，可以影响膜的流动性。一般脂肪酸链的碳原子数在 12~24 之间，都是偶数，其中以 16 碳和 18 碳为多（图 2-3）。

（2）胆固醇：胆固醇是细胞膜内的中性脂肪。动物细胞膜中胆固醇含量较高，约占膜脂的 30%~50%；植物细胞膜中胆固醇含量较少，约占膜脂的 2%。胆固醇分子的羟基基团是其极性头部，通过 4 个甾环与一个非极性的 8 个碳原子构成的烃链连接。胆固醇亲水基团较小，疏水性过强，不能单独形成脂双层，散布于磷脂分子之间，其极性头部紧靠磷脂分子的极性头部，将甾环部分固定在近磷脂头的烃链上，调节膜的稳定性（图 2-3）。

（3）糖脂：糖脂的含量占膜脂总量的 5% 以下。其极性头部由一个或数个糖基组成，非极性尾部是两条烃链。最简单的糖脂是半乳糖脑苷脂，由一个半乳糖作为其极性头部；最复杂的糖脂是神经节苷脂，其头部含有一个或多个带负电荷的唾液酸和其他糖基（图 2-3）。

由于膜脂分子具有双极性的特点，因此它们在水溶液中能自发形成脂双层，以疏水性尾部相对，极性头部朝向外侧，由脂分子排列成连续的双分子层组成生物膜的基本骨架。它使膜具有对大多数水溶性物质不能自由通过的屏障作用。

2. 膜蛋白 生物膜中的蛋白质，即膜蛋白，主要是球形蛋白，有单体也有聚合体。它们以不同的方式与膜结合，有些仅附着于膜表面，有些部分或全部嵌在膜内。根据膜蛋白与膜脂的关系，将其分为 3 类（图 2-4）。

（1）外在蛋白：又称外周蛋白，占膜蛋白总量的 20%~30%，主要分布在膜的内、外表面，为水溶性。它们常通过非共价键与膜脂或膜内在蛋白的亲水部分相互连接，容易被分离和纯化。

（2）内在蛋白：又称镶嵌蛋白，占膜蛋白总量的 70%~80%，有的部分嵌入膜中，有的贯穿全膜，两端暴露于膜的内、外表面，称为跨膜蛋白。内在蛋白与膜结合紧密，只有用去垢剂使膜崩解后才可分离出来。

（3）脂锚定膜蛋白：通过共价键与膜脂分子结合，位于膜的内、外两侧，形似外在膜蛋白。

膜蛋白是细胞膜功能的主要承担者，它们有些是运输蛋白，有些是酶，有些是连接蛋白，有些是受体。膜蛋白的含量和种类与细胞膜的功能密切相关。

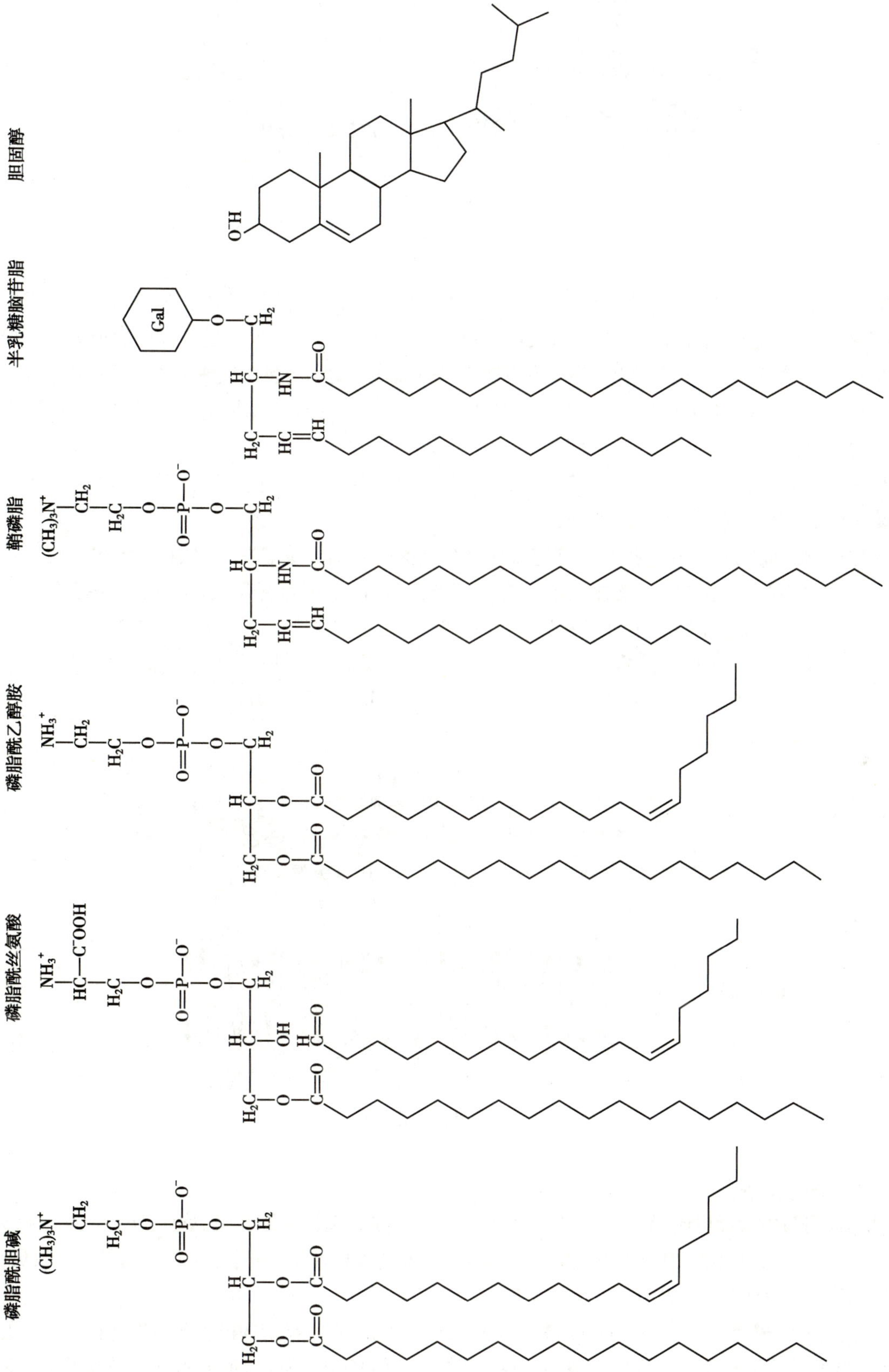

图2-3　膜脂分子的结构

胆固醇

半乳糖脑苷脂

鞘磷脂

磷脂酰乙醇胺

磷脂酰丝氨酸

磷脂酰胆碱

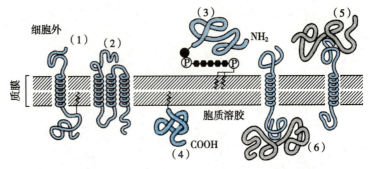

图 2-4　膜蛋白与脂双层结合的方式

（1）、（2）内在（镶嵌）蛋白；（3）、（4）脂锚定膜蛋白；（5）、（6）外在（外周）蛋白。

3. 膜糖类　所有真核细胞表面都有糖类。膜糖类大多数是与蛋白质或脂类分子相结合的低聚糖，主要分布在细胞膜的外表面。组成低聚糖的单糖有 9 种，其中主要有半乳糖和葡萄糖等。低聚糖一般由 1~10 个单糖或单糖衍生物组成，有直链也有分支链。它们与蛋白质或脂类分子共价结合成糖蛋白或糖脂，存在于细胞膜的外表面或生物膜的非胞质面。由于组成寡糖链的单糖的数量、种类、结合方式、排列顺序以及有无分支等不同，可出现千变万化的组合形式，贮存了大量的信息，成为细胞相互识别、黏附、信号接收、通信联络、免疫应答等活动的分子基础，使这些糖蛋白和糖脂在膜与外界环境相互作用过程中担负着许多重要的功能。

"细胞外被"或"糖萼"通常指真核细胞表面富含糖类的外围区域，这一区域在大多数细胞宽约 200nm，大部分细胞外被由质膜中的糖蛋白和糖脂向外伸出的寡糖链部分组成，但也有一些实际上是细胞分泌出来后又黏附于膜表面的糖蛋白和蛋白多糖，它们属于细胞外基质成分（图 2-5）。从这一角度来说，细胞质膜与细胞外基质的分界实际上很难划定。细胞外被除对细胞有保护作用外，还参与细胞间识别，对细胞的接触抑制以及细胞间的黏附性等都起着重要作用。

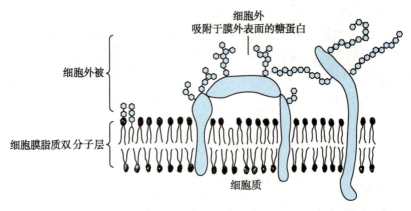

图 2-5　膜糖类和细胞外被

（二）细胞膜的分子结构模型

对于细胞膜中的蛋白质、脂类分子是如何有机地结合在一起构成细胞膜，迄今为止已提出了多种不同的膜分子结构模型，但由于膜结构的复杂性和功能的多样性，膜的分子结构模型是逐步发展、相互补充的。这里简介下列几种主要结构模型。

1. 流动镶嵌模型　1972 年，Singer 和 Nicolson 总结了当时有关膜结构模型及各种新技术研究的成果，提出了流动镶嵌模型（fluid mosaic mode）（图 2-6）。该模型认为：流动的脂双层构成了细胞膜的连续主体，既有晶体分子排列的有序性，也有液体的流动性；蛋白质分子无规则地分散在脂质分子中，包括外在蛋白和内在蛋白。流动镶嵌模型强调了膜的流动性及不对称性，也对膜功能的复杂性提供了物质基础,可以解释许多膜中所发生的现象,但没有说明具有流动性的细胞膜在变化过程中如何保持膜的相对完整和稳定性。

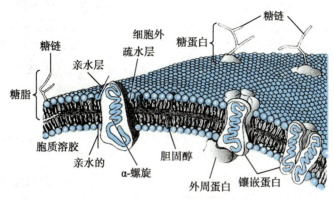

图 2-6 流动镶嵌模型示意图

2. 晶格镶嵌模型 晶格镶嵌模型认为,生物膜中的类脂在可逆地进行无序(液态)和有序(晶态)的相变,膜蛋白对类脂分子的运动具有限制作用。镶嵌蛋白和其周围的类脂分子形成膜中晶态部分(晶格),而具有流动性的类脂呈小片的点状分布,因此类脂的流动性是局部的,并非整个类脂双分子层都在流动。这就比较合理地说明了生物膜既具有流动性,又具有相对完整性及稳定性的原因。

3. 板块镶嵌模型 板块镶嵌模型认为,在流动的脂双层中存在许多大小不同、刚性较大的能独立移动的类脂板块(有序结构的板块),这些有序结构的板块之间被流动的类脂区(无序结构的板块)分开。两者之间处于一种连续动态平衡,因而生物膜是由同时存在不同流动性的板块镶嵌而成的动态结构。

4. 脂筏模型 脂筏模型(lipid rafts model)认为在生物膜上胆固醇富集而形成有序脂相,如同脂筏一样载着各种蛋白。脂筏(lipid raft)是质膜上富含胆固醇和鞘磷脂的微结构域,大小约 70nm,是一种动态结构,位于质膜的外小页。由于鞘磷脂具有较长的饱和脂肪酸链,分子间的作用力较强,所以这些区域结构致密,介于无序液体与液晶之间(图 2-7)。从结构角度分析,脂筏在膜内就像一个蛋白质停泊的平台,它有两个特点:①许多蛋白质聚集在脂筏内,便于相互作用;②脂筏提供了一个有利于蛋白质变构的环境,形成有效构象。脂筏的功能是参与信号转导、蛋白质分选、受体介导的内吞作用以及胆固醇代谢运输等。脂筏功能的紊乱已涉及艾滋病、肿瘤、动脉粥样硬化、疯牛病及肌营养不良等疾病。

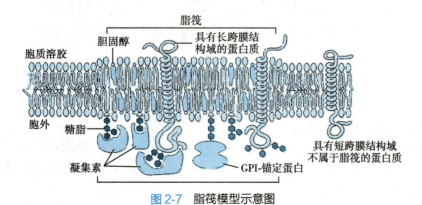

图 2-7 脂筏模型示意图

(三)细胞表面与细胞外基质

1. 细胞表面 细胞表面(cell surface)是一个具有复杂结构的多功能体系,细胞膜是细胞表面的主体结构,它与质膜外侧的细胞外被和质膜内侧的胞质溶胶共同组成细胞表面。细胞表面在结构上包括细胞被（cell coat）和细胞质膜。动植物细胞间的连接结构、细菌与植物细胞的细胞壁以及表面的特化结构，如纤毛（cilium）和鞭毛（flagellum）等都可看成是细胞表面结构的组成部分。

在功能上，细胞表面是细胞质膜功能的扩展，包括：①保护细胞，使细胞有一个相对稳定的内环境；②参与细胞内外的物质交换和能量交换；③参与细胞识别、信息的接收和传递；④参与细胞运动；⑤维护细胞的各种形态。

2. 细胞外基质 在多细胞生物有机体内，除细胞之外还有非细胞性的固有物质成分，即细胞外基质（extracellular matrix，ECM）。ECM 是由细胞分泌到细胞外间充质中的蛋白质和多糖类大分子物质，构成复杂的网架，连接组织结构，调节组织的发育和细胞生理活动。

（1）细胞外基质化学成分：细胞外基质成分的合成、分泌和组装是细胞活动的产物，化学成分为蛋白质和多糖。组成细胞外基质的大分子种类繁多，一般可分为 4 大类：胶原蛋白、非胶原糖蛋白、弹性蛋白、大分子含糖化合物（糖胺聚糖和蛋白聚糖）。

（2）细胞外基质的主要功能：细胞与细胞外基质构成了完整的组织，是相互依存的关系。细胞外基质成分可以借助其细胞表面的特异性受体向细胞发出信号，通过细胞骨架或各种信号转导途径将信号转导至细胞质，乃至细胞核，影响基因的表达及细胞的活动。细胞外基质不仅参与组织结构的维持，而且对细胞的存活、形态、功能、代谢、增殖、分化和迁移等基本生命活动具有多方面的影响。

（四）细胞膜的功能

细胞膜不是一种机械屏障，它不仅为细胞的生命活动提供了稳定的内环境，还具有物质运输、信号转导、细胞间通信等功能（图 2-8）。下面重点介绍细胞的物质运输，包括离子和小分子物质的跨膜运输、生物大分子和颗粒性物质的膜泡运输等。

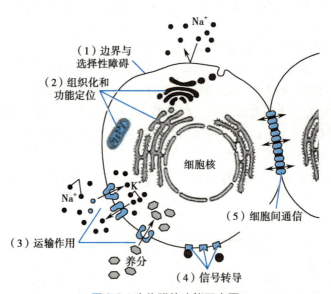

图 2-8 生物膜的功能示意图

1. 离子和小分子物质的跨膜运输 物质穿越质膜的运输可分为被动运输和主动运输两类。

（1）被动运输：物质穿膜的被动扩散不消耗细胞的代谢能量，而是利用物质在膜两侧的浓度差势能，顺浓度梯度扩散。被动运输又依据是否有载体协助而分为简单扩散和易化扩散两种。

1）简单扩散（simple diffusion）：又称单纯扩散或自由扩散（free diffusion），是小分子由高浓度区向低浓度区的自行穿膜运输。属于最简单的一种物质运输方式，不需要消耗细胞的代谢能量，也不需要专一的载体。脂溶性物质如醇、苯、乙醚、三氯甲烷、甾类激素以及水、尿素、O_2、CO_2、NO 等就是通过简单扩散方式穿过细胞膜。

2）易化扩散（facilitated diffusion）：又称协助扩散，溶质的穿膜转运需要一个或多个膜转运蛋白

（membrane transport protein）参与。易化扩散达到的膜两侧平衡分布与单纯扩散一样，但在特异性转运蛋白作用下溶质的穿膜移位不需消耗代谢能量。

膜转运蛋白是指细胞膜上负责转运不能通过简单扩散穿膜的物质的蛋白质。可分为：①载体蛋白（carrier protein），与特定溶质分子结合，通过构象改变进行物质转运，允许该物质穿过膜而进入膜的另一侧，既介导被动运输又介导主动运输。②通道蛋白（channel protein），能形成贯穿膜脂双层的水孔道，介导特定离子或水分子从膜的一侧进入另一侧。例如离子通道（ion channel）是细胞膜上能调节和转运特异离子穿膜的通道，由穿膜的整合蛋白质构成，供离子顺电化学梯度穿过脂双层，一般可分为配体闸门通道与电压闸门通道两类；细胞膜上由水孔蛋白（aquaporin，AQP）形成专一性转运水分子的通道。

易化扩散的特点：①具有选择性、特异性；②转运速率高于简单扩散，存在最大转运速度，具有饱和性；③离子通道不持续开放，受"闸门"控制，以对一定的信号作出适当的反应。

（2）主动运输：是逆浓度梯度运输，需要细胞提供代谢能，并要求有载体蛋白参加；是物质由低浓度一侧向高浓度一侧进行的穿膜转运方式。如 Na^+-K^+ ATP 酶（Na^+-K^+ 泵）利用水解 ATP 提供的能量将 Na^+ 运出细胞，将 K^+ 运进细胞。由于泵的活动，造成离子在膜两侧的浓度不同，使膜两侧保持一定的电位差，即膜电位。细胞内约有 1/3 的 ATP 是给 Na^+-K^+ 泵主动运输提供能量的，这种细胞内外 Na^+、K^+ 浓度差的维持对于膜电位的产生、渗透压的调节以及在神经和肌肉细胞的冲动传导等方面具有重要的生理意义。Na^+ 在膜两侧的浓度差可被用来进行某些物质（如葡萄糖）的偶联穿膜运输，例如 Na^+ 从细胞外流入细胞内驱动小肠上皮细胞和肾小管上皮细胞吸收葡萄糖和氨基酸等有机物。

主动运输是细胞膜最主要的物质转运方式。进行主动运输的物质有离子、葡萄糖、氨基酸和核苷酸等极性分子等。细胞内约有 1/3 的能量是被主动运输消耗的。

2. 生物大分子和颗粒性物质的膜泡运输 大分子和颗粒物质被运输时并不穿过细胞膜，物质进出是由膜包围，形成囊泡，通过一系列膜囊泡的形成和融合来完成转运过程，称为膜泡运输（vesicular transport），包括胞吞作用和胞吐作用。

（1）胞吞作用（endocytosis）：是指通过细胞膜的变形运动，将大分子和颗粒物质先包裹，然后形成小泡，最后脱离细胞膜进入细胞内的转运过程。根据吞入物质的状态、大小及特异程度的不同，可分为吞噬作用、胞饮作用和受体介导的胞吞三种方式。

1）吞噬作用（phagocytosis）：是指吞噬细胞摄入颗粒性物质的过程。细胞膜凹陷或形成伪足，摄入直径大于 250nm 的颗粒物质（如细菌、细胞碎片等），形成的小囊泡称为吞噬体。具有吞噬功能的细胞主要有中性粒细胞、单核细胞和巨噬细胞等，在机体防御系统中发挥重要作用。

2）胞饮作用（pinocytosis）：是指细胞吞入液体和可溶性物质的过程。细胞质膜内陷，非特异性摄入溶质或液体，形成的小囊泡称为胞饮体。胞饮作用常见于巨噬细胞、白细胞、毛细血管内皮细胞和小肠上皮细胞等。

3）受体介导的胞吞（receptor-mediated endocytosis）：是指大分子物质与细胞膜上特异性受体识别并结合，通过膜内陷形成囊泡的方式将大分子物质运进细胞内的过程，是特异性很强的胞吞作用。动物细胞中许多重要物质如蛋白质、激素、生长因子、淋巴因子、铁、维生素 B、免疫球蛋白 A（IgA）等的摄入以及流感病毒和人类免疫缺陷病毒的感染都是依赖受体介导的胞吞方式。目前了解最多的是细胞对胆固醇的摄取。血液中的胆固醇是以低密度脂蛋白（low density lipoprotein，LDL）颗粒的形式运输。当细胞需要胆固醇时，细胞先合成 LDL 受体并嵌入细胞膜的有被区——质膜胞质面结合的网格蛋白（clathrin），细胞外液中的 LDL 颗粒与有被小窝处的 LDL 受体特异性结合，诱发有被小窝不断内陷，与此同时，环绕在内陷的有被小窝颈部的领圈样动力蛋白，水解与其结合的鸟苷三磷酸（GTP），引起构象改变，从而将内陷的有被小窝从质膜上切离下来，形成直径为 50~250nm 的有被小泡。有被小泡迅速脱去网格蛋白包被，形成无被小泡，无被小泡与内体融合，在内体的酸性（pH 为 5~6）环境中，LDL 颗粒与 LDL 受体分离，形成两个分别包含有 LDL 受体和 LDL 颗粒的囊泡。前者返回细胞膜的有被区参与受体再循环；后者与溶酶体融合，在溶酶体内，LDL 颗粒被酸性溶酶体酶降解成游离胆固醇供细胞利用。当细胞内游离胆固醇含量过多时，细胞可通过反馈调节机制，抑制胆固醇和 LDL 受体的合成，并加速胆固醇的贮存，转化为胆固醇酯。

（2）胞吐作用（exocytosis）：是一种与胞吞作用相反的过程，也称外排作用。细胞内某些物质由膜包围形成小泡，从细胞内部逐渐移到质膜下方，小泡与质膜融合，最后把物质排出细胞外。这是细胞将分泌产生的激素、抗体、神经递质和酶类以及未被消化的残渣等物质排出细胞的重要方式。

二、细胞质

（一）细胞质基质

细胞质基质主要含有与中间代谢相关的数千种酶类以及维持细胞形态、参与细胞内物质运输的细胞质骨架结构。用差速离心方法分离细胞匀浆中的各种组分，先后除去细胞核、线粒体、溶酶体、高尔基体和细胞膜等细胞器或细胞结构后，存留在上清液中的主要是细胞质基质的成分。

1. 细胞质基质的组成　在细胞质基质中，蛋白质含量占 20%~30%，形成一种黏稠的胶体。多数水分子是以水化物的形式紧密地结合在蛋白质和其他大分子表面的极性部位，只有部分水分子以游离态存在，起溶剂作用。细胞质基质中蛋白质分子和颗粒性物质的扩散速率仅为水溶液中的 1/5，更大的结构如分泌泡和细胞器等，则固定在细胞质基质的某些部位上，或沿细胞骨架定向运动。

2. 细胞质基质的功能　主要包括：①许多中间代谢过程在细胞质基质中进行，如糖酵解、磷酸戊糖途径、糖醛酸途径、糖原的合成与部分分解过程等；②细胞质基质是脂肪酸合成的重要场所；③细胞质基质是蛋白质合成修饰降解的重要场所。

（二）无膜细胞器

1. 核糖核蛋白复合体　核糖核蛋白复合体（ribonucleoprotein complex）是由 RNA 和蛋白质组成的复合体，简称核糖核蛋白（ribonucleoprotein），主要包括核糖体、信号识别颗粒、端粒酶、剪接体、加工小体、应激颗粒等。

（1）核糖体（ribosome）：是 Robinsin 等于 1953 年在电镜下发现的一种颗粒状小体，后被证实它们普遍存在于真核细胞和原核细胞中，是专门用来合成蛋白质的细胞器，由 rRNA 和蛋白质组成。

1）核糖体的形态结构：电镜下，核糖体为直径 15~25nm 的致密小颗粒，没有被膜包裹，由两个亚单位组成。大亚基略呈圆锥形，有一侧伸出 3 个突起，中央为一凹陷。小亚基为长条形（23nm×12nm），1/3 处有一细的缢痕。大、小亚基结合时，凹部彼此对应，形成一个隧道，在蛋白质合成过程中，mRNA 穿行在隧道中。在大亚基中，还有一垂直于隧道的通道，新合成的多肽链，由此释出（图 2-9）。

2）核糖体的重要活性部位：用免疫电镜技术确定了核糖体上的几个重要的功能活性部位，主要包括：①mRNA 结合部位。该位点位于小亚基上，能与 mRNA 分子起始密码子前一段富含嘌呤的序列结合，并使其保持单链构象。②A、P 位。A 位（aminoacyl site，A site）也称氨酰位或受位，主要位于大亚基上，是接受氨酰基 -tRNA 的部位；P 位（peptidyl site，P site）又称肽酰位或供位，主要位于小亚基上，是肽酰基 -tRNA 移交肽链后，tRNA 释放的部位。③肽基转移酶部位。位于大亚基上，具有肽基转移酶的活性，肽链合成过程中催化氨基酸与氨基酸之间形成肽键。④GTP 酶部位。具有 GTP 酶活性，能分解 GTP 并将肽酰基 -tRNA 由 A 位移到 P 位。⑤E 位。即新生多肽链的出口位，是大亚基上长约 30 个氨基酸的孔道，能容纳生长中经过的肽链。

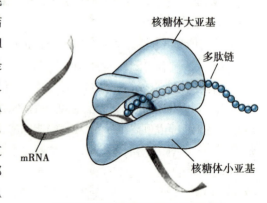

核糖体大亚基
多肽链
mRNA
核糖体小亚基

图 2-9　核糖体的形态结构模式图

（2）信号识别颗粒（signal recognition particle，SRP）：SRP 是由 6 个蛋白质亚基结合在 1 个 7S RNA 分子上组成的核糖核酸蛋白复合体。SRP 能够识别并结合刚从游离核糖体上合成出来的分泌蛋白（膜蛋白及内质网、高尔基体和溶酶体基质中的驻留蛋白）肽链中的信号肽，暂时中止新生肽的合成，又能与其在内质网上的受体（即停靠蛋白质）结合而将新生肽转移入内质网腔，防止蛋白水解酶对其损害。

（3）端粒酶（telomerase）：是一种反转录酶，由蛋白质和 RNA 两部分组成。其中，RNA 是一段模板序列，蛋白质组分具有反转录酶活性，指导合成端粒 DNA 的重复序列片段，以维持端粒长度及功能。

（4）剪接体（spliceosome）：由核内小 RNA（snRNA，U1、U2、U4、U5、U6）和蛋白质因子动态组成，识别真核生物 RNA 前体的剪接位点并催化剪接反应（切除内含子，连接外显子）。

（5）加工小体（processing body，P 小体）：组成 P 小体的 RNA 主要是翻译被抑制的 mRNA，一部分会进一步被降解，另一部分则会在特定情况下再次迁出 P 小体，重新起始翻译。组成 P 小体的蛋白质主要与 RNA 降解有关，例如参与正常 RNA 降解机制的 XRN1、LSM1、DCP1 等；无义链介导的降解机制中的 UPF1、SMG7 等；miRNA 降解途径中的 AGO2、GW182 和 MOV10 等。P 小体在细胞内处于一种动态平衡的状态，可快速与细胞质交换组成蛋白，在应激状态下，也会与应激颗粒彼此靠近，交换 RNA 与蛋白质。

（6）应激颗粒（stress granule）：主要在细胞受到应激刺激时出现，如高温、氧化应激、饥饿以及病毒感染等，由 RNA 和 RNA 代谢相关的蛋白质组成，在细胞内的 RNA 代谢过程中发挥了重要作用。

2. 蛋白酶体 蛋白酶体（proteosome）可分为 19S 调节颗粒和 20S 核心颗粒两部分，占细胞蛋白质总量的 1%。19S 调节颗粒识别被泛素链标记的蛋白质底物并对其进行去折叠，最终将去折叠的蛋白质底物传送至 20S 核心颗粒中进行降解。

3. 中心体 中心体（centrosome）由一对中心粒和中心粒周围物质组成，位于细胞核附近，直径为 160~230nm，长度为 160~560nm，成对相互垂直排列，参与细胞内微管的组装。

4. 脂滴 脂滴（lipid droplet，LD）广泛存在于部分原核生物以及所有真核生物之中，是细胞内中性脂肪的主要贮存场所。不同类型的细胞中脂滴体积相差很大，直径介于 0.05~200.00μm，中性脂肪为内核，表面覆盖磷脂单分子层蛋白质。脂滴中性脂肪主要包括甘油三酯（triacylglycerol）和固醇脂（sterol esters）两类。最初在内质网合成、集聚并形成初生脂滴（nascent droplet），随后在 Seipin、FIT2、脂滴包被蛋白（perilipin）和 Pex30 等多种蛋白的共同作用下，逐渐积累，最终形成成熟脂滴。脂滴可调节膜的稳态，为细胞供能，哺乳动物细胞的脂滴表面还有抗菌肽，抵御病原体入侵。

（三）细胞内膜系统

细胞内膜系统（endomembrane system）是指位于细胞质内，在结构、功能以及形成上具有一定联系的膜性结构的总称。内膜系统是真核细胞特有的结构，主要包括内质网、高尔基体、核膜、溶酶体、过氧化物酶体和分泌泡等。线粒体虽然也是膜性结构，但由于它在结构、功能以及形成上均有一定的独立性，故不列入内膜系统。内膜系统的出现，为细胞增加了膜面积，使细胞功能呈现区域化，大大提高了细胞代谢效率。

内膜系统的最大特点是动态性质，各种膜结构处于流动状态。正是这种流动状态，将细胞的合成活动、分泌活动和内吞活动连成了一种网络，在各内膜结构之间常常看到一些小泡来回穿梭，这些小泡分别是从内质网、高尔基体和细胞质膜上产生的，这就使内膜系统的结构处于一种动态平衡（图 2-10）。

1. 内质网 内质网（endoplasmic reticulum，ER）是 1945 年波特（Porter）等在电镜下观察培养的小鼠成纤维细胞时，发现细胞质分布着一些由小管、小泡吻合形成的网状结构，取名为内质网。它广泛存在于真核细胞中，是细胞内生物大分子合成基地。

（1）内质网的基本形态结构：内质网是由一层单位膜形成的囊状、泡状和管状结构，并形成一个连续的网膜系统，内腔相通。但是，这种连续性和形状不是固定不变的。在细胞周期中，一个时期可

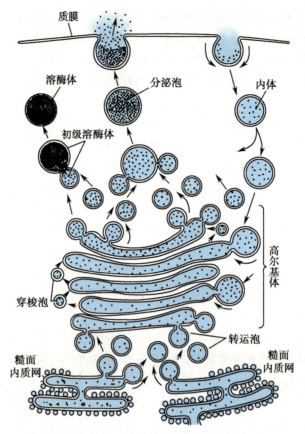

图 2-10　内膜系统及动态性质

能是一些连续的小管或小囊泡，而在另一个时期有可能是不连续的。内质网对细胞的生理变化相当敏感，在饥饿、缺氧、被辐射、患肝炎和服用激素等情况下，肝细胞的内质网囊泡化。内质网中还具有大量的酶，葡萄糖 -6- 磷酸酶被视为内质网膜的标志酶。内质网通常占生物膜系统的一半左右，为细胞体积的 10% 以上。

（2）内质网的分类：根据是否附有核糖体，将内质网分为两类，即糙面内质网（rough endoplasmic reticulum，RER）和光面内质网（smooth endoplasmic reticulum，SER）（图 2-11）。

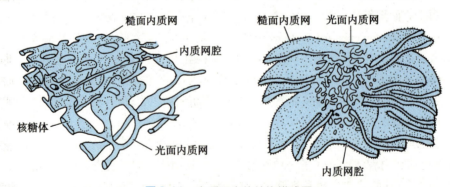

图 2-11　内质网立体结构模式图

1）糙面内质网：即有核糖体附着的内质网，多呈大的囊状，少数为小管和小泡，在电镜下观察排列极为整齐。它是核糖体和内质网共同构成的复合结构，普遍存在于合成分泌蛋白的细胞中；越是分泌旺盛的细胞（如浆细胞）RER 越多，而未分化和肿瘤细胞中 RER 较少。

2）光面内质网：即无核糖体附着的内质网，通常为小的管状和泡状，广泛存在于各种类型的细胞中，如内分泌腺细胞、肌细胞、肾细胞等。SER 是脂类合成的重要场所，它往往作为出芽的位点，将内质网上合成的蛋白质或脂类转运到高尔基体。

（3）内质网的功能：内质网是细胞内膜系统中最核心的组分。①参与蛋白质、脂质、类固醇激素的合成，并以囊泡运输的方式参与蛋白质分泌和脂质转运；②通过钙通道蛋白质和钙离子泵调控细胞钙离子稳态；③通过与多种细胞器建立直接的膜接触位点，进行蛋白质、脂质和钙离子的转运，将细胞内不同细胞器内部的区室化功能区域关联成为一个整体，保证细胞内各项生理活动协调稳定地进行。

2. 高尔基体　高尔基体（Golgi complex）是意大利科学家高尔基（Golgi）在 1898 年发现的，普遍存在于真核细胞中。

（1）高尔基体的基本形态结构：高尔基体由平行排列的扁平膜囊、液泡（vacuole）和小泡（vesicle）三种膜状结构所组成。电子显微镜所观察到的高尔基体最富有特征性的结构是由一些（通常是 4~8 个）排列较为整齐的扁平膜囊（saccule）堆叠在一起，构成了高尔基体的主体结构。扁平膜囊多呈弓形，也有的呈半球形或球形，均由光滑的膜围绕而成，膜表面无核糖体颗粒附着（图 2-12）。扁平膜囊有两个面：形成面（内侧）和成熟面（外侧）。来自内质网的蛋白质和脂类从形成面逐渐向成熟面转运。高尔基体中含有许多种酶类，不同部位酶的类型和含量各不相同，糖基转移酶是高尔基体中最具特征性的标志酶。

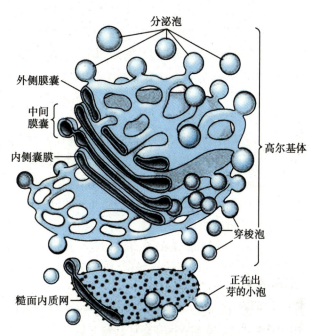

图 2-12　高尔基体结构示意图

（2）高尔基体的功能：高尔基体与细胞的分泌和蛋白质分选等功能有关，能够收集和排出内质网所合成的物质。它也是聚集某些酶原颗粒的场所，参与糖蛋白和黏多糖的合成。高尔基体还与溶酶体的形成有关，并参与细胞的胞吞和胞吐过程。

3. 溶酶体　1949 年，迪夫（Duve）等用超离心技术从大鼠肝细胞中分离出一种有膜包被的微小颗粒，经细胞化学鉴定，这种颗粒内含丰富的酸性水解酶，具有分解多种大分子物质的功能，故被命名为溶酶体（lysosome）。它是广泛存在于真核细胞中专门从事细胞内消化作用的细胞器。

（1）溶酶体的形态结构与酶类：电镜下，溶酶体是由一层单位膜包围而成的圆形或卵圆形的囊状结构。膜厚约 6nm，大小不一，直径常在 0.2~0.8μm 之间。溶酶体内含有 60 余种酸性水解酶（包括蛋白酶、肽酶、磷酸酶、核酸酶、糖苷酶、硫酸酯酶和脂肪酶等，标志酶是酸性磷酸酶），这些酶的最适 pH 为 5.0，能将聚集的蛋白质、受损的细胞器或病原体降解为核苷酸、氨基酸、脂肪酸、糖和 ATP 等能够被细胞重新利用的小分子物质，从而为细胞代谢提供原料。不同类型细胞中溶酶体酶的种类和数量是不同的。

溶酶体的膜不同于其他膜结构，具有特殊的性质：①膜上嵌有质子泵，可将 H^+ 泵入溶酶体内，以维持溶酶体内的酸性环境；②膜蛋白腔内结构域呈高度糖基化状态，糖链伸向膜内侧，可保护自身膜结构免受内部水解酶的消化；③膜上具有多种载体蛋白，用于水解产物向外转运。

（2）溶酶体的分类：溶酶体可分为初级溶酶体（primary lysosome）和次级溶酶体（secondary lysosome）两大类。前者是一种刚刚分泌的含有溶酶体酶的分泌小泡；后者含有水解酶和相应的底物，是一种将要或正在进行消化作用的溶酶体。

（3）溶酶体的功能：细胞内有两种主要的降解途径，即溶酶体途径和泛素 - 蛋白酶体途径。泛

素 - 蛋白酶体途径主要降解细胞内短寿命蛋白质，而溶酶体降解各种细胞内外的大分子，是细胞的降解中心。一方面能在饥饿和应激条件下维持细胞的代谢和生存，另一方面也能消除受损的蛋白质和细胞器，进而维持蛋白质和细胞器的质量和数量。溶酶体不仅仅是细胞的"降解机器"，同时也参与了胆固醇稳态、质膜修复、细胞死亡和细胞信号转导等许多细胞生理过程，是细胞内稳态的重要调节因子。

4. 过氧化物酶体　过氧化物酶体是几乎所有真核细胞中由一层单位膜包裹而成的囊泡状细胞器。1954 年在小鼠肾脏中发现，有一种结构由于其内含多种与过氧化氢代谢有关的酶，1965 年将其命名为过氧化物酶体（peroxisome），也称微体。

（1）过氧化物酶体的形态结构：过氧化物酶体直径为 0.6~0.7μm。电镜下，内含极细的颗粒状物质。在哺乳动物中，只有在肝细胞和肾细胞中可见到典型的过氧化物酶体。而大多数细胞中的过氧化物酶体较小，直径仅 0.1~0.2μm，有人称之为微过氧化物酶体。

（2）过氧化物酶体的酶类：已在过氧化物酶体中发现了 40 余种酶，大体可分为三类：①氧化酶类，如尿酸氧化酶等，约占酶总量的 50%~60%，能够催化氧生成过氧化氢；②过氧化氢酶类，约占酶总量的 40%，能够将过氧化氢分解成水和氧气，几乎存在于各种细胞的过氧化物酶体中，被视为过氧化物酶体的标志酶；③过氧化物酶类，仅存在于少数几种细胞类型，如血细胞的过氧化物酶体之中，作用与过氧化氢酶相同。

（3）过氧化物酶体的功能：过氧化物酶体通过在基质中产生和降解过氧化氢参与细胞的氧化还原代谢。参与多种重要代谢途径，如 α- 脂肪酸和 β- 脂肪酸氧化，嘌呤和多胺等物质的降解，胆汁酸和二十二碳六烯酸等的生物合成；其中，β- 脂肪酸氧化是哺乳动物过氧化物酶体的一个显著功能，这对无法在线粒体中被氧化的超长链脂肪酸的链缩短至关重要。

（四）线粒体

线粒体（mitochondrion）是普遍存在于真核细胞中的一种重要细胞器。由于线粒体是细胞进行氧化磷酸化并产生 ATP 的主要场所，细胞生命活动所需能量的 80% 以上是由线粒体提供的，因此被称为细胞的"动力工厂"。

1. 线粒体的形态和分布　在光镜下，线粒体呈粒状、杆状或线状。其直径为 0.5~1.0μm，长短不一。不同类型细胞所含的线粒体数量差别很大，如哺乳动物肝细胞中约有 2 000 个线粒体，肾细胞中约有 400 个线粒体，而精子中仅含约 25 个线粒体。其分布多集中于需能高的部位。一般功能旺盛的细胞所含线粒体丰富。

2. 线粒体的超微结构

（1）线粒体膜与膜间腔：电镜下，线粒体是由两层单位膜套叠而成的囊状结构。①外膜：厚 5~7nm，膜上含有排列整齐的筒状圆柱体的孔蛋白，中央有 1~3nm 的小孔，可以通过相对分子质量 10 000 以下的分子。②内膜：厚约 6nm，通透性很差，仅允许小的不带电荷的分子进入，大的分子和离子通过内膜进入基质，需要特殊的转运蛋白。③膜间隙：内外膜之间有 6~8nm 的空隙，称为膜间隙。被内膜所包围的空间称为内室或基质。内膜向内室突起形成嵴（图 2-13）。线粒体的不同部位有独特的标志酶：外膜的标志酶是单胺氧化酶；内膜的标志酶是细胞色素氧化酶；膜间隙的标志酶是腺苷酸激酶。

（2）基粒：电镜下用磷钨酸负染法观察线粒体时，可见在内膜嵴上有许多排列规则、带柄的球状小体，称为基本颗粒，简称基粒。估计每个线粒体约有 10^4~10^5 个基粒。基粒由 3 部分组成：①头部，又称 F_1 因子。纯化的 F_1 因子可以催化 ATP 水解。它由 α、β、γ、δ、ε 五种亚基按 $\alpha_3\beta_3\gamma\delta\varepsilon$ 的比例组成，相对分子质量约 371 000。头部只有通过柄部与镶嵌在内膜上的基片相连时才表现催化 ATP 合成的作用。②柄部，是一种被称为寡霉素敏感授予蛋白的蛋白质。它能与寡霉素特异结合并使寡霉素的解偶联作用得以发挥，从而抑制 ATP 合成。③基片，又称 F_0 因子，是由至少 4 种多肽组成的疏水蛋白，它镶嵌于内膜脂质双层中。基片具有质子通道的作用，被呼吸链传递到膜间隙的大量质子（H^+）通过这个质子通道到达 F_1 因子时，便驱动 ATP 酶催化 ADP 磷酸化成为 ATP。现已确定每一个基粒

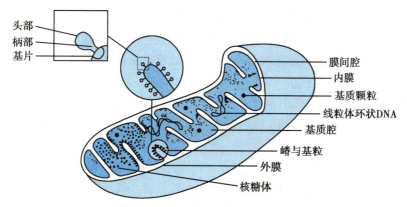

图 2-13　线粒体立体结构示意图

就是一个 ATP 酶复合体,有时称为复合体 V,是将呼吸链电子传递过程中释放的能量用于使 ADP 磷酸化形成 ATP 的结构,是偶联磷酸化的关键结构。

　　(3)线粒体基质:为无定形物质,由于内膜通透性较低,使基质具有一定的 pH 和渗透压。基质中含有酶、脂类、DNA、RNA 和核糖体以及较大的致密颗粒。基质的标志酶是苹果酸脱氢酶。

　　线粒体功能详见第十章线粒体遗传与疾病。

三、细胞核

　　细胞核由核膜、核仁、染色质(染色体)和核基质组成,是细胞内遗传信息贮存、复制和转录的场所,也是细胞功能及代谢、生长、增殖、分化、衰老的控制中心。

　　细胞核通常是球形,但也有长形、扁平和不规则的形态。细胞核在细胞中的位置也是多变的,并不都是位于细胞的中央。一般来说,一个细胞只有一个细胞核,有些特殊的细胞含有多个细胞核,例如脊椎动物的骨骼肌细胞含有几十甚至几百个独立的细胞核,但是在成熟的红细胞中没有细胞核。

(一)核膜

　　核膜又称核被膜,是细胞内膜系统的重要组成部分,它作为界膜将细胞内区分为核与质两个相对独立又相互联系的功能区,同时,由核膜进一步构建成核孔复合体,控制着核质间的物质和信息的交流。

　　电镜下,核膜由内外两层平行的单位膜组成,每层单位膜厚约 7.5nm。靠向细胞质的一层为外核膜;靠向核质的一层为内核膜;两层膜之间的空隙称为核周隙,宽 20~40nm,内部充满着液态物质。外核膜表面附有核糖体,可与内质网相连。内核膜表面光滑,无核糖体附着,内侧有一层致密的纤维蛋白层,称为核纤层,内核膜上有特异蛋白与其相连,起稳定细胞核外形的作用。在核膜表面,由于核膜内外层彼此融合,形成许多核孔,孔径一般为 50~70nm,它们是核质间的重要通道。

　　1. 核孔复合体　核孔并非单纯的孔洞,而是复杂的环状结构,它由胞质环、核质环、轮辐、中央颗粒组成,与核孔一起统称为核孔复合体(图 2-14)。

　　核孔复合体既可以作为被动扩散的亲水通道,也可以对绝大多数大分子物质(如 RNA、核糖体、蛋白质等)进行主动运输。核孔复合体主动运输的特点主要有具有选择性、直径大小可调节、信号识别与载体介导、消耗能量和双向性。

　　(1)亲核蛋白的输入:亲核蛋白(karyophilic

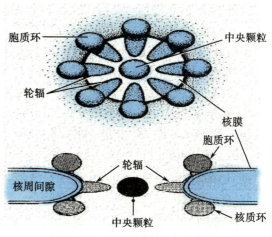

图 2-14　核孔复合体的结构模型

protein)是在细胞质内游离的核糖体上合成后,经核孔复合体转运入细胞核内发挥功能的一类蛋白质,如核糖体蛋白、组蛋白、DNA复制酶等。亲核蛋白一般含有核定位信号(nuclear localization signal, NLS),与输入蛋白(importin)衔接引导蛋白质通过核孔复合体被转运到核内。

（2）核糖体亚基及RNA的核输出:核孔复合体上存在输出蛋白(exportin),与转运的RNA或核糖体亚基形成复合物后,在一些特殊的蛋白质因子的参与下经由核孔输出。蛋白质通过核孔复合体运输时保持完全折叠的天然构象,如新生的核糖体亚基就是以装配好的核糖体颗粒形式通过核孔运输到细胞质的。

2. 核纤层　是内层核膜下的一层由纤维蛋白组成的纤维网络结构,一般厚10~20nm。构成核纤层网络的蛋白称核纤层蛋白,有A、B、C三种,都是酸性蛋白。核纤层与核膜、核孔复合体以及染色质在结构上关系密切,为它们提供了结构支架,并介导核膜与染色质之间的相互作用。核纤层是一种高度动态结构,在细胞分裂期间,核纤层发生去组装和重新组装的周期性变化,影响着核膜的解体和重建。

（二）核仁

核仁是真核细胞间期核中最显著的结构。它是细胞内rRNA合成、加工和核糖体亚单位装配的场所。在细胞周期中,核仁又是一个高度动态的结构,表现出周期性消失与重建,其功能状态与细胞内蛋白质合成密切相关。

1. 核仁的化学组成　核仁主要成分为蛋白质(80%)、RNA(10%~11%)、DNA(8%)和少量的脂类。

2. 核仁的形态结构　光镜下,核仁为均质折光性很强的球形小体。电镜下,核仁为一种无膜包被的海绵状网络结构,由4部分组成。

（1）纤维中心:为深入到核仁内的染色质,是具有功能活性的常染色质部分,上面载有大量rRNA基因(又称rDNA),此段DNA称为核仁组织区(nucleolus organizing region, NOR),是组织形成核仁的部位。人类NOR位于5对有随体(satellite)的染色体(13、14、15、21、22号)的短臂端部。在分裂末期这5对染色体端部(含有rRNA基因的10条染色质袢环延伸进入核仁)先形成10个小的核仁,然后长大、融合成1个大的核仁(图2-15)。

（2）致密纤维成分:由紧密排列、直径为5~8nm的纤维丝组成,其主要成分是RNA和核糖体蛋白,它们构成了核仁的海绵状网架。

（3）颗粒成分:电镜下表现为高电子密度的颗粒,直径15~20nm,是由rRNA和蛋白质组成的核糖体亚单位前体物,多位于纤维结构的周围。

（4）核仁基质:为无定形的蛋白质性液体物质,与核基质沟通,是上述其他三种结构的存在环境。

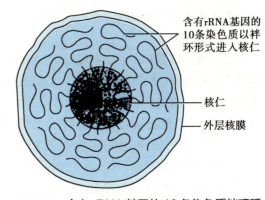

含有rRNA基因的10条染色质以袢形式进入核仁

核仁

外层核膜

图2-15　含有rRNA基因的10条染色质袢环延伸进入核仁

3. 核仁周期　核仁是一种动态结构。在分裂间期,由于需要合成大量蛋白质,核仁组织区上的rDNA快速进行rRNA转录,在其周围装配核糖体亚单位,从而形成典型的核仁结构。在分裂前期,染色质形成染色体,核仁组织区上的rDNA停止了rRNA转录,其周围的核糖亚单位散去,因此核仁消失。分裂末期,染色体解旋,rRNA重新转录,核仁又重现。由于核仁的功能是合成rRNA和装配核糖体亚单位,故核仁的大小可直接反映细胞内蛋白质合成状况,蛋白质合成旺盛的细胞,核仁大而明显,如肿瘤细胞。

（三）核基质

核液中存在着一个主要由非组蛋白纤维组成的网络状结构,称为核基质。由于它的形态与胞质骨架很相似,相互之间又有一定的联系,所以也被称为核骨架。

（四）染色质与染色体

染色体是遗传信息的载体，由 DNA、RNA 和蛋白质构成，其形态和数目具有种系的特性。在细胞间期核中，以染色质丝形式存在。在细胞分裂时，染色质丝经过螺旋化、折叠、包装成为染色体，为显微镜下可见的具不同形状的小体。

1. 染色质的化学组成 主要成分包括 DNA、组蛋白、非组蛋白和少量 RNA。

（1）DNA：是染色质的主要成分，也是遗传信息的携带者，遗传信息就蕴藏在 DNA 分子的核苷酸序列中。每一物种细胞中 DNA 含量是恒定的，如人体一个成熟生殖细胞中的 DNA 序列约含 2.85×10^9 bp，构成了人类细胞中 2 万 ~2.5 万个基因。

（2）组蛋白：是染色质中的碱性蛋白，可分为 H1、H2A、H2B、H3、H4 五种。H1 富含赖氨酸，其功能与染色质高级结构形成有关。其余 4 种均属核小体组蛋白，参与维持染色体结构。

（3）非组蛋白：是一类富含天冬氨酸和谷氨酸的酸性蛋白质。这类蛋白含量少，种类繁多（500多种），功能各异，主要包括与 DNA 复制、染色质化学修饰有关的酶类，参与染色体构建的结构蛋白以及少量组织特异性的调节蛋白等。

2. 染色质的超微结构与组装 1974 年，科恩伯格（Kornberg）等根据染色质的酶切降解和电镜观察，提出核小体是构成染色质的基本结构单位。

（1）核小体：核小体（nucleosome）由 5 种组蛋白和 200bp 左右的 DNA 组成。其中 4 种组蛋白（H2A、H2B、H3、H4）各两个分子，组成八聚体的核小体核心颗粒。146~147bp DNA 缠绕在其外围 1.75 圈，形成直径为 11nm 的核小体。相邻核小体之间由约 60bp DNA 形成连接 DNA。H1 位于 DNA 进出核心颗粒的结合处，是最大的一种组蛋白分子，比 H3 或 H4 大一倍，其功能是保持染色质纤维的高级结构和保护核心颗粒上的 DNA 碱基对不被核酸酶消化（图 2-16）。

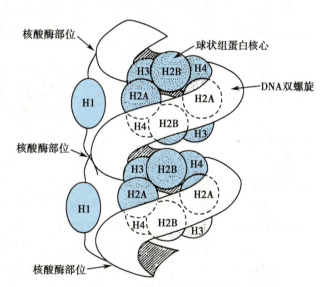

图 2-16 核小体结构模式图

（2）染色质的四级结构模型：核小体构成了染色质的基本结构单位，由核小体再进一步组装构成染色质的更高级结构。在细胞分裂时，染色质组装成光镜下可见的染色体。20 世纪 70 年代，有人提出了染色质包装的四级结构模型。许多核小体彼此连接形成直径为 11nm 的串珠链，构成染色质的一级结构。再由直径 11nm 的核小体串珠链螺旋盘绕，每圈 6 个核小体，形成外径 30nm、内径 10nm、螺距 11nm 的螺线管，构成染色质的二级结构。由外径 30nm 的螺线管再进行盘绕，形成直径 300nm 的超螺线管，构成染色质的三级结构。超螺线管进一步折叠，形成染色单体即染色质的四级结构。该模型从 DNA 到染色体经过四级包装压缩为原来的 1/10 000~1/8 000。人类的每条染色体 DNA 分子平均长 5cm，而分裂期的染色体只有几微米，压缩率与该模型大致吻合。

目前，关于染色质的一级和二级结构已基本取得一致的看法，但从直径 30nm 的螺线管如何进一步包装成染色体尚有不同看法。莱姆利（Laemmli）等提出染色体"袢环模型"，该模型认为在染色体中，有一个由非组蛋白构成的纤维网架，称为染色体支架。两条染色体的非组蛋白支架在着丝粒区相连接。直径 30nm 的螺线管一端与支架结合，另一端向周围呈环状迂回后再回到结合处。这样的环状结构称为袢环。袢环沿染色体纵轴由中央向四周伸出，构成放射环，每个袢环包含 315 个核小体，约含 63kb，每 18 个袢环呈放射平面排列形成微带，再沿纵轴构建成染色单体（图 2-17）。

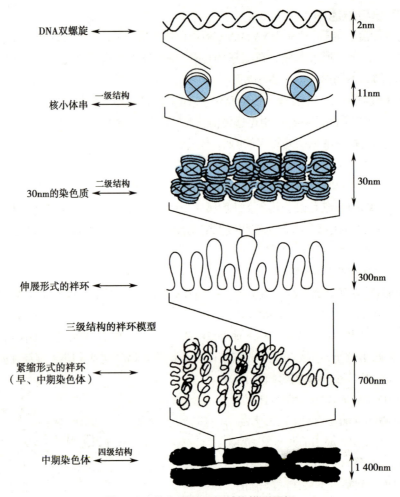

DNA双螺旋 ⟷　　　　　　　　　↕ 2nm

核小体串 ⟷　一级结构　　　　　↕ 11nm

30nm的染色质 ⟷　二级结构　　　↕ 30nm

伸展形式的袢环 ⟷　　　　　　　↕ 300nm

三级结构的袢环模型

紧缩形式的袢环
（早、中期染色体）⟷　　　　　↕ 700nm

中期染色体 ⟷　四级结构　　　　↕ 1 400nm

图2-17　染色质的四级结构模型图解

四、细胞骨架系统

在20世纪初，细胞被看成是由悬浮在胞质溶胶中的各种独立的细胞器的集合体。电子显微镜和各种染色技术的发展，揭示了细胞除了含有各种细胞器外，在细胞质中还有一个三维的网络结构系统（图2-18），这个系统被称为细胞骨架（cytoskeleton）。细胞骨架是细胞内以蛋白质纤维为主要成分的网络结构，主要包括微管、微丝和中间丝三类。

（一）微管

微管（microtubule）是细胞骨架纤维中最粗的一种。电镜下，微管是一种中空的管状结构，长短不一，由13条原纤维纵行螺旋排列而成，每条原纤维是由α、β微管蛋白相间排列而成的长链。微管结合蛋白参与微管的组成，调节微管的特性，将微管与有关细胞器相连。

细胞中微管存在的方式有三种，即单管、二联管和三联管。单管微管在细胞中呈网状或成束分布，不稳定，可随细胞周期发生变化。二联管、三联管微管只存在于某些特定的细胞器中，如中心粒（三联管）和鞭毛、纤毛（二联管）中的微管。

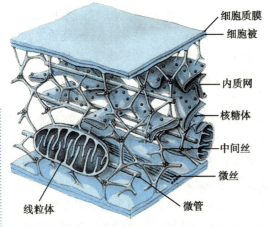

细胞质膜
细胞被
内质网
核糖体
中间丝
微丝
微管
线粒体

图2-18　细胞骨架立体结构示意图

0203

三维模型

微管是一种动态结构，能很快地组装和去组装，因而在细胞中呈现各种形态和排列方式，以适应变动的细胞质状态和完成它们的各种功能。秋水仙素可抑制微管的聚合,而紫杉醇则可加速微管的聚合。微管还与其他蛋白共同组装成中心粒、基体、鞭毛、纤毛等特定结构。

(二)微丝

微丝(microfilament)是普遍存在于真核细胞中的一种实心骨架纤维,直径约为 7nm,可成束、成网或弥散分布于细胞质中。它是一种可变的结构,与微管共同构成细胞的支架。

肌动蛋白是微丝结构和功能的基础蛋白。肌动蛋白单体(G 肌动蛋白)先自体组装成长链后,两条长链相互缠绕成双螺旋形的肌动蛋白丝(F 肌动蛋白),即微丝。细胞松弛素 B 能特异性地破坏微丝的组装,鬼笔环肽(phalloidin)可以促进微丝的聚合,并稳定微丝的结构。微丝结合蛋白可与肌动蛋白相结合,形成多种不同的亚细胞结构,并具有多种功能。

(三)中间丝

中间丝(intermediate filament,IF)又称中间纤维,因其直径介于微管和微丝之间而得名。它的分子组成种类复杂,结构独特,对解聚微管(如秋水仙素)和抑制微丝(如细胞松弛素 B)的药物均不敏感,是广泛存在于真核细胞中的第三种骨架成分。

电镜下,中间丝是中空管状结构,单根或成束地分布在细胞质内。已发现哺乳动物有 5 种不同蛋白质成分的中间丝,其分布具有严格的组织特异性。例如,I、II型酸性角蛋白主要存在于上皮组织,V型纤层蛋白存在于所有细胞内。

尽管构成中间丝的成分复杂,但它们具有相似的基本结构,即在中间丝蛋白分子肽链中部都有一个约 310 个氨基酸残基的 α- 螺旋杆状区,其长度和氨基酸组成非常保守。杆状区的两端是非螺旋的头部和尾部,其氨基酸组成和化学性质是高度可变的,中间丝蛋白的差异,几乎完全在于其端部的多样化。

目前发现大约有 15 种中间丝结合蛋白,其本身并非中间丝组分,但能与中间丝交联成束、成网,并把中间丝交联到质膜或其他骨架成分上。它们具有中间丝类型特异性,并与组织状态、细胞的功能和发育状态有关。

(四)细胞骨架的功能

细胞骨架具有一定的强度,可抗压和抗弯曲,调节细胞的基本形态和细胞器的空间定位和分布。例如微管参与维持红细胞的形态,神经元轴突和树突的形成;微丝参与形成小肠上皮细胞微绒毛;中间丝通过膜整联蛋白与细胞膜和细胞外基质相连,在内部与核膜和核基质相连,在胞质中与微管、微丝及其他细胞器联系,构成完整的支撑网架系统。驱动蛋白与内质网膜结合,沿微管向细胞的周边牵拉,动力蛋白与高尔基体膜结合,沿微管向近核区牵拉。细胞骨架作为轨道参与胞内物质的运输,膜泡运输沿微管或微丝运行,在马达蛋白质的作用下,可将膜泡转运到特定的区域。细胞骨架周期性组装与解聚参与细胞分裂,中心体是细胞内的微管组织中心,在细胞分裂时形成纺锤体。纺锤体是一种动态微管,参与染色体的排列、移动和分离。动物细胞有丝分裂末期,微丝形成收缩环完成胞质分裂。细胞骨架之间的相对滑动参与细胞运动,组成纤毛和鞭毛(微管特化结构)的二连管之间的相对滑动,可引起纤毛和鞭毛的摆动。微丝参与了肌肉收缩、变形运动、胞质环流、胞吞胞吐等。此外,细胞骨架还参与细胞信号转导、细胞连接、细胞分化等细胞生命活动。

五、细胞器之间的动态调控

虽然不同的细胞器在空间上相对独立,结构与功能也并不相同,但为保障细胞稳定且有效的工作,彼此间需要进行紧密的信息沟通与物质交换,这就形成了胞内细胞器之间的动态调控。细胞器之间的调控方式主要有:膜泡运输、细胞信号转导和细胞器互作。

(一)膜泡运输

内膜系统各个部分之间的物质传递常常通过膜泡运输方式进行。膜泡运输是一种高度有组织的定向运输,各类运输泡之所以能够被准确地运到靶细胞器,主要是因为细胞器的胞质面具有特殊的膜标志蛋白。

1. 细胞内膜泡运输途径

（1）内质网附着核糖体上合成的蛋白质的运输：在内质网（ER）的特定区域以出芽方式形成有被小泡，将所合成的正确折叠和正确组装的蛋白质运往高尔基体进行加工、分拣和包装；对蛋白质进行加工和分拣后，将其包装成分泌小泡，一部分借助于有被小泡运往细胞膜并分泌到胞外，一部分以有被小泡的形式运往溶酶体，其余分泌小泡暂时储存在细胞质中。

（2）内吞体在胞内的运输：在受体介导的内吞运输中，外源物质以有被小泡的形式被吞入细胞，形成内吞体。在把所吞入的外源物质送交溶酶体进行消化处理的同时，也会将部分受体运回细胞膜，参与有被小泡的再运输。

（3）膜的转化：细胞器之间在完成膜泡运输物质的同时也伴随膜的转化。如内质网在以有被小泡的方式将合成物运送到高尔基体的同时，小泡膜被整合到高尔基体的顺面囊泡上。

2. 细胞内膜泡运输机制

大多数运输小泡是在膜的特定区域以出芽的方式产生的。其表面具有一个笼子状的由蛋白质构成的衣被（coat）。这种衣被在运输小泡与靶细胞器的膜融合之前解体。衣被具有两个主要作用：①选择性地将特定蛋白质聚集在一起，形成运输小泡；②如同模具一样决定运输小泡的外部特征，相同性质的运输小泡之所以具有相同的形状和体积，与包被蛋白的组成有关。有被小泡携带、被运输的物质定向抵达靶标并且与靶膜融合。二者的融合具有高度特异性，膜泡与靶膜的识别是二者融合的前提。细胞内膜泡运输沿微管或微丝运行，动力来自马达蛋白质，在马达蛋白质的作用下，可将膜泡转运到特定的区域。

（二）细胞信号转导

细胞信号转导（signal transduction）是指细胞通过细胞膜或胞内受体感受胞外信息分子的刺激，将信号转换后传递给相应的胞内系统，使细胞对外界信号作出适当的反应的过程。信号转导是多细胞动物调节机体各部分细胞活动的重要组成部分。

1. 细胞信号转导的分子基础

（1）细胞外信号：也称为配体（ligand），是指能与受体蛋白质分子专一部位结合，引起细胞反应的分子。它是由细胞分泌的、能够调节机体功能的一大类生物活性物质，是细胞间通信的信号，被称为"第一信使"。细胞外信号包括物理信号和化学信号，根据细胞外信号的特点及作用方式，化学信号分子可分为激素、神经递质、局部化学介质三种类型。

（2）受体：受体（receptor）是指能与细胞外专一信号分子（配体）结合引起细胞反应的蛋白质。受体与配体结合即发生分子构象变化，从而引起细胞反应，如介导细胞间信号转导、细胞间黏合、细胞胞吞等过程。根据受体所在细胞内部位的不同，受体可分为细胞膜受体和胞内受体两类。其中，细胞膜受体多为膜上的糖蛋白，包括离子通道受体、G蛋白偶联受体和酶偶联受体。

（3）胞内信号转导分子：细胞外的信号经过受体转换进入细胞内，通过细胞内一些蛋白质和小分子活性物质进行传递，这些能够在细胞内传递特定调控信号的化学物质称为胞内信号转导分子（signal transducer）或细胞内信息分子。胞内信号转导分子一般可分为两大类：①信号转导蛋白，如G蛋白、蛋白激酶A等；②第二信使（second messenger），如环腺苷酸（cyclic adenylic acid, cAMP）、肌醇三磷酸（inositol triphosphate, IP3）、二酰甘油（diacylglycerol, DAG）等。

2. 细胞信号转导途径

（1）细胞信号转导途径的组成：主要包括信号接收装置、信号转导装置及第二信使系统。通过细胞表面受体介导的信号途径包括以下4个步骤：①细胞外信号分子与靶细胞膜上的特异性受体结合并激活受体；②细胞外信号分子通过适当的分子开关机制实现信号的跨膜转导，产生胞内第二信使或活化的胞内信号转导分子；③信号在靶细胞内经一系列信号转导分子进行传递，引发胞内信号放大的级联反应，并激活特定的靶蛋白，如基因调节蛋白、参与代谢反应的酶、细胞骨架蛋白等，由此引起基因表达的变化、代谢活性的变化、细胞形状的变化或细胞运动等多种反应；④细胞反应由于受体的脱敏或受体下调，启动反馈机制，从而终止或减低细胞反应。

（2）细胞信号转导的主要类型：包括离子通道介导的信号转导途径、G 蛋白偶联受体介导的信号转导途径、酪氨酸蛋白激酶介导的信号转导途径、胞内受体及核受体介导的信号转导途径等。细胞膜上的膜受体在细胞识别和信息跨膜传递方面起重要作用。大多数肽类激素、神经递质和生长因子等亲水性细胞外信号分子（配体），不能直接进入细胞内，它们与靶细胞的膜受体结合，通过信号转换机制，把细胞外信号转变为细胞内信号。以下以 G 蛋白偶联受体介导的 cAMP 信号转导途径（刺激性）为例，简介信号转导途径的特点。

1）细胞外的刺激型信号分子作用于刺激型 G 蛋白偶联受体，受体构象发生改变，作用于 G 蛋白。G 蛋白（G-protein）的全称为鸟苷酸结合蛋白，在静息状态下，G 蛋白以异三聚体的形式存在，由 α、β、γ 三个亚基组成，当 α 亚基与 GDP 结合时处于关闭状态，与 GTP 结合时处于开启状态，α 亚基具有 GTP 酶活性，能催化所结合的 GTP 水解，恢复无活性的三聚体状态。

2）G 蛋白激活腺苷酸环化酶产生大量 cAMP。激活的 G 蛋白偶联受体与 G 蛋白的 α 亚单位结合，GDP 被排出，并代之以 GTP。α 亚单位与 GTP 的结合使 G 蛋白解体为和 GTP 结合的 α 亚单位，以及去附着的 βγ 复合物两个部分，并暴露出 α 亚基与腺苷酸环化酶（adenylate cyclase，AC）的结合位点；结合 GTP 的 α 亚基与 AC 结合，使之活化，并将 ATP 转化为 cAMP。

3）细胞内 cAMP 水平升高，cAMP 充当细胞内的第二信使，磷酸化依赖 cAMP 的蛋白激酶 A（PKA），PKA 被活化，依次磷酸化无活性的靶蛋白，引起连锁反应和生物效应，使细胞内糖原分解成葡萄糖，或改变这些下游蛋白的活性，进一步影响到相关基因的表达。

各种信号转导分子的特定组合及有序的相互作用，构成了不同的信号转导途径。信号转导分子通过引起下游分子的数量、分布或活性状态变化而传递信号。小分子信号以浓度和分布的迅速变化为主、蛋白质信号转导分子依赖蛋白质的相互作用为主而传递信号。

（三）细胞器互作

不同的细胞器膜之间会有直接的接触，但这些接触不发生膜融合却保持膜间较近的距离（约 30nm），并伴有物质的交换和膜的动态性调控，这种细胞器之间通过膜接触位点（membrane contact site，MCS）发生的相互联系称为细胞器互作（organellar interaction）。细胞器也不再是被生物膜分隔开的孤立的功能结构，许多细胞生理活动，如蛋白质和脂质的转运、细胞器的融合和断裂、钙信号调控等，需要在不同的细胞器之间协调开展，这些过程都依赖于对细胞器互作的精确调控。

1. 以内质网为核心的细胞器动态互作 内质网作为细胞内最大的、单一的、连续的膜囊结构，与许多细胞器发生互作，向其他细胞器转运脂质、蛋白质、钙离子等，参与细胞器融合、断裂等生物膜的动态性调控（图 2-19）。

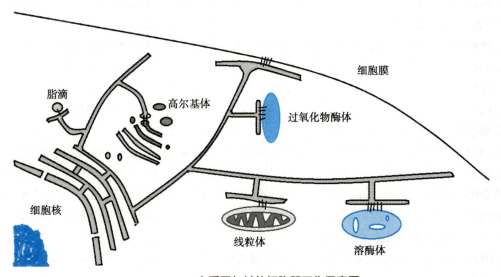

图 2-19 内质网与其他细胞器互作示意图

2.以线粒体为核心的线粒体细胞核互作　线粒体胁迫应激会通过线粒体与细胞核互作,启动线粒体未折叠蛋白反应(unfolded protein response,UPR),传递线粒体受损信号至细胞核,促进核编码的线粒体应激基因的高表达,从而保护和修复受损线粒体。

3.脂质在细胞脂双层膜中的动态　脂滴是细胞内中性脂肪的主要贮存场所,此外,还能与内质网、线粒体、溶酶体、细胞核等多种细胞器发生相互作用,共同完成包括脂代谢、膜转运以及信号转导等一系列生理功能的调控。

第三节 ｜ 细胞的生命活动

细胞的生命活动是一个复杂的调控过程,每一个细胞都是独立的个体,都具备潜在的各种生命活动(增殖、发育、分化、衰老与死亡等)的能力,即全能性。但它们组成一个多细胞整体时,在某种协调因素,如激素的运作下,又各司其职,具有协同性和统一性。

一、细胞增殖

细胞增殖是生物有机体维持正常生命活动的必要方式之一,是生物体生长和发育的基础,在机体的生命活动过程中,不断有细胞衰老和死亡,需要通过细胞增殖不断地产生新的细胞,以补充和更新其衰老和死亡的细胞。细胞增殖是机体损伤修复的基础,机体的意外损伤、手术治疗、器官移植等过程中,创面的修复必须由细胞增殖产生新的细胞才能适应机体的需要。

细胞增殖有精确的调控机制,表现出严格的时间和空间的顺序性,如果异常就会产生疾病。如造血细胞生成的速率小于血液中细胞死亡的速率时,就会造成贫血;机体局部细胞无休止地分裂就会产生肿瘤。所以探讨细胞增殖的机制对于医学有十分重要的意义。

(一)细胞分裂

细胞分裂是细胞增殖的主要方式,通过细胞分裂将亲代细胞的遗传物质和某些细胞组分均等地分配到两个子细胞的过程,有效保证了生物遗传的稳定性。细胞分裂的方式主要包括有丝分裂、减数分裂、无丝分裂三种,不同分裂方式在分裂过程和子细胞的遗传特性等方面各具特点。减数分裂与无丝分裂详见第三章生命的延续。

有丝分裂(mitosis)是真核细胞的染色质凝集成染色体、复制的姐妹染色单体在纺锤丝的牵拉下分向两极,从而产生两个染色体数和遗传性相同的子细胞核的一种细胞分裂类型。通常划分为前期、中期、后期和末期四个阶段。

1.前期(prophase)　为有丝分裂的第一个阶段,是指染色质开始凝集到核膜破裂为止的时期。在该期中染色质凝集,纺锤体开始组装;至该期末,核仁消失,核膜破裂。

(1)前期开始,核内细丝状的染色质开始凝集,逐渐缩短变粗,最终成为染色体。因为在间期已经复制,所以每条染色体由两条姐妹染色单体组成。

(2)在动物细胞中,中心粒(centriole)向两极移动,确定分裂极,有丝分裂器开始形成。有丝分裂器是由中心粒、纺锤体及染色体形成的一个临时性的细胞结构。每对中心粒周围出现放射状的星体微管(astral microtubule),由此构成两个星体(aster)并排于核膜附近。中心粒之间也有微管形成,因这些微管由纺锤体的一极通向另一极,故称为极微管(polar microtubule),绝大多数极微管不是连续的,而是由来自两极的微管在纺锤体赤道面彼此重叠、侧面相连构成。前期末,由纺锤体一极发出的一些微管的一端附着于染色体的动粒上,这些微管为动粒微管(kinetochore microtubule)。因此,纺锤体是在前期末出现的一种纺锤样的细胞器,由星体微管、极微管、动粒微管纵向排列组成(图2-20),与染色体的排列、移动和移向两极有关。

(3)晚前期,随着染色质凝集成染色体,构成核仁关键部分的核仁组织区便组装到染色体上,RNA合成停止,核仁消失。

（4）前期末，核纤层蛋白磷酸化致使核纤层解聚，核膜因此破裂，形成许多断片及小泡，散布于胞质中。

2. 中期（metaphase）　是从细胞核膜消失到有丝分裂器形成的全过程。该期染色体最大程度地压缩，并排列在细胞中部赤道面上形成赤道板（equatorial plate），呈现出典型的中期染色体形态。中期染色体是由一对姐妹染色单体组成的，姐妹染色单体仅在着丝粒部位相连接。着丝粒的主要作用是使复制的染色体在有丝分裂中可均等地分配到子细胞中。中期细胞中出现的由染色体、星体、中心粒及纺锤体所组成的暂时性结构称为有丝分裂器（mitotic apparatus）。此结构为有丝分裂所特有，在以后的分裂过程中，染色体分离、向两极的移动及平均分配到子细胞中均与此密切相关（图2-21）。

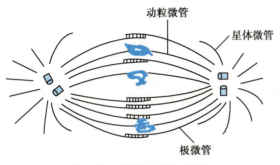

图 2-20　纺锤体微管的组成

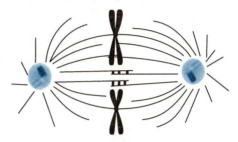

图 2-21　动粒微管附着于中期染色体着丝粒区及有丝分裂器模式图

染色体在着丝粒两侧有一个特化部位，是由多种蛋白质形成的复合体结构，称为动粒（kinetochore），也称着丝点（图2-22）。动粒的主要功能是外侧用于纺锤体微管附着，内侧与着丝粒相互交织。染色体依靠动粒捕捉由纺锤体极体发出的微管，没有动粒的染色体不能与纺锤体微管发生有机联系，也不能和其他染色体一起向两极运动。用咖啡因处理细胞，可使动粒与染色体脱离，可见在分裂期动粒单独向两极移动。

3. 后期（anaphase）　是从着丝粒分离至染色单体分别到达两极的时期。染色单体的分离是从着丝粒开始的，染色单体在动粒微管的牵引下逐渐移向两极。染色体极部运动可能涉及两种机制（图2-23）：①微管聚散学说，动粒微管在两端解聚缩短，致使姐妹染色单体向两极运动；②微管滑动学说，通过星体微管牵拉和极微管重叠区滑动，使纺锤体两极和染色体进一步分开。

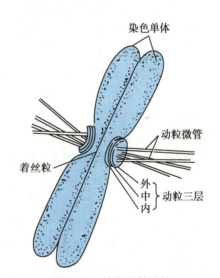

图 2-22　染色体的动粒

4. 末期（telophase）　是从染色体到达两极开始，至形成两个子细胞的时期。末期特点是子细胞核的形成和细胞质的分裂。在后期末，随着染色体移动到两极，染色体可因其组蛋白 H1 的去磷酸化而解螺旋，伸长、松散为细丝状染色质纤维；分散在胞质中的核膜小泡相互融合，形成两个子细胞核的完整核膜。核孔重新组装，去磷酸化的核纤层蛋白又聚合形成核纤层，并连接于核膜上；RNA 合成恢复，核仁重新出现，两个子细胞核形成。

在后期末或末期开始，赤道部位的细胞膜内侧有大量肌动蛋白和肌球蛋白聚合的微丝形成收缩环（contractile ring）。随着收缩环的收缩，赤道部位细胞膜内陷，形成分裂沟（cleavage furrow），随着分裂沟的逐渐加深，最终将细胞质分割为两部分。

在有丝分裂过程中，蛋白质的磷酸化与去磷酸化是细胞许多形态变化产生的分子基础，如染色质凝集与去凝集、核膜的解聚与重建等。

NOTES

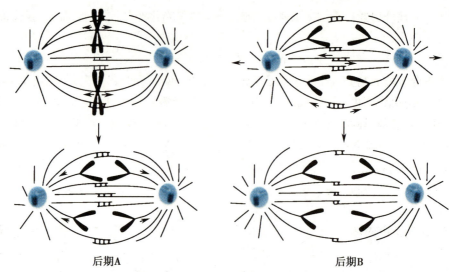

后期A   后期B

图 2-23　细胞分裂后期染色体极部运动示意图
后期 A：微管聚散学说；后期 B：微管滑动学说。

（二）细胞周期

1. 细胞增殖周期的概念　细胞增殖周期（cell generation cycle）简称为细胞周期（cell cycle），是指细胞从前一次有丝分裂结束开始到这一次有丝分裂结束为止所经历的全过程。

2. 细胞周期各时相的动态变化

（1）G_1 期（DNA 合成前期）：从前一次细胞分裂完成到 DNA 合成开始。此期进行一系列剧烈的生化变化，为进入 S 期准备必要的基本条件，其中最主要的是 RNA 和蛋白质的合成。S 期所需的 DNA 复制相关的酶系，如 DNA 聚合酶，以及与 G_1 期向 S 期转变相关蛋白质，如触发蛋白（trigger protein）、钙调蛋白（calmodulin，CaM）、细胞周期蛋白等均在此期合成。只有当触发蛋白含量积累到临界值，细胞周期才能朝 DNA 合成方向进行。钙调蛋白的含量在 G_1 晚期可达到峰值，用抗钙调蛋白药物处理细胞，可延缓其从 G_1 期到 S 期的进程。蛋白质的磷酸化作用在 G_1 期也较为突出。组蛋白、非组蛋白和一些蛋白激酶在 G_1 期也可发生磷酸化。

按增殖状态可将机体细胞或体外培养细胞分为 3 种类型：①持续增殖细胞（cycling cell），始终保持旺盛的增殖活性，连续进行增殖，也称周期细胞。这类细胞分化程度低，能量代谢和物质代谢水平高，对外界信号极为敏感。它们不断地补充那些分化、衰老、死亡的细胞，如上皮基底细胞、胚胎细胞、恶性肿瘤细胞。②暂不增殖细胞（quiescent cell），较长时间地停留在 G_1 期，合成大量特异性的 RNA 和蛋白质，随后处于细胞增殖的静止状态，也称 G_0 期细胞。在适宜的条件下可被激活成为增殖状态，如肝实质细胞。③终末分化细胞（terminal differentiated cell），丧失增殖能力，始终停留在 G_1 状态，结构和功能发生高度分化，直至衰老死亡，如角化上皮细胞、肌细胞和神经元等。

（2）S 期（DNA 合成期）：S 期是细胞进行大量 DNA 复制的阶段，组蛋白及非组蛋白也在此期大量地合成，最后完成染色体的复制。组蛋白与复制后的 DNA 迅速结合，组装成核小体。如在 S 期细胞中加入抑制 DNA 合成药，如阿糖胞苷等，则组蛋白的合成立即终止。可见，DNA 和组蛋白在染色质复制过程中互为条件、相互制约，形成联动装置，以保证新合成的组蛋白在数量上适应 DNA 复制的需要。

中心粒的复制也在 S 期完成，形成的两对中心粒在以后的细胞周期进程中，将发挥微管组织中心的作用。纺锤体微管、星体微管的形成均与此相关。

（3）G_2 期（DNA 合成后期）：从 DNA 合成结束到分裂期开始前的阶段。此期为细胞分裂准备期。G_2 期将加速合成新的 RNA 和蛋白质。细胞中合成一些与 M 期结构、功能相关的蛋白质，与核膜破裂、染色体凝集密切相关的成熟促进因子。微管蛋白在此期合成达高峰，为 M 期纺锤体微管的组装提供了丰富的原料。已复制的中心粒在 G_2 期逐渐长大，并开始向细胞两极分离。

（4）M 期（有丝分裂期）：为细胞有丝分裂期。在此期染色体凝集后发生姐妹染色单体的分离，核膜、核仁破裂后再重建，纺锤体、收缩环出现，随着两个子细胞核的形成，胞质也一分为二，由此完成细胞分裂。

3. 细胞周期调控 细胞周期的进行具有高度精确性，离不开细胞周期调控系统。细胞周期调控系统的核心是细胞周期蛋白（cyclin）和细胞周期蛋白依赖激酶（cyclin-dependent kinase，CDK）。

（1）细胞周期蛋白：细胞周期蛋白的含量随着细胞周期的变化而呈周期性改变，也称周期素。目前已发现的脊椎动物周期蛋白包括 A~H 等。按细胞周期进程又分为 G_1 型、G/S 型、S 型和 M 型 4 类。细胞周期蛋白的一大特点是能与细胞周期蛋白依赖激酶特异性结合，激活 CDK。各类细胞周期蛋白均含有一段约 100 个氨基酸的保守序列，称为周期蛋白框，介导周期蛋白与 CDK 的结合。细胞周期蛋白不仅起激活 CDK 的作用，还决定了 CDK 何时、何处、将何种底物磷酸化。

（2）细胞周期蛋白依赖激酶：CDK 与细胞周期蛋白结合后才活化，故称为细胞周期蛋白依赖激酶。CDK 常以磷酸化的形式被活化，活化后催化靶蛋白的丝 / 苏氨酸位点磷酸化，如 CDK 催化核纤层蛋白磷酸化导致核纤层解体、核膜消失，催化组蛋白 H1 磷酸化导致染色体的凝缩等。目前已发现的 CDK 有 11 种。除 CDK9 外，其余均与细胞周期调控有关。处于细胞周期不同时相的细胞由相应的 CDK 负责调控，如发生在 G_1 期和 S 期，分别称为 G_1、G_1/S 和 S 期 CDK，作用于细胞分裂诸事件的 CDK 称为 M 期 CDK。

CDK 的活性调节是细胞周期调控的关键环节。细胞从多个层面、多级正反调控 CDK 激酶活性，主要的调控方式为：① CDK 与特定细胞周期蛋白结合；② CDK 多重磷酸化 / 去磷酸化修饰；③ CDK 与 CDK 抑制因子（CKI）结合。

二、细胞分化

从受精卵发育成多细胞的个体是通过细胞的增殖和分化而实现的，细胞分化依赖于细胞增殖，而细胞增殖孕育了细胞分化。细胞分化是发育生物学的核心问题，与医学实践密切相关。

（一）细胞分化的特点与潜能

细胞分化（cell differentiation）是指受精卵产生的同源细胞，在形态、结构和功能方面形成稳定性差异的过程。细胞表型上发生分化之前其内部的变化已决定了其未来的发育命运，称为细胞决定（cell determination）。细胞决定是选择性表达的过渡阶段，虽然此时细胞还不能分辨其分化特征，但已具备向某一特定方向分化的能力。

1. 细胞分化的特点

（1）稳定性：在正常生理状态下，细胞分化的状态一旦确定，将终生不变，既不能逆转，也不能互变。如神经细胞终生为神经细胞。细胞分化一旦被某种因素诱导"决定"其分化途径后，即使诱因不再存在，分化仍按原方向继续进行下去。

（2）时空性：一个细胞在不同发育阶段有不同的形态与功能，这是在时间上的分化；同一个体内的各个细胞所处的位置不同，因而产生不同的结构和功能上的分工，这是空间上的分化。

（3）一次性和持续性：细胞分化可以出现在整个生命进程中，但胚胎期是最重要的细胞分化期。哺乳动物神经细胞的分化是在发育的早期一次发生的，婴儿期之后就不会再进一步地分化。但也有一些类型的细胞，分化可以在一生中不断进行，如红细胞、淋巴细胞和上皮细胞等，可在一生中连续更新。

（4）可逆性：细胞分化在一般情况下具有稳定性，但在某些特殊条件下，具有增殖能力的组织中，已经分化的细胞仍有可能重新获得分化潜能，并回到未分化状态，这种现象称为去分化（dedifferentiation），也称细胞分化的可逆性。在一定条件下，哺乳动物的分化细胞可以去分化或转化成另一种细胞。如体外培养的人皮肤基底细胞在缺乏维生素 A 的环境下可转变为角化细胞，而此时若改换为富含维生素 A 的培养基，角化细胞又有可能重新分化为黏膜上皮细胞。

2. 细胞分化的潜能

（1）全能性：单个细胞经分裂和分化后仍具有发育成完整个体的能力，称为细胞全能性（totipotency）。

具有这种潜能的细胞称为全能性细胞，如哺乳动物的受精卵和桑葚期"8细胞"(胚胎已经分裂成8个细胞)前的细胞。动物受精卵子代细胞的全能性随其发育过程逐渐受到限制而变窄，即由全能性细胞转化为多能和单能干细胞。但是动物细胞的细胞核具有全能性。如20世纪90年代克隆羊"多利"和21世纪克隆猴"中中""华华"都证明了细胞核具有发育成为一个有机体的潜能。

（2）多能性：高等动物细胞随着胚胎发育，细胞逐渐丧失了发育成个体的能力，仅具有分化成有限细胞类型的潜能，这种潜能称为细胞的多能性(pluripotency)。此类细胞称为多能性细胞，如胚胎的外胚层、中胚层和内胚层细胞。三胚层的分化潜能虽有局限性，但仍具有发育成多种类型的能力。

（3）单能性：随着分化的进展与器官发生，各种组织细胞的发育方向最终确定，此时的细胞只能向某一特定的方向分化，发育成一种特定的细胞，呈单能性(unipotency)，这时的细胞称为单能性细胞。

在细胞发育过程中，这种逐渐由"全能"变为"多能"，最后趋向于"专能"稳定型的分化趋势是细胞分化过程中的一个普遍规律。

（二）细胞分化的分子基础

细胞分化的本质是基因组中不同基因的选择性表达。分化程度取决于某种特异蛋白的出现及其含量和成熟程度等。如肌细胞中的收缩蛋白、表皮细胞的角蛋白等，这类特异蛋白对细胞自身生存虽无直接影响，但却是细胞向特殊类型分化的物质基础，这类蛋白称为奢侈蛋白(luxury protein)。奢侈蛋白是分化细胞特有的，未分化细胞中是不存在的。细胞的分化正是各种细胞合成各自的奢侈蛋白的结果，如红细胞中合成了血红蛋白等。细胞中有些蛋白质在分化和未分化的细胞中都存在，它们是维持细胞生命活动所必需的，各类细胞普遍共有的，如细胞膜蛋白、核糖体蛋白、线粒体蛋白等，这些蛋白质称为管家蛋白(house keeping protein)。

（三）细胞分化的影响因素

1. **卵细胞质对细胞分化的影响** 细胞质分布的不均质性对胚胎早期发育有很大影响，在一定程度上决定了细胞的早期分化。克隆羊"多利"证明了卵细胞质中的某些物质能决定细胞分化的方向。

2. **细胞核的作用** 在细胞分化中，细胞核起着至关重要或是决定性的作用。这可从两方面看出：①生物任何性状的出现都是由遗传物质决定的，遗传物质位于细胞核内；②从胚胎全能细胞到多能细胞，再到单能性细胞，是细胞核内基因组选择性表达的结果。细胞核对细胞分化的影响归根到底是基因的选择表达。

3. **核质的相互作用** 在细胞分化中，一方面，细胞核中的基因对细胞质的代谢起调节作用；另一方面，细胞质对核内基因的活性有控制作用。即细胞是一个整体，细胞核与细胞质有非常密切的协调关系，在任何的细胞活动中都不能将它们孤立来对待。

4. **细胞相互作用可诱导分化** 在胚胎发育过程中，一部分细胞对邻近的另一部分细胞产生影响，并决定其分化方向的作用称为胚胎诱导(embryonic induction)。胚孔背唇移植实验是证明胚胎诱导现象的典型实验。将蝾螈的胚孔背唇细胞移植到另一个蝾螈的腹部外胚层下面，结果发育出具有两个神经系统的双头畸胎(图2-24)。这一结果说明，脊索中胚层诱导外胚层分化为神经组织。

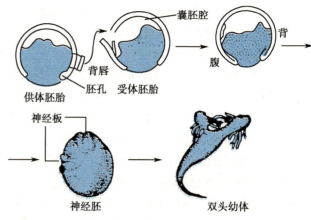

图2-24 背唇移至受体腹部形成双头幼体

5. **激素对细胞分化的影响** 激素对细胞分化的作用则是在胚胎发育晚期或胚后发育中，是远距离细胞之间相互作用的调节因素。例如，甲状腺素可引起蝌蚪变态；性激素刺激第二性征的出现等。

6. 环境因素可影响细胞分化　环境中的物理、化学、生物因子常常以提供信号的方式影响机体细胞分化。例如，畸胎瘤的产生就是环境影响了早期胚胎细胞的分化。

（四）干细胞与分化

通常把机体中具有分裂和分化能力的细胞称为干细胞。干细胞按其来源分为两大类，即胚胎干细胞和成体干细胞。

1. 胚胎干细胞（embryonic stem cell，ES cell）　胚胎干细胞简称 ES 细胞，是指存在于早期胚胎中，具有多分化潜能的细胞。受精卵及卵裂早期（桑葚胚期以前）的每一个细胞都有发育成一个完整机体的潜能，这些细胞称为全能干细胞，它们具有发育的全能性，为具有多向分化潜能的细胞，可分化为胎儿或成体组织中的各种细胞类型。哺乳类动物早期胚胎在囊胚和三胚层形成之后，随着细胞空间关系的变化和微环境的差异，各胚层细胞在分化潜能上开始出现一定的局限性，只倾向于发育为本胚层的组织器官，但此时的细胞仍具有发育成为多种细胞的能力，所以这种细胞称为多能干细胞（pluripotent stem cell）。它们具有发育的多能性，可进一步分化产生成体干细胞。

2. 成体干细胞　成体的许多组织中都保留一些具有增殖和分化能力的细胞，这类细胞称为成体干细胞（adult stem cell）。当机体需要时，成体干细胞便可按发育的途径增殖分化为特定的细胞，补充机体各种组织器官中衰老死亡的细胞，如造血干细胞、间充质干细胞、神经干细胞等。目前发现成体干细胞具有横向分化的潜能，如骨髓细胞除了是血细胞的来源之外，在一定条件下，还可诱导分化为肝细胞、肌细胞和神经元等。

三、细胞衰老

细胞衰老（cell senescence）是指细胞在正常环境条件下发生的细胞生理功能和增殖能力减弱以及细胞形态发生改变，并趋向于死亡的现象。细胞与有机体一样，表现为一定的寿命，各种细胞都有其各自的寿命。多细胞动物体的细胞寿命与有机体的寿命虽然有着密切的关系，但两者有本质的区别，有机体的衰老并不等于所有细胞的衰老。因为在有机体发育的不同阶段，有机体内总是有细胞在不断衰老与死亡，这些衰老细胞通常被免疫细胞所吞噬；同时机体内又有细胞不断增殖，形成新的细胞。细胞衰老与有机体的衰老是两个含义。

（一）细胞衰老的特征

1. 细胞衰老的形态改变

（1）细胞膜改变：衰老细胞的细胞膜流动性减弱，细胞连接明显减少，在机械性刺激或压迫等条件下，膜出现裂隙，造成细胞膜选择通透性降低，细胞信号转导、物质转运及膜的修复能力均发生障碍。

（2）细胞质改变：细胞内原生质水分减少，水分减少致使原生质脱水与变性，色素积累。内质网弥散性地分散于核周胞质中，内质网的数量减少。线粒体的数量减少、体积增大、DNA 含量急剧减少、线粒体嵴排列紊乱。高尔基体崩解。

（3）细胞核改变：细胞核体积不断增大、内褶增多、核结构不清、染色质固缩、常染色质减少、端粒缩短、核小体 DNA 变短、核破碎，甚至出现异常多倍体等现象。

2. 细胞衰老的生化改变

（1）核酸的改变：细胞衰老的过程中，DNA 复制、转录和修复能力逐渐降低并停止，染色体端粒 DNA 逐渐丢失，DNA 甲基化程度逐渐降低。自由基其他有害物质的作用可导致 DNA 链断裂、染色体缺失、mRNA 合成能力下降，mRNA 与核糖体的结合能力降低。

（2）蛋白质的变化：细胞衰老时蛋白质合成速率下降，某些氨基酸残基发生糖基化、脱氨基等，导致蛋白质的稳定性降低、抗原特异性变差，酶的活性降低，如衰老的神经细胞中硫胺素焦磷酸酶（thiamine pyrophosphatase）活性减弱，而成纤维细胞衰老时，β- 半乳糖苷酶（β-galactosidase）活性增强。

（3）糖类和脂质的变化：细胞衰老还会导致不饱和脂肪酸被氧化，引起膜脂之间或膜脂与脂蛋白之间交联增加，膜流动性降低，肠细胞吸收葡萄糖的能力下降，糖含量减少。

NOTES

（二）细胞衰老的机制

1. 细胞核与衰老

（1）端粒学说：端粒的长度取决于端粒酶的活性。大多数体细胞内由于端粒酶活性被抑制，端粒在细胞分裂过程中不能完全复制，因而随着细胞分裂的不断进行，端粒逐渐缩短，细胞出现衰老。端粒酶活性还决定细胞的再生能力。

（2）衰老因子积累假说：该假说认为随着细胞年龄的增长，基因转录或翻译差错及代谢废物积累引起细胞衰老。

（3）细胞内衰老时钟的程序表达假说：该假说认为生物体内有"衰老相关基因"，这些基因将在细胞生活到一定程度时开启并表达，导致衰老。

2. 线粒体与衰老

（1）自由基学说：随着年龄的增长，体内抗氧化系统逐渐衰退，抗氧化酶的活性不断降低，自由基过量积聚，代谢产生的一类不稳定分子簇，也称活性氧（reactive oxygen species，ROS），能引发细胞质膜、细胞器膜和核膜等的氧化损伤，最终导致细胞衰老。

（2）线粒体 DNA（mtDNA）突变：研究发现，大多数伴有 mtDNA 缺失的疾病往往在成年期开始表现出来，症状随年龄增长而加重，缺失的 mtDNA 随年龄的增加而渐进性增多，使线粒体氧化磷酸化的能力逐渐降低，细胞产生 ATP 的量越来越少，表现出来的症状越来越明显。

四、细胞死亡

细胞死亡（cell death）是细胞衰老的结果，是细胞生命现象不可逆的终止。多细胞生物个体死亡时，并非机体的所有细胞都立即停止生命现象，细胞的死亡是逐渐进行的。

细胞死亡的原因多种多样，死亡的现象也错综复杂，根据死亡的特点不同，细胞死亡可分为非程序性细胞死亡和程序性细胞死亡（programmed cell death，PCD）。前者是指细胞坏死，后者包括细胞凋亡、自噬、焦亡和铁死亡、自噬等。

1. 细胞坏死 细胞坏死（cell necrosis）也称细胞被动死亡，主要是指受到环境因素，如温度、射线、渗透压、化学试剂、微生物和病毒感染等影响，导致细胞死亡的病理过程。细胞坏死常涉及组织中多个细胞。坏死的细胞其细胞膜通透性增加，细胞外形变得不规则，细胞质、细胞核及线粒体肿胀，内质网扩张，溶酶体破裂，最终细胞膜破裂，细胞解体，胞质外溢，引起炎症反应。所以，坏死是病理性、炎症性死亡。

2. 细胞凋亡 细胞凋亡（apoptosis）指体细胞发生主动的、有基因控制的自我消亡方式。细胞凋亡过程中涉及一系列基因的激活、表达以及调控作用，是细胞为适应生存环境而主动采取的死亡现象。

（1）细胞凋亡的形态结构改变：细胞凋亡的形态结构改变主要有细胞皱缩、染色质凝集、凋亡小体形成等，主要是细胞核的变化。

凋亡往往只涉及组织中单个细胞。凋亡的细胞首先变圆，与邻近细胞脱离，细胞质浓缩，染色质固缩并常聚集于核膜附近形成块状或新月形小体，DNA 在核小体连接区被降解为 180bp 或其倍数的片段，细胞膜突出形成质膜小泡（即细胞"出泡"现象），脱落后形成凋亡小体，其内可保留完整的细胞器和致密的染色质。凋亡小体被周围细胞吞噬，无细胞内容物外泄，故无炎症反应（图 2-25）。可见，细胞凋亡自始至终没有细胞膜的破裂，细胞是浓缩干枯形成凋亡小体，故名"凋亡"。凋亡是生理性、非炎症性死亡。

（2）细胞凋亡的生物化学变化：凋亡细胞中 RNA 和蛋白质的合成增加，如内源性核酸内切酶激活，DNA 规则性地被切为 180~200bp 或其整数倍的片段，琼脂糖凝胶电泳时出现特征 DNA 梯状条带（DNA ladder）。所以，凋亡细胞有基因的激活及表达，是自主性的死亡。细胞凋亡涉及多种蛋白酶参与，如胱天蛋白酶（caspase）家族、拓扑异构酶等。细胞凋亡时线粒体膜通透性改变，能量代谢途径受到破坏。

（3）细胞凋亡的生物学意义：①在个体发育过程中，通过细胞凋亡途径可以清除多余或发育不正

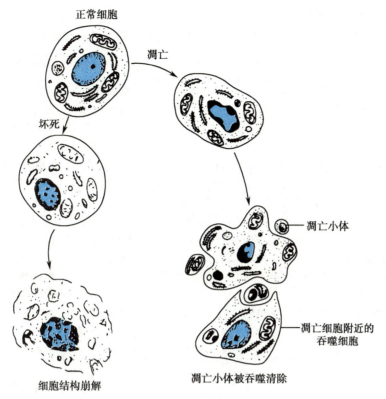

正常细胞

凋亡

坏死

凋亡小体

凋亡细胞附近的吞噬细胞

细胞结构崩解

凋亡小体被吞噬清除

图2-25　细胞凋亡与细胞坏死的形态比较

常的细胞,如机体对癌细胞的免疫杀伤作用;②依靠细胞凋亡,机体能清除那些功能已丧失并逐渐退化或有害的细胞,保证机体新陈代谢的顺利进行。

3. **细胞焦亡**　细胞焦亡(pyroptosis)是近几年新发现的一种伴随着炎症反应的程序性细胞死亡方式。细胞焦亡在形态学上同时具有坏死和凋亡的特征。与细胞凋亡相似的是,发生焦亡的细胞同样会出现细胞核浓缩、染色质 DNA 断裂。但与凋亡不同的是,细胞发生焦亡时,细胞膜上形成众多1~2nm 的孔隙,使细胞膜失去完整性,导致细胞膜失去调控物质进出的能力,最终细胞膜溶解,释放出细胞内容物,诱发炎症反应。

细胞焦亡是机体在感知病原微生物侵染后启动的免疫防御反应,在拮抗和清除病原感染以及内源危险信号中发挥了重要作用。相比于细胞凋亡,细胞焦亡发生得更快,并会伴随大量促炎症因子的释放。

4. **细胞铁死亡**　细胞铁死亡(ferroptosis)是一种铁依赖性的新型的细胞程序性死亡方式。铁死亡的本质是谷胱甘肽过氧化物酶(GPX4)活性下降,谷胱甘肽耗竭,之后二价的铁离子氧化脂质产生活性氧,从而促使铁死亡。

铁死亡可通过内源性或外源性途径触发:内源性途径主要是通过抑制细胞内抗氧化酶的表达或活性来诱导的;外源性途径是通过调节转运蛋白启动的。小分子化合物、药物、某些应激源(如高温、低温、缺氧和辐射)可诱导细胞铁死亡。

细胞坏死、细胞凋亡、细胞焦亡和细胞铁死亡是不同的生物学过程和现象,它们在诱因、形态、代谢、细胞死亡的结局等方面都有明显差异(表2-2)。

5. **细胞自噬**　细胞自噬(autophagy)是一类在进化过程中高度保守的物质降解过程,溶酶体与生物大分子、受损的细胞器甚至细胞本身相融合,均可通过自噬加以降解。根据胞内底物进入溶酶体途径不同,将细胞自噬分为三种形式:巨自噬(macroautophagy)、微自噬(microautophagy)和分子伴侣介导的自噬(chaperonemediated autophagy, CMA)(图2-26)。巨自噬是细胞自噬的主要方式,指在自噬相关基因调节下,双层膜将细胞质、细胞器或细菌等包裹形成自噬体,与溶酶体融合,在一系列水解酶的作用下被降解的过程。微自噬是溶酶体直接内陷包裹底物并降解的过程。分子伴侣介导的自噬是分子伴侣结合的蛋白被溶酶体降解的过程。自噬相关蛋白有 ATG 等。营养缺乏或激素水平变化等外在因素、细胞器损伤与病原体感染等内部因素均可通过 mTOR 依赖的信号转导通路诱导细胞自噬。

表 2-2　细胞坏死、细胞凋亡、细胞焦亡、细胞铁死亡和细胞自噬的区别

特征	细胞坏死	细胞凋亡	细胞焦亡	细胞铁死亡	细胞自噬
诱因	物理、化学或其他严重的病理因素	凋亡信号	病理性刺激	病理性刺激	缺血、缺氧、缺营养物质、激素水平改变、细胞器损伤、病原体感染、异常成分聚集
形态	细胞及细胞器膨大、变形	皱缩、出泡、染色质固缩形成块状小体,位于膜下	细胞膨大、变形,细胞器变形,细胞核浓缩,染色质不凝聚	细胞聚集,线粒体变小、膜密度增高	自噬体的形成,其内部包含大量生物大分子以及细胞器等,而线粒体与骨架保持完整
代谢	无胱天蛋白酶活性,染色质裂解为颗粒状,散在分布,DNA 降解	胱天蛋白酶等酶活化,DNA 降解为 180~200bp 及其整数倍的片段	胱天蛋白酶等酶活化,DNA 断裂,但不呈凋亡细胞 DNA 特征	铁死亡相关因子激活	涉及多条信号转导通路,包括 mTOR 依赖的信号转导通路和 mTOR 非依赖的信号转导通路
结局	肿胀、破裂,炎症反应	凋亡小体被细胞吞噬,无炎症反应	细胞膜破裂,细胞内容物释放,炎症反应	细胞膜破裂与起泡,炎症反应	适当的细胞自噬可以保护细胞;过度和持续的细胞自噬会导致细胞死亡

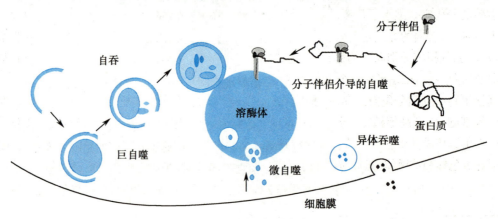

图 2-26　细胞自噬方式

小结

　　细胞是生物体形态结构和生命活动的基本单位,可划分为原核细胞与真核细胞两大类。细胞的主要共性是都具有膜结构、遗传物质和核糖体。流动镶嵌模型是较公认的生物膜结构模型。细胞膜、核膜、内质网、高尔基体、溶酶体、过氧化物酶体、线粒体等均是以生物膜为基础形成的。细胞有 DNA- 蛋白质与 RNA- 蛋白质复合体形成的遗传信息载体与表达系统。染色质由 DNA、组蛋白和非组蛋白组成。染色体是由染色质高度螺旋盘曲而形成的。核仁是转录 rRNA 和装配核糖体亚单位的场所。细胞骨架主要是由微管、微丝与中间丝等构成。细胞的基本功能主要有物质运输、能量代谢、信号转导、细胞运动、遗传信息传递及其调控等。细胞周期的间期分为 G_1 期、S 期和 G_2 期,有丝分裂期分为前、中、后和末期。细胞周期的调控是由不同的基因严格按照时间顺序活化和表达、基因与环境相互作用的结果。细胞分化是通过严格而精密调控的基因表达而实现的。干细胞是分化程度相对较低、具有不断自我更新和分化潜能的细胞。细胞凋亡是一个主动的由基因决定的自动结束生命的过程。

（宋少娟）

第三章 | 生命的延续

本章数字资源

生殖是全体生物的共同基本特征。通过生殖，生命才得以延续、繁衍并完成进化过程。结构简单的生物，如原核生物或单细胞真核生物，常常进行无性生殖；结构复杂的动植物一般进行有性生殖。无性生殖和有性生殖都是以细胞分裂为基础的。

本章思维导图

第一节 | 生殖方式

一、无性生殖

无性生殖（asexual reproduction）是不经过生殖细胞的结合，由母体直接产生新个体的生殖方式。无性生殖的子代完全继承了母体的遗传物质。大部分原核生物和单细胞生物，如细菌、硅藻等进行无性生殖时，最普遍的方式是二分裂（binary fission）。二分裂，指原核细胞的拟核分裂一次形成两个新的拟核，新的拟核分别向两侧移动，伴随着新拟核的移动，细胞的原生质也向其周围移动，最终细胞纵向或横向一分为二，形成两个新的个体（图3-1）。

真核生物中细胞分裂方式存在无丝分裂（amitosis），如动物的上皮组织、疏松结缔组织、肌组织及肝脏等细胞，以及高等植物营养丰富的部位，甚至在生殖细胞中都能进行无丝分裂。无丝分裂指处于间期的细胞核不经过任何有丝分裂时期，而分裂为大小大致相等的两部分的细胞分裂方式，期间不形成染色体和纺锤体，核膜也不消失（图3-2），详细机制仍不清楚。

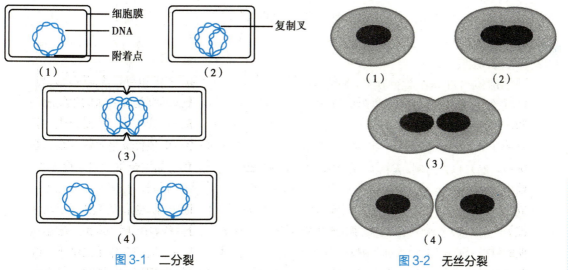

图 3-1　二分裂
（1）细菌细胞 DNA；（2）DNA 复制开始；（3）DNA 复制完成，形成 2 个子 DNA 环，质膜中间部位内陷，形成隔；（4）子染色体分开，形成新的子细胞。

图 3-2　无丝分裂
（1）母细胞；（2）（3）分裂的细胞；（4）新的子细胞。

二、有性生殖

有性生殖(sexual reproduction)是高等动植物普遍存在的生殖方式,是经过两性生殖细胞(卵细胞和精子)的结合,形成合子的方式。在有性生殖过程中,必须有两个亲本参加,它们先产生配子(gamete),雄配子也叫精子(sperm),雌配子也叫卵子(ovum)。精子与卵子结合后,形成合子(zygote)或称受精卵,由受精卵发育成下一代新个体。精子和卵子的细胞核中储存有双亲的遗传物质,由于双亲遗传物质中所携带的遗传信息不同,所以受精后就会表现出复杂的遗传现象,增加了变异性,并扩大了适应的范围。因此,与无性生殖相比,有性生殖是一种高级的生殖方式。虽然有性生殖在繁殖的速度上略逊一筹,但是无性生殖不能取代有性生殖,它们的共存是生态系统中一种最稳定的结果。

第二节 ｜ 配子发生

配子发生(gametogenesis)是有性生殖过程中精子和卵子的形成过程,即位于胚胎性腺的原始生殖细胞通过有丝分裂增殖并分化成生殖细胞,再经历有丝分裂和减数分裂后,最终分化为成熟的生殖细胞(精子和卵子)。其共同特点是,除有丝分裂(mitosis)外,在成熟期中都要进行减数分裂(meiosis),后者又称为成熟分裂。

一、精子发生

从精原细胞(spermatogonium)发育为精子的过程称为精子发生(spermatogenesis),约需64~72天。精原细胞是指由睾丸生精小管上皮的原始生殖细胞经过多次有丝分裂而形成的细胞。一个正常成年男性每天可产生7 000万~1.5亿个精子。在胎儿期,生精细胞不进入减数分裂,而是停留在G_0/G_1期,直到出生后才继续增殖,进入青春期后精子的发生才开始。精子发生在睾丸生精小管(曲细精管)基膜上进行。精子的发生是一个连续的过程,在时间和空间上有严格的顺序性。生精小管中不同成熟阶段的生精细胞在管腔中连续、依次排列(图3-3)。在睾丸生精小管上有规律地分布着各期生精细胞,可分为增殖期、生长期、成熟期和变形期等4个时期。

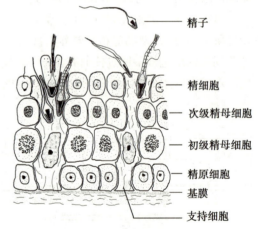

图3-3　精子发生模式图

精子
精细胞
次级精母细胞
初级精母细胞
精原细胞
基膜
支持细胞

(一)增殖期

精原细胞位于生精小管基膜上,呈圆形,分化程度较低,可分为A、B两型。A型是精原细胞的干细胞,经有丝分裂增殖,部分A型精原细胞保留干细胞功能,部分A型精原细胞分化为B型精原细胞,可生长分化为精子。精原细胞细胞核中的染色体数目是二倍体(2n),以人为例,人精原细胞具有46条染色体(23对)。

(二)生长期

B型精原细胞经数次有丝分裂后,体积增大,形成初级精母细胞(primary spermatocyte),其染色体数目仍为2n,如人的初级精母细胞中染色体数目仍为46条。初级精母细胞是各期生精细胞中体积最大的细胞。初级精母细胞处于减数分裂前间期,时间较长。

(三)成熟期

初级精母细胞形成后,迅速进行减数分裂Ⅰ,形成两个次级精母细胞(secondary spermatocyte)。每个次级精母细胞再经减数分裂Ⅱ,结果共形成4个精细胞(spermatid)。染色体数目减少一半,由2n变为n。以人为例,精细胞中只有23条染色体。因此,这两次连续的分裂合称为减数分裂。次级精母细胞存在的时间很短。第一次减数分裂时间较长，大概持续 1~3 周，第二次减数分裂在 1~2 天之内完成。

（四）变形期

在变形期，精细胞完成分化过程形成精子。精细胞是没有分裂活性的圆形细胞，经过复杂的显著变化转变为精子。精子位于生精小管的管腔中，聚集成束，一般头部朝向管壁或嵌入生精小管支持细胞的细胞质中。典型的成熟精子一般为蝌蚪状，由头部、颈部和尾部构成。

1. **头部** 主要由细胞核和顶体组成，呈圆球形、长柱形、螺旋形、梨形和斧形等，这些形状都是由核和顶体的形状决定的。

（1）顶体形成：精细胞的高尔基体经过变化，形成一个大的囊泡，称为顶体。顶体与核膜相贴并增大，形成双层膜帽，覆盖于核的前 2/3，形成顶体。顶体中含有多种水解酶，如透明质酸酶、酸性磷酸酶、顶体蛋白酶等。顶体具有类似溶酶体的功能，受精时顶体酶释放，消化卵子表面的透明带，有助于精子穿过卵子的透明带进入卵子细胞内。

（2）精子核形成：精细胞中核染色质凝聚，与 DNA 结合的组蛋白相继被过渡性蛋白质（transitional protein）、精蛋白替代。然后 DNA 与精蛋白以一种独特的方式包装，使染色质高度浓缩、包裹在一个非常小的空间内，形成精子核。若组蛋白未被精蛋白完全替代，或过渡性蛋白质在核内持续存在，精子核就不能发育成熟。这种精子没有受精能力，在精液中比例过高，常导致男性不育。在顶体和核之间的空腔称为顶体下腔，内含肌动蛋白。

2. **颈部** 此部最短，位于头部以后，呈圆柱状或漏斗状，又称为连接段。它前接核的后端，后接尾部，含有 9 条由纵行纤维组成的显示深浅间隔的分节柱，线粒体分布在分节柱的外围，这 9 条分节柱与其后的 9 条粗纤维的头端紧密相连。核膜虽为双层膜结构，但两层的间距很小，而且只有在核后端与颈部相连的转褶处有核膜孔。

3. **尾部** 主要结构是贯串于中央的轴丝。分为三部分：①中段，主要结构是轴丝和外围的线粒体鞘；②主段，是尾部最长的部分，由轴丝和其外的筒状纤维鞘组成；③末段，细胞质向尾部汇集并脱落，末段纤维鞘逐渐变细而消失。经过上述变化，精细胞从圆形转变为蝌蚪状的精子（图 3-4）。

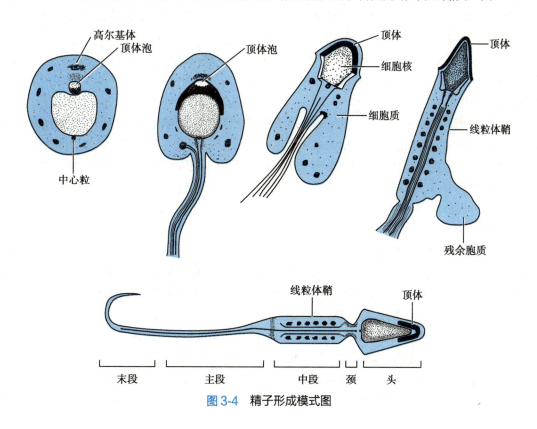

图 3-4 精子形成模式图

三维模型

（1）轴丝：精细胞的两个中心粒移向核的尾侧，近侧中心粒保留，远侧中心粒微管形成轴丝伸向细胞尾部，随细胞变长相应伸长。精子轴丝的结构与动物的鞭毛（或纤毛）相似，基本组成上都是"9+2"型，即位于中央的两条是单根的微管，四周是9条成双的微管（二联体）。轴丝外的纤维鞘由9条粗纤维组成。它们与颈部9条分节柱相连。这是哺乳动物精子特有的，因此人们把哺乳动物精子列为"9+9+2"型。

（2）线粒体鞘：部分线粒体聚集在轴丝近侧段，相互连接，螺旋地包在粗纤维之外，形成线粒体鞘。

（3）环：位于中段的后端，在线粒体鞘最后一圈之后，是该处质膜向内转折而成。为哺乳动物精子所特有，可能与防止精子运动时线粒体后移有关。

二、卵子发生

从卵原细胞（oogonium）发育为卵子的过程称为卵子发生（oogenesis），经历增殖期、生长期和成熟期这3个发育阶段，卵子形成都要经过减数分裂。但是在初级卵母细胞完成减数分裂Ⅰ后，只形成一个大的次级卵母细胞并排出第一极体（first polar body）。次级卵母细胞即为生理上成熟的卵子，因为次级卵母细胞的细胞核是处于减数分裂Ⅱ的中期，必须在精子入卵后卵子才完成减数分裂Ⅱ，并排出第二极体，极体在随后的发育中被丢弃掉。

（一）增殖期

女性胚胎发育至第6周时，生殖嵴约有1 000~2 000个原始生殖细胞，它们以有丝分裂方式增殖为卵原细胞。至第20周时，生殖细胞约为700万个，其中约200万个为卵原细胞，约500万个已发育成初级卵母细胞。卵原细胞的增殖可延续至胚胎发育第6个月。卵原细胞中的染色体数目也是二倍体（$2n$），以人为例，人卵原细胞具有46条染色体（23对）。

（二）生长期

卵原细胞体积增大发育成初级卵母细胞（primary oocyte），细胞内积累了大量卵黄、RNA和蛋白质等物质，为受精后的发育提供信息、物质和能量准备。其染色体数仍为二倍体（$2n$）。在减数分裂诱导物质的诱导下，初级卵母细胞进入减数分裂Ⅰ并停止在前期Ⅰ的双线期，此期可长达数月（小鼠）或数十年（女性）。女性生殖细胞是在卵巢内的卵泡（follicle）中发育的，卵泡的发育过程分为4个阶段（图3-5）。

1. **原始卵泡**（primordial follicle）　是处于静止状态的卵泡，由中央1个初级卵母细胞与其周围1层卵泡细胞（follicular cell）构成，初级卵母细胞由胚胎期卵原细胞分化而成，卵泡细胞具有支持和营养卵母细胞的作用。

2. **初级卵泡**（primary follicle）　由中央1个初级卵母细胞与其周围的单层或多层卵泡细胞构成。初级卵母细胞增大，并产生参与受精的皮质颗粒，防止受精过程中多精受精。卵泡周围的间质细胞逐渐密集形成卵泡膜。在初级卵母细胞与卵泡细胞间出现一层以糖蛋白为主要成分的非细胞性结构，称为透明带（zona pellucida），它具有很强的抗原性，其表面有特异性受体，能对同种精子进行专一性的识别与结合，从而使受精过程具有物种专一性。

3. **次级卵泡**（secondary follicle）　当卵泡细胞增至6~12层时，细胞间出现一些大小不等的腔，并逐渐合并成一个大的卵泡腔，腔内充满由卵泡细胞分泌和从血管渗透来的卵泡液，内含透明质酸酶和雌激素、促性腺激素、抗中肾旁管激素及营养物质成分。此时，初级卵母细胞达到最大体积，直径125~150μm，居于卵泡的一侧。沿透明带周围的卵泡细胞呈放射状排列，称为放射冠（corona radiata）；其余的卵泡细胞沿卵泡腔分布，称为颗粒层（stratum granulosum）。卵泡膜分化为内、外两层。由于卵泡液增多和卵泡腔扩大，将初级卵母细胞、透明带、放射冠和其周围的卵泡细胞挤至卵泡一侧，形成突向卵泡腔的突起，称为卵丘（cumulus oophorus）。

4. **成熟卵泡**（mature follicle）　成熟卵泡体积增大至直径约15~20mm时向卵巢表面突出。青春期开始，在垂体分泌的促卵泡激素（follicle-stimulating hormone，FSH）作用下，每个月只有一个次级卵泡能够发育成熟,即成熟卵泡,成熟卵泡可释放抑素,负反馈作用于垂体,使促卵泡激素降低,小的次级卵泡大部分将闭锁退化。

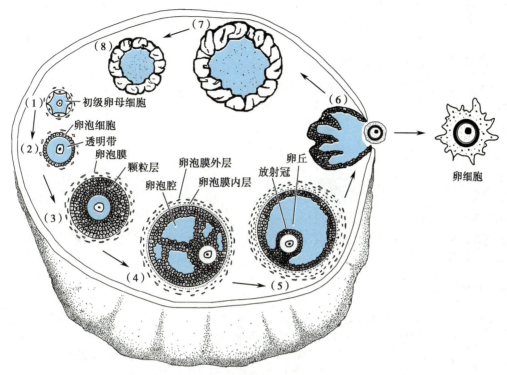

图 3-5　卵泡发育示意图

(1)原始卵泡;(2)(3)初级卵泡;(4)次级卵泡;(5)次级卵泡晚期或成熟卵泡;(6)排卵;(7)黄体;(8)白体。

(三)成熟期

随着垂体促性腺激素的大量分泌,黄体生成素(luteinizing hormone,LH)渗入卵泡液,促使初级卵母细胞恢复并完成减数分裂Ⅰ,形成两个细胞:一个是次级卵母细胞(secondary oocyte);另一个体积很小,称为第一极体(first polar body)。次级卵母细胞紧接着进入减数分裂Ⅱ的中期,只有完成受精后,才最终完成减数分裂,形成 1 个成熟的卵细胞(ootid)(图 3-6)和 1 个小的细胞,即第二极体(second polar body);第一极体则形成两个第二极体。极体以后不能继续发育而退化、消失。卵细胞具有单倍数染色体(n),在人即为 23 条染色体。这样,1 个初级卵母细胞经过减数分裂形成 1 个卵细胞和 3 个极体。排卵后,在黄体生成素作用下,颗粒细胞和卵泡膜内层细胞分裂增生,细胞呈多边形,胞质内有黄色颗粒和脂滴,呈黄色,故名黄体。若卵子未受精,黄体仅维持 2 周即萎缩,被结缔组织结疤所代替,即白体;若卵子受精成功并开始妊娠,黄体继续增长,至妊娠 6 个月甚至更长时间后慢慢萎缩。

胎儿自第 5 个月起至出生后,卵巢中的卵母细胞逐渐退变。新生儿两侧卵巢共约有 70 万~200 万个原始卵泡,青春期已减少到约为 4 万个。卵泡生长速度较慢,1 个原始卵泡发育至成熟排卵,并非在 1 个月经周期内完成,而是跨几个周期才能完成。在 1 个周期内,卵巢虽然有若干不同发育状况的卵泡,但其中只有 1 个卵泡发育至一定大小时,才可在垂体促性腺激素的作用下,于月经周期增生期内迅速生长成熟并排

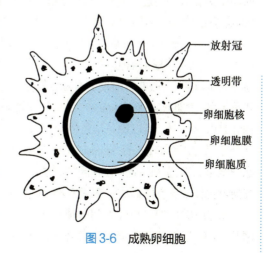

图 3-6　成熟卵细胞

出。如果未受精,次级卵母细胞在24小时内死亡。

每位女性一生中约有400个成熟卵泡排放,其余的卵泡则在其发育到一定阶段而闭锁,主要是因为这些不同发育阶段的卵泡受到促性腺激素比例失调或不足的影响。现在用外源性促性腺激素处理排卵障碍,就是刺激了一些即将发生闭锁的卵泡,使它们达到成熟并排出。

三、精子发生与卵子发生的比较

尽管精子和卵子的发生过程都经历了增殖、生长、成熟等过程,但产生过程显著不同。例如,发生和成熟的时间不同,发生过程的终止期限不同,形成成熟生殖细胞的数量不同,减数分裂是否对称分裂等(表3-1)。

表3-1 精子、卵子发生的区别

位置及发生过程	精子	卵子	
位置	睾丸生精小管基膜	卵巢的卵泡中	
增殖期	B型精原细胞($2n$)	卵原细胞($2n$)	原始卵泡
生长期	初级精母细胞($2n$)	初级卵母细胞(n),并停留在减数分裂Ⅰ双线期(第一次停滞)	初级卵泡,透明带具有特异性,识别精子次级卵泡
成熟期	初级精母细胞→次级精母细胞(n)→精细胞(n)(减数分裂)4个精子	初级卵母细胞(恢复完成减数分裂Ⅰ)次级卵母细胞(第二次停滞在减数分裂Ⅱ中期)受精后完成减数分裂Ⅱ极体→2个极体	成熟卵泡 成熟卵泡 1个卵子
变形期	精细胞变形为精子	无	

四、配子成熟期的调控

配子发生是一个高度复杂的细胞分化调节过程,受到诸多因素的影响,其中配子成熟期减数分裂过程的调控非常重要。

(一)减数分裂

减数分裂是在配子发生过程中,生殖细胞成熟期进行的两次连续的分裂,在此过程中DNA只复制一次,而细胞连续分裂两次,产生四个子代细胞,每个子代细胞中染色体数目比亲代细胞减少一半,由二倍数($2n$)变成单倍数(n)(图3-7)。

有丝分裂细胞进入减数分裂之前要经过一个较长的间期,称减数分裂前间期(premeiotic interphase)。DNA不仅在间期合成,在减数分裂Ⅰ的前期也合成一小部分。

1. 减数分裂Ⅰ 减数分裂Ⅰ的过程比较复杂,完成同源染色体分离,实现染色体数目减半及遗传物质的交换。根据细胞内的生化和形态变化,可分为前期Ⅰ、中期Ⅰ、后期Ⅰ、末期Ⅰ。

(1)前期Ⅰ:通常将前期Ⅰ人为地划分为5个时期,即细线期、偶线期、粗线期、双线期、终变期。

1)细线期(leptotene stage):细胞核中的染色体呈细线状,此时染色体的复制已完成,但在光镜下看不出染色单体,所以每条染色体呈一条细线,称为染色线(chromonema)。

2)偶线期(zygotene stage):分别来自父母的、形态及大小相同的同源染色体从靠近核膜的某一点开始相互靠拢在一起,在相同位置上的染色体准确地配对,这个过程称为联会(synapsis)。联会的结果是,每对染色体形成一个紧密相伴的二价体(bivalent)。人的23对染色体可形成23个二价体。

联会时,同源染色体之间形成一种蛋白质的复合结构,称为联会复合体(synaptonemal complex,SC)。联会复合体是在同源染色体之间沿纵轴方向形成的。在电镜下,每个联会复合体呈3条纵带

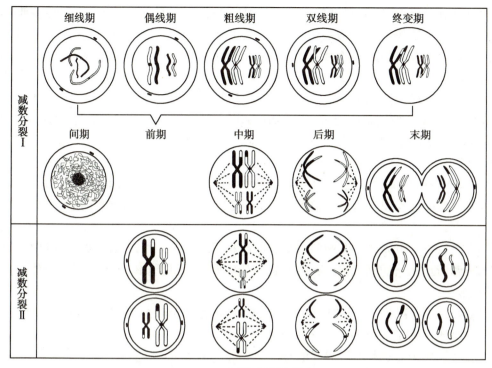

图 3-7　减数分裂模式图

状结构，总宽度约为 150~200nm，两侧的电子密度高的纵带为侧体，是同源染色体的染色单体一部分；中央区较明亮，正中有一色暗的纵线为中央成分，由蛋白质构成。中央成分和侧体之间经梯形排列的横纤维相连接。联会复合体的中央区有一些圆形、椭圆形或棒形的、直径约 90nm 的蛋白质集合体，称为重组结（recombination nodule）（图 3-8）。重组结是两条非姐妹染色单体之间存在交叉（chiasma）的部位，这表明它们之间发生了片段的交换（crossing-over）。重组结在细线期开始装配，形成于偶线期，成熟于粗线期，存在数天，消失于双线期。重组结中含有大量与 DNA 重组有关的酶，是一个多酶集合体。重组结的数目与交叉的数目大致相等，重组结在联会复合体的分布与交换的分布基本一致。因此，一般认为重组结是与 DNA 片段交换有关的结构。在偶线期存在 0.3% DNA 合成，此 DNA 称为偶线期 DNA（Z-DNA），Z-DNA 影响联会复合体的形成。

3）粗线期（pachytene stage）：染色体进一步螺旋化，缩短变粗。在光镜下可以看到每个二价体含有四条染色单体，称为四分体（tetrad）。同源染色体的染色单体之间互称为非姐妹染色单体（non-sister chromatid）（图 3-9）。粗线期的过程较长，人的粗线期约为 16 天。在粗线期不仅合成减数分裂特有的组蛋白，还合成了少部分 DNA，称为 P-DNA，主要编码 DNA 剪切和修复相关的酶。

4）双线期（diplotene stage）：随着二价体进一步螺旋化、缩短，联会复合体解体，联会的同源染色体相互排斥而发生分离，交叉点逐渐向两端移动，称为端化作用（terminalization）。人的生殖细胞，每

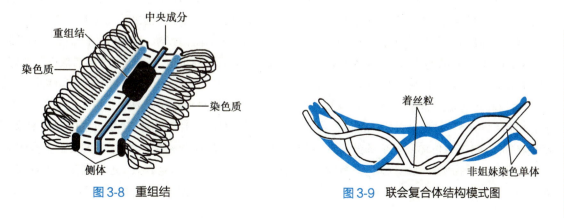

图 3-8　重组结　　　　　　　　　　　　　图 3-9　联会复合体结构模式图

个二价体平均有 2.36 个交叉。在此期,初级卵母细胞内有 rRNA 基因的扩增,形成大量核糖体,贮备起来供早期胚胎发育应用。双线期持续时间长短变化较大,短则几周、几个月,长可达几十年。如人卵母细胞双线期可达 50 年,在 5 个月胎儿时已达双线期,一直到排卵都停留在此期。

　　5)终变期(diakinesis stage):二价体高度螺旋化,变得很粗短并移至核的周边区。交叉数目减少,往往只有二价体的端部保留交叉。核仁消失、核膜解体、纺锤体形成。

　　(2)中期Ⅰ:各二价体排列在赤道面上,纺锤体形成,纺锤丝的微管与着丝粒区的动粒相连。一对同源染色体的动粒分别朝向两极。这时,二价体仍有交叉联系。

　　(3)后期Ⅰ:二价体中的同源染色体彼此分开,分别被纺锤丝拉向两极,每一极只获得同源染色体的 1 条,即二分体(dyad),导致移向每极的染色体数目减半(n),但 DNA 含量仍为二倍体(2C)。由于粗线期中同源染色体的非姐妹染色单体之间发生了交换,所以,每条染色体的染色单体上 DNA 的组成并不相同。

　　(4)末期Ⅰ:各二分体移至两极后,解旋、伸展,核膜重新形成。结果在减数分裂Ⅰ中,成对的同源染色体分离,进入了不同的细胞。以人来说,分裂后所形成的细胞中,只有 23 个二分体,而且发生了重组(交换)。

　　2. 减数分裂Ⅱ　减数分裂Ⅱ的间期很短,无 DNA 的复制。有的生物甚至无间期,如人初级卵母细胞第一次减数分裂结束后直接进入减数分裂Ⅱ。

　　(1)前期Ⅱ:每个二分体凝缩,核膜消失。

　　(2)中期Ⅱ:各二分体排列于赤道板面上形成赤道板,着丝粒纵裂分成两条染色单体,其着丝粒的动粒与动粒微管相连,朝向纺锤体两极。

　　(3)后期Ⅱ:各染色体被纺锤丝拉向两极。

　　(4)末期Ⅱ:各染色体移至两极后,解旋伸展,分别形成细胞核。结果所形成的细胞中只含单倍数染色体。

(二)配子成熟期的调控

　　1. 精子成熟期的调控　人类 Y 染色体上的 *DAZ1* 基因,其功能丧失可造成精原细胞退化或不能进入减数分裂(少精子症)。另外,在减数分裂Ⅰ前期中,如果缺少一种与粗线期 Piwi 相互作用 RNA (Piwi-interacting RNA, piRNA),精子的发育将受阻。精子的发生和形成须在低于体温 2~3℃ 的环境中进行。在生精过程中,由一个精原细胞增殖分化所产生的各级生精细胞,形成一个同步发育、同时成熟和释放的细胞群。在生精上皮的不同区域,精子的发生是不同步的,故生精上皮可以持续不断地产生精子。

　　2. 卵子成熟期的调控　卵母细胞在整个减数分裂过程中有两次停滞现象。第一次停滞在减数分裂Ⅰ的双线期,第二次停滞在减数分裂Ⅱ中期。有的卵母细胞在受精前一直停留在减数分裂Ⅰ的双线期,在受精后才完成减数分裂。而人的初级卵母细胞完成减数分裂Ⅰ形成次级卵母细胞,次级卵母细胞没有重新形成核,染色体也没有去凝集,直接进入减数分裂Ⅱ,且停留在中期,一直维持到受精,才完成减数分裂Ⅱ。

　　第一次抑制解除,通常由脑垂体分泌促性腺激素作用于滤泡细胞,使之产生孕酮,孕酮可导致 cAMP 浓度下降,还可催化促成熟因子(MPF)的活化,促进卵母细胞成熟。当 MPF 活化时,可磷酸化核纤层蛋白 A,从而使核膜破裂,使停滞在前期Ⅰ初级卵母细胞继续进行减数分裂;第二次抑制解除,是由于 Ca^{2+} 浓度升高,细胞静止因子(cytostatic factor, CSF)活性消失,MPF 活性消失,在卵细胞受精后,磷蛋白 PP[39mos] 立刻降解,使停滞在减数分裂Ⅱ中期的次级卵母细胞完成减数分裂。

　　由于减数分裂,每种生物代代都能够保持二倍体的染色体数目。在减数分裂过程中非同源染色体重新组合,同源染色体间发生部分交换,结果使配子的遗传基础多样化,为生物的变异及其对环境的适应提供了物质基础。因此,减数分裂是有性生殖的基础,是生物遗传、进化和多样性的重要保证。

第三节 | 受 精

精子和卵子结合形成合子（受精卵）的过程称为受精（fertilization）。人类卵细胞与精子结合的部位在女性输卵管壶腹部。进入阴道的精子，运行通过子宫颈、子宫腔和输卵管后，仅有几百个左右的精子到达卵细胞的周围，最终只能有一个精子与卵细胞结合形成受精卵。受精后的合子，从输卵管向子宫运行的过程中，进行分裂和细胞增殖，最终在子宫内着床发育。

一、配子的成熟与运行

（一）精子的成熟与运行

哺乳类动物睾丸中的精子并不具备受精能力，它们需从睾丸运行至附睾，并在附睾中停留 12~21 天才能获得主动运动与受精的能力。附睾为精子成熟提供合适的环境，附睾上皮能分泌唾液酸糖蛋白、甘油磷酸胆碱、肉碱等物质，它们与精子的运动和成熟有关。精子通过时，附睾上皮分泌多种糖蛋白覆盖于精子表面，其中唾液酸糖蛋白的作用较重要，它能防止精子在附睾内贮存时凝集成团，并避免精子在成熟与运行过程中发生自身免疫反应和顶体反应。

射精后，精液注入阴道穹窿，射出的精液立即凝固，几分钟后开始液化。液化后的精子具有足够的运动能力，借助于阴道、子宫与输卵管肌层的收缩和生殖道纤毛细胞的纤毛摆动作用，到达输卵管壶腹部，在那里与卵细胞受精。

（二）卵细胞的成熟与运行

卵细胞的成熟包括细胞核的成熟和细胞质的成熟。细胞核的成熟主要表现为初级卵母细胞恢复并完成减数分裂 I，形成次级卵母细胞与第一极体。次级卵母细胞停留在减数分裂 II 的中期。胞质的成熟表现为在胞质内可见皮质颗粒形成，并沿次级卵母细胞膜分布，颗粒外周有膜包被，内含酶。

卵细胞排出后附着在卵巢表面，由输卵管伞部上皮纤毛的摆动与肌肉收缩将其扫拂入输卵管并在壶腹部停留。若遇精子，即在此受精。

二、受精

哺乳动物（包括人）刚射出的精子是不能与卵细胞受精的，它需要在雌（女）性生殖道中孵育一段时间，才获得受精能力，这种现象称为精子获能（capacitation）。获能所需的时间在不同物种、不同个体间差异很大，即使同一次射出的精子，其中一些精子也比另一些精子获能要快。人精子获能需 5~6 小时，但并非固定不变，它取决于女性生理状况（如激素水平等）。

在射精过程中，来自附睾的成熟精子的表面被精浆物质覆盖。精浆中含有某些抗受精因子，称为去能因子（decapacitation factor，DF），系精囊腺产生的糖蛋白，它们使精子暂时失去受精能力。一般认为，获能的本质是：精子在子宫或输卵管中，覆盖精子表面特别是顶体区的精浆物质和去能因子逐渐被去除，暴露出精子受体部位而使精子特异地与卵细胞的受体或者卵细胞释放的物质相作用，并在与卵的外围屏障（如放射冠、透明带）接触中发生顶体反应。

虽然正常情况下，获能在雌（女）性生殖道中发生，但也可用各种实验条件离体诱发获能，这是临床上进行人工授精或体外受精得以成功的基础。

（一）顶体反应

在输卵管壶腹部，获能后的精子解除了对顶体反应的抑制并增加了膜的不稳定性，在靠近或与卵细胞的外围屏障接触时，覆盖在精子表面的细胞膜与顶体外膜多处发生融合、破裂并释放出多种酶系，这一过程称为顶体反应（acrosome reaction）。顶体酶协助精子穿透卵子外面的各层屏障。如透明质酸酶使精子穿过卵丘细胞层；在顶体素（acrosin）的作用下，精子能够穿破透明带而达卵细胞膜。精子若发生了顶体反应表明它们已经获能，所以顶体反应通常可以作为精子成功获能的可靠指征。不过在离体条件下,某些特定因素或特殊试剂有可能越过获能阶段而直接诱发精子顶体反应(图3-10)。

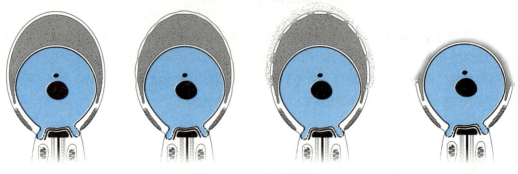

图3-10　顶体反应模式图

(二)精卵识别及结合

卵丘细胞群以胶样基质相粘连,基质主要由透明质酸多聚体组成。经顶体反应的精子所释放的透明质酸酶,可使基质溶解,精子得以穿越卵丘细胞接触透明带。

精子与透明带上的精子受体相结合,精子受体是具有种间特异性的糖蛋白。精子释放顶体素将透明带溶出一条通道而穿越透明带并进入卵周隙(perivitelline space)(图3-11)。

卵细胞膜表面具有大量的微绒毛,当进入卵周隙的精子与卵细胞膜接触时,就被微绒毛抱合,通过微绒毛的收缩,精子赤道段及顶体后区细胞膜与卵细胞膜相互融合,使精子的头部完全进入卵细胞内(图3-12)。

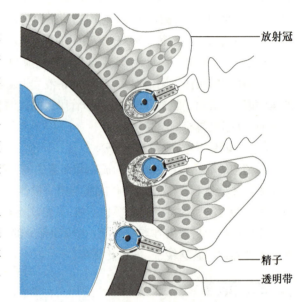

图3-11　精子与透明带结合模式图

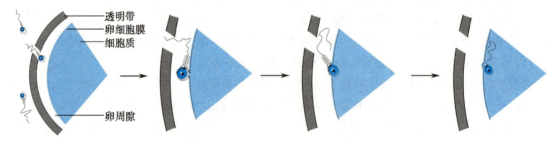

图3-12　精子与卵细胞膜结合模式图

此时,卵细胞发生皮质反应(cortical reaction),即卵细胞表层细胞质中的皮质颗粒与细胞膜融合破裂,颗粒内物质释放至卵周隙,进而扩散至透明带。皮质颗粒内容物作用于卵细胞的卵细胞膜,产生膜电荷改变,作用于透明带,使透明带发生分子结构修饰,前者称为质膜阻断,后者称为透明带反应,两者均能阻挡其他精子进入卵内,以保证一个卵细胞只能结合一个精子。皮质反应异常可能会导致不受精或多精受精。

(三)原核形成及融合

精子进入卵细胞的细胞质后,次级卵母细胞被激活,完成减数分裂Ⅱ,排出第二极体。卵细胞单倍染色体向细胞中央移动,核膜形成,染色体解螺旋成为染色质,雌原核形成。进入卵内的精子,核膜崩溃,在被激活的卵细胞胞质中某些因子的刺激下,高度浓缩的精子核染色质解凝聚,新形成的核膜包在染色质外周,形成雄原核。

雄原核和雌原核的 DNA 合成和染色体复制同步进行。细胞骨架系统被激活与重排,并将发育中的雄原核和雌原核带到卵的中心,两原核的核膜消失,染色体组互相混合,配对排列于赤道板,纺锤体出现,进行第一次卵裂,新的生命开始(图 3-13)。人受精卵和卵裂所形成的细胞中,又恢复了二倍体的染色体数($2n$)。

卵裂所形成的细胞团被称为卵裂球,不同卵裂球在不同发育阶段基因的表达出现差异,最终导致胚胎发育的分化。

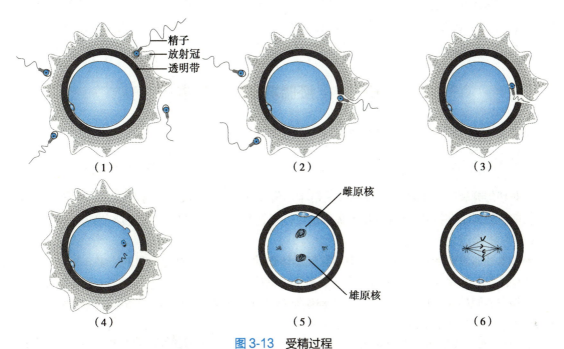

图 3-13　受精过程

(1)精子穿过卵丘细胞;(2)精子穿过透明带;(3)精子头部细胞膜与卵细胞膜融合;(4)精子进入卵细胞;
(5)雄原核和雌原核形成;(6)两原核融合。

小结

　　生殖是生命的基本特征之一,生殖方式多种多样,一般随着生物的进化而发展,表现出由简单到复杂,由低级到高级的发展趋势。无性生殖与有性生殖共存,且有性生殖是更高级的生殖方式。有性生殖主要是真核生物的生殖细胞通过减数分裂产生配子,然后结合成合子的生殖方式。在配子发生过程中成熟期的调控影响着配子的最终成熟。单倍体的精子和卵子经过一系列过程,相互识别并结合后,形成二倍体的受精卵,实现遗传物质的重新组合,新的生命开始发育。

（王　玉　梁　鑫）

本章数字资源

第四章 | 生命的个体发育

本章思维导图

　　本章将深入探讨生命的个体发育的重要过程，从最初的胚胎发育过程到胚胎发育机制，胚后发育的生长、再生、衰老和死亡，以及胚胎发育异常及其诊断。深入了解生命的发育过程，有助于揭示生命的多样性和进化，也为疾病防治提供重要的基础。

第一节 | 胚胎发育过程概述

　　胚胎发育的过程主要包括卵裂、囊胚、原肠胚、神经胚及器官发生。

一、卵裂

　　受精卵的分裂称为卵裂（cleavage）。受精卵在获得新的遗传物质和进行了细胞质的重排之后，便开始了快速的细胞有丝分裂过程，形成多细胞体。卵裂产生的子细胞称为卵裂球（blastomere）。

（一）卵裂过程

　　卵裂是胚胎发育的重要阶段，它会导致胚胎体积的快速增加和细胞数量的增多。早期卵裂过程中，细胞的染色体数目并没有增加，每个细胞子代仍然具有二倍体的染色体数目，也就是说它们具有与受精卵相同的遗传物质。大多数蛙的卵裂是辐射对称均裂，蛙受精卵的卵裂过程如图 4-1 所示。卵裂可以分为以下几个阶段。

　　1. **二分裂** 受精卵通常在受精后 24 小时内发生首次分裂，形成两个细胞（2 细胞），这个过程称为二分裂。这两个细胞在继续分裂之前保持紧密连接。两栖类动物卵中卵黄含量高，主要集中于植物极，成为卵裂的障碍。因此，在蛙受精卵中，第一次卵裂开始于动物极并慢慢延伸入植物极。

　　2. **四分裂** 在二分裂之后，细胞子代进一步分裂，形成四个细胞（4 细胞），这个过程称为四分裂。四个细胞之间仍然保持紧密连接。蛙的卵裂在动物极形成 4 个小的卵裂球，在植物极则形成了 4 个大的卵裂球。

　　3. **八分裂** 四个细胞继续分裂，形成八个细胞（8 细胞），这个过程称为八分裂。八个细胞仍然保持着一定的连接。

　　4. **多细胞胚胎阶段** 随着细胞的继续分裂，胚胎进一步发展为多细胞胚胎。细胞之间的连接逐渐减少，细胞开始逐渐分散排列。由致密细胞团构建的胚胎，常形似桑葚，称为桑葚胚。

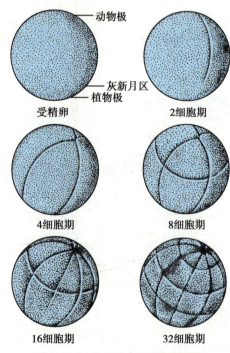

图 4-1 蛙的受精卵早期卵裂过程

（二）卵裂的特点和意义

　　1. **快速的细胞分裂** 卵裂阶段的细胞分裂速度非常快，细胞可以在相对较短的时间内迅速增加。例如，一个蛙受精卵在43小时内可分裂成37 000个细胞。这种快速的细胞分裂为胚胎的增长和发育提供了基础。

2. 紧密的胚胎细胞连接　在卵裂过程中，细胞子代之间通过细胞膜的接触和细胞间连接物质的存在，保持着亲密的关联。这种连接有助于胚胎细胞之间的信号传递和细胞协调发展，确保胚胎整体的稳定性和一致性。

3. 细胞命运分化　随着细胞的继续分裂，一部分细胞会经历细胞命运分化，即分化成不同类型的细胞或细胞群。这种分化过程是胚胎发育的关键步骤，它决定了不同细胞类型的形成，如神经细胞、肌肉细胞、心脏细胞等。细胞命运分化是胚胎发育中细胞多样性的基础，为形成复杂的组织和器官奠定了基础。

4. 遗传信息的传递　卵裂过程中，受精卵中的遗传信息通过细胞分裂传递给下一代细胞。每个细胞子代携带着与受精卵相同的遗传物质，即具有相同的基因组。这确保了遗传信息的连续性和一致性，并为后续的发育过程提供了遗传基础。

二、囊胚

（一）囊胚的形成

细胞继续进行分裂，卵裂球数量增多，实心胚体中间出现一个不规则的腔隙，随着腔隙中液体增多，此腔变为一圆形的空腔，称为囊胚腔（blastocoel）。这个时期这种囊状的胚胎称为囊胚（blastula）或胚泡。鱼类、两栖类动物及哺乳动物的囊胚的比较如图4-2所示。在两栖类动物蛙的第一次卵裂，近动物极的卵裂沟较宽，形成一个小的细胞间的腔，该腔通过细胞间的紧密连接而与外界隔离。在以后的分裂中，该腔不断扩大而形成囊胚腔。胚泡腔（blastocyst cavity）位于胚泡中心。囊胚的形成标志着卵裂期的结束。囊胚的形成涉及细胞分裂和细胞重组，具有以下过程。

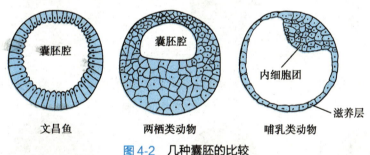

图 4-2　几种囊胚的比较

1. 胚胎内细胞和滋养细胞分离　在早期细胞分裂阶段，胚胎内部的细胞开始与外围的滋养细胞分离。胚胎内部的细胞称为胚胎内细胞，它们具有分化为不同类型的细胞和组织的潜力。滋养细胞则提供胚胎所需的营养和支持。

2. 囊胚腔的形成　在胚胎内细胞和滋养细胞分离后，胚胎内细胞会逐渐重组和聚集在一起，形成囊胚腔。囊胚腔内充满液体，提供胚胎细胞生长和发展所需的环境。

3. 外胚层的形成　囊胚腔内的胚胎内细胞会逐渐分化并形成两层细胞群。外层细胞群称为外胚层，它们环绕着囊胚腔，并与滋养细胞接触，通过细胞间连接物质进行相互作用和信号传递，确保囊胚的稳定性和适宜的发展环境。

4. 内胚层的形成　内胚层位于外胚层和囊胚腔之间。内胚层是由胚胎内细胞中的一部分细胞分化而来，它具有更高的分化潜力，可以发展成各种类型的细胞和组织，包括胚胎的各个器官。

（二）囊胚内细胞团的命运

囊胚内细胞团的命运是通过一系列分化信号和基因调控网络来调控的。这些细胞经历不同的发育路径，决定了它们最终分化成的细胞类型和组织。囊胚内细胞团的命运包括以下几个方面。

1. **内胚层细胞**　囊胚内细胞团中的一部分细胞会分化成内胚层细胞。内胚层细胞具有高度的分化潜力，可以发展成胚胎的各个器官和组织，如神经组织、肌肉组织、骨骼组织等。内胚层细胞的命运决定了胚胎的多样性和不同器官的形成。

2. **胚胎干细胞**　囊胚内细胞团中的一部分细胞可能分化为胚胎干细胞。胚胎干细胞具有自我更新和多能性的特性，可以分化为各种不同类型的细胞。它们在医学研究和治疗中具有巨大的潜力，可以用于再生医学、组织工程等领域。

3. **原始生殖细胞**　囊胚内细胞团中的一部分细胞可能分化为原始生殖细胞。原始生殖细胞是胚胎中具有生殖潜能的细胞，它们能够发展成精子或卵子，参与生殖过程，并传递遗传信息给下一代。

三、原肠胚

（一）原肠胚的形成和特征

原肠胚是由囊胚细胞迁移、转变形成的，是具有双胚层或多胚层的动物胚胎。

1. **原肠胚胚层的形成**　原肠胚的形成涉及多种细胞行为，是胚胎进入到分化为三个胚层的时期。这三个胚层的形成是原肠胚的关键特征之一。外胚层位于囊胚的外侧，中胚层位于外胚层和内胚层之间，内胚层位于囊胚的内侧。目前对于原肠胚形成中的细胞行为的多数研究是利用两栖类动物胚胎进行的，两栖类动物原肠胚的形成图谱如图 4-3 所示。原肠胚形成开始时，一部分细胞开始内陷而出现胚孔，这是原肠胚的原基。位于胚孔的上方的细胞称为背唇。

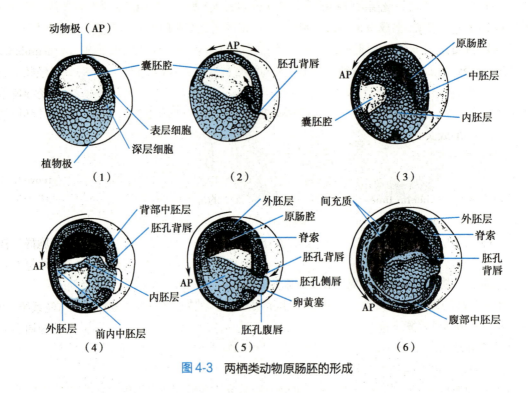

图 4-3　两栖类动物原肠胚的形成

2. **器官原基的形成**　原肠胚的形成为未来器官的发展奠定了基础。在原肠胚阶段，各个胚层逐渐分化为不同的组织和器官的原基。外胚层分化为皮肤、神经系统和部分消化道的组织。中胚层分化为骨骼、肌肉、心脏和泌尿系统的组织。内胚层分化为消化系统、呼吸系统和内脏器官的组织。

3. **体轴的建立**　原肠胚阶段还涉及体轴的建立。体轴是指胚胎主要的前后、上下和左右方向。在原肠胚阶段，体轴开始建立，体腔和脊柱等结构逐渐形成。这一过程对于胚胎的正常发育和器官定位至关重要。

（二）原肠胚的细胞迁移和命运决定

在原肠胚中，细胞会发生迁移和分化，从而形成不同的组织和器官。细胞迁移和命运决定是相互关联的过程。细胞的迁移路径和速度可能会影响其最终的命运。

1. **细胞迁移**　在原肠胚阶段，细胞通过细胞迁移的过程从一个位置移动到另一个位置。这种迁移可以是单个细胞的移动，也可以是细胞群的集体迁移。细胞迁移的方式包括内向迁移和外向迁移，前者是指细胞从外胚层或中胚层向内胚层移动，形成器官原基；后者是指细胞从内胚层向外胚层或中胚层移动，形成其他组织和器官。

2. **命运决定**　在原肠胚阶段，细胞的命运决定了它们最终分化成的细胞类型和组织。这一过程受到一系列的信号和调控因子的影响。这些信号可以来自胚胎内部的细胞间相互作用，也可以来自外部环境的影响。通过细胞间的相互作用和信号转导，细胞逐渐分化成不同的细胞类型，形成各个器官和组织。

四、神经胚

原肠胚阶段结束后，胚体开始伸长，并具备了内、中、外三个胚层，它们是动物所有组织器官形成的基础。胚层开始分化，在胚体背部产生中轴器官——脊索（notochord）和神经管，这个时期的胚胎称为神经胚。从起源看，神经系统的主要组成成分来源于三个部分：神经板、神经嵴和外胚层基板。其中，神经板将形成中枢神经系统的主要结构，神经嵴和外胚层基板形成于神经板与表皮外胚层的交界区域，参与周围神经系统的形成。

（一）神经胚的形成和特征

1. **神经胚的形成**　胚胎形成中枢神经系统原基，即神经管的作用，称为神经胚形成（neurulation），正在进行神经管形成的胚胎称为神经胚（neurula）。神经胚形成主要有两种方式：初级神经胚形成和次级神经胚形成。初级神经胚形成始于神经板（neural plate）的形成，是指由脊索中胚层诱导覆盖于上面的外胚层细胞分裂、内陷并与表皮脱离形成中空的神经管。而次级神经胚形成是指外胚层细胞下陷进入胚胎形成实心细胞索，接着再空洞化，形成中空的神经管。

2. **神经胚的特征**

（1）神经管形成：神经板经过复杂的细胞形态学变化，逐渐凹陷形成神经沟（neural groove），并最终闭合成为神经管（neural tube）。神经管是中枢神经系统的前体，它分化为脑部和脊髓，成为神经系统的主要结构。

（2）神经嵴形成：神经板两侧的组织称为神经嵴（neural crest），它是神经胚特有的细胞群。神经嵴细胞具有高度的迁移和多潜能分化能力，可以分化成神经组织、骨骼、心血管系统、腺体等不同的细胞类型。

（3）神经胚区域分化：在神经胚形成过程中，神经板和神经嵴逐渐分化为不同的神经系统区域。神经管分化为脑部和脊髓，进一步分化形成大脑、小脑、脊髓和脑室系统等。神经嵴分化为周围神经系统的组织和结构。

（二）神经胚的三胚层来源

神经胚的形成涉及胚胎的三个胚层，即外胚层、中胚层和内胚层。

1. **外胚层**（ectoderm）　外胚层提供了神经胚的主要来源。在胚胎发育的早期阶段，外胚层中的一部分细胞经过特定的分化和增殖过程形成神经板，最终发展为神经管。

2. **中胚层**（mesoderm）　中胚层参与了神经管的形成和神经胚的周围组织发育。中胚层中的一些细胞群参与了神经系统的发育过程。特别是在神经管的形成过程中，中胚层细胞的调控和相互作用发挥了至关重要的影响。此外，中胚层还分化为神经胚的周围组织和结构，如脊椎骨、肌肉和血管等。

3. **内胚层**（endoderm）　内胚层对神经胚的形成起到了支持和调控的作用。内胚层通过对外胚层和中胚层细胞的信号调控,影响神经胚的形成和分化过程。内胚层细胞为周围神经组织提供支持和营养,并参与胚胎发育的整体调控。

(三)神经胚的神经管形成和神经系统发育

神经胚的神经管形成是神经系统发育的关键过程。神经管的形成和发展涉及细胞的分化、形态学的变化和细胞迁移。如图4-4所示,蛙神经胚形成的三个阶段分别为:

1. **神经板期**　这个阶段是神经系统最早的阶段。在神经板期,胚胎的外胚层形成了一个平坦的结构,称为神经板。神经板是未来神经系统的原始形态。脊索是一种柱状的支持结构,位于神经板的下方。它在神经胚胎发育过程中起到了重要的支持和引导作用,也是后来脊椎的原基。中胚层位于神经板和内胚层之间,它在胚胎发育中发挥多种功能,包括支持和调控神经系统的发育。内胚层位于胚胎的最内层,将发展成消化系统和呼吸系统等内脏器官。

2. **神经沟期**　在这个阶段,神经板开始向内凹陷,形成神经沟,这是神经系统形成的中间阶段。神经沟的边缘逐渐向中线靠拢,最终形成神经管的中央腔。神经管的形成是通过神经板的转变和融合完成的。中胚层在神经沟期继续存在,并可能通过一系列信号分子影响神经板的内凹形成。内胚层在神经沟期并不直接参与神经系统的形成,而是继续发展成为内脏器官。

3. **神经管期**　这个阶段是神经管完全形成并闭合的阶段。神经管将成为中枢神经系统的基础结构,包括大脑和脊髓。神经管的闭合标志着神经系统的主要器官的形成。神经嵴是神经管周围的细胞群,它们将分化成各种神经组织和其他细胞类型,如神经节和神经胶质细胞。体节是中胚层的一部分,是胚胎早期形成的一系列结构,最终分化成肌肉、骨骼和其他组织。体壁中胚层是中胚层的一个区域,它参与了肾脏等器官的发育。体腔是胚胎内的一种腔隙结构,由中胚层的发育而形成,最终发展成为体腔器官的基础。脏壁中胚层是中胚层的另一个区域,它与内胚层一起形成了消化系统和呼吸系统等内脏器官。外胚层继续发展成为神经系统的外层,形成了神经管的外壁。

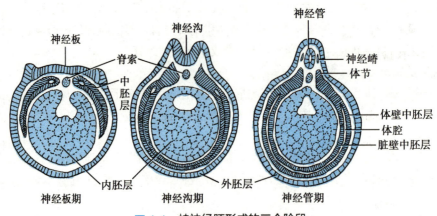

图4-4　蛙神经胚形成的三个阶段

五、器官发生

指由内、中、外三个胚层分化发育成胚体各个器官系统的发生过程。

(一)器官原基的形成

器官原基是指胚胎中形成各种器官的最初结构,它们最终发展成为成熟的器官和组织。器官原基形成的一般过程如下:

1. **细胞分化**　在胚胎发育早期,经过胚胎细胞的分化,一部分细胞开始具有特定的功能和特征,形成不同的胚层,包括外胚层、中胚层和内胚层。

2. **组织层次的建立**　通过细胞迁移和重排,胚胎中的细胞逐渐组织成不同的层次结构。外胚层形成外皮、神经鞘和感觉器官等组织;中胚层分化为骨骼、肌肉和心血管系统等组织;内胚层形成消化系统、呼吸系统和泌尿系统等组织。

3. **器官原基的出现**　在细胞分化和组织层次建立的基础上,特定的细胞群开始集结形成器官原基。这些器官原基逐渐发展和分化,最终形成成熟的器官。

(二)典型器官系统的发育过程

表4-1显示了哺乳动物三胚层发育的组织器官。

1. **循环系统的发育**　循环系统的发育始于胚胎中的心脏原基。最初,心脏原基由心管形成,随着发育,心管进一步分化为心室、心房和心血管瓣膜等结构。同时,血管原基形成动脉、静脉和毛细血管网络。这些结构逐渐发展成为一个完整的循环系统,负责输送氧气和养分到身体各部分。循环系统发育的主要过程包括心脏的形成、血管的形成、循环系统的连接、循环系统的分化和成熟。

2. **呼吸系统的发育**　呼吸系统的发育始于胚胎中的呼吸道原基。最初,呼吸道原基形成气管和肺原基,随着发育,气管分化为气管和支气管,肺原基分化为肺泡和呼吸组织。这些结构最终形成一个复杂的呼吸系统,负责气体交换和呼吸功能。呼吸系统发育的主要过程包括肺的形成、血供的建立、呼吸结构的发展及肺泡表面活性物质的产生。

3. **消化系统的发育**　消化系统的发育始于胚胎中的消化道原基。最初,消化道原基形成食管、胃和肠道。随着发育,消化道分化为不同的区域,包括食管、胃、十二指肠、小肠和大肠等。同时,消化系统还发育出附属腺体,如肝脏和胰腺,以辅助食物消化和营养吸收。消化系统发育的主要过程包括消化道的形成、腹腔器官的形成、消化腺的发展、肠道表面的改建。

4. **泌尿系统的发育**　泌尿系统的发育始于胚胎中的泌尿系统原基。最初,泌尿系统原基形成肾脏、输尿管和膀胱等结构。随着发育,肾脏分化为肾小球和肾小管,形成尿液的过滤和调节功能。同时,输尿管和膀胱也发育成熟,负责尿液的传输和储存。泌尿系统发育的主要过程包括肾脏的形成、尿道的形成、泌尿系统血供的建立及泌尿系统的分化和功能建立。

5. **中枢神经系统的发育**　中枢神经系统包括脑和脊髓,它们的发育始于神经胚的形成。神经胚分化为神经板,随后神经板经历神经管闭合的过程,形成脑和脊髓的结构。脑分化为脑干、小脑、大脑半球等部分,而脊髓则延伸并分化为不同的脊髓节段。同时,神经细胞的迁移和分化也负责形成脑和脊髓的各个区域和神经元类型。

6. **骨骼系统的发育**　骨骼系统的发育始于中胚层和外胚层的相互作用。最初软骨原基形成于中胚层,然后逐渐转变为骨原基。骨原基中的细胞会逐渐分化为软骨细胞和骨细胞,形成骨骼的基本结构。此外,骨骼的形成还受到内在调控因子和外部力量的影响。骨骼系统的发育还涉及骨骼生长、骨骼重塑和关节的形成等过程。骨骼系统发育的主要过程包括骨骼的初步形成、骨骼的骨化、骨骼的发育和成长。

7. **淋巴系统的发育**　淋巴系统的发育起源于淋巴细胞的分化和组织的形成。淋巴系统发育的主要过程包括淋巴细胞的产生、淋巴器官的形成、淋巴管的形成。

8. **免疫系统的成熟**　免疫系统的成熟是淋巴系统的发育过程中,淋巴细胞经历细胞分化和功能成熟的过程;包括 T 细胞和 B 细胞的分化和成熟,以及免疫细胞的特定功能的发展,如抗体产生和细胞毒性。淋巴系统的发育过程涉及多个分子信号和细胞相互作用的调控,对于机体的免疫功能和免疫应答至关重要。

表4-1　哺乳动物三胚层发育的组织器官

外胚层	中胚层	内胚层
皮肤的表皮、毛发、爪甲、汗腺;神经系统(脑、脊髓、神经节),神经感官的接收器细胞;眼的晶体;口、鼻腔;肛门上皮、牙的釉质(神经系统、感觉器官)	肌肉(平滑肌、骨骼肌及心肌);皮肤的真皮;结缔组织,硬骨及软骨;牙质;血液及血管;肠系膜;肾脏;睾丸和卵巢(骨骼、肌肉、心血管系统、泌尿生殖系统)	肠上皮、气管、支气管、肺上皮;肝脏、胰腺;胆囊上皮;甲状腺、甲状旁腺及胸腺;膀胱、尿道上皮(消化道上皮、呼吸道上皮和泌尿系统上皮,消化腺等)

第二节 | 胚胎发育机制

胚胎的变化和发展受到遗传学和细胞学机制的精密调控。遗传学机制包括基因调控和表观遗传学机制,而细胞学机制则包括细胞分裂、分化、命运决定以及组织形成等重要过程。

一、胚胎发育的遗传学机制

(一)胚胎发育的基因调控和表达

1. 基因差异表达决定分化 胚胎发育的过程受到表达调控的严格控制。高等生物的基因表达具有组织特异性和发育阶段特异性,动物的胚胎发育过程中,不同基因随时间、空间而有选择性地表达,从而导致细胞的分化和器官的形成。

基因调控的关键是转录因子的作用。转录因子是一类特殊的蛋白质,它们通过结合到DNA的特定序列,激活或抑制目标基因的转录,从而影响细胞的命运和发育过程。转录因子的表达和调控受到细胞内外信号的调节,包括细胞信号转导通路、细胞因子和激素等。

2. 基因差异表达决定形态发生 对果蝇、脊椎动物等研究表明,细胞核中存在着控制胚胎发育、细胞分化的多层次基因群。

(1)母源效应基因:决定卵子和未来胚胎的前后轴和背腹面的一组基因,基因的产物在卵细胞质中按一定的时空图式分布,使细胞核中的基因被选择性激活,决定未来胚胎三个胚层的命运和分节。

(2)分节基因群:决定体节的分节和极性,奠定胚胎形体大格局的基因群。

(3)同源异型基因:在分节基因群作用的基础上,进一步决定各体节的形态特征。

在胚胎发育过程中,不同细胞类型和组织会表达不同的基因,从而决定它们的特定功能和命运。这种差异表达是通过转录因子的调控和表观遗传机制实现的。表观遗传机制包括DNA甲基化、组蛋白修饰和非编码RNA等,它们可以影响基因的表达模式和细胞的分化过程。

(二)细胞分化与个体发育的表观遗传学机制

细胞分化是胚胎发育中的关键过程,它使得原始的、未特化的细胞逐渐转变为具有特定功能的细胞类型。在细胞分化过程中,表观遗传学机制扮演着重要的角色,其中,DNA甲基化和组蛋白的修饰,在调控基因表达和细胞身份决定方面起着关键作用。

1. DNA甲基化与细胞分化 DNA甲基化是指通过在DNA分子上附加甲基基团来调控基因表达的过程。这一修饰通常发生在DNA分子的胞嘧啶(C)残基上,形成5-甲基胞嘧啶(5-methylcytosine)的结构。在胚胎发育过程中,不同的细胞类型会表现出特定的DNA甲基化模式。DNA甲基化可以影响基因的转录活性和染色体的稳定性。

脊椎动物一些基因的活性与基因调控区域或其周围特定胞嘧啶的甲基化有关。DNA的甲基化不仅可导致染色质或染色体的异染色质化,使其大范围区段上的基因失去转录能力,或导致整条染色体的失活(例如,雌性哺乳动物的X染色体失活),也可以作用于某个基因的启动子使其沉默。这些模式可以在细胞分化的早期阶段建立起来,并且在细胞分化过程中被稳定地传递给后代细胞。通过这种方式,细胞可以保持其特定的细胞身份和功能。

2. 组蛋白的修饰与细胞分化 组蛋白是染色质的主要构成成分之一,它可以通过多种修饰方式调控基因的表达。这些修饰包括乙酰化、甲基化、磷酸化、泛素化等,它们可以影响染色质的结构和染色质与转录因子之间的相互作用。通过这些修饰,组蛋白可以形成不同的修饰模式,进而调控特定基因的转录活性。改变组蛋白的修饰状态,使DNA和组蛋白的结合变松,使相关基因表达。

组蛋白甲基化可使染色体的结构发生变化,来调控基因的表达。组蛋白乙酰化,是指通过对组蛋白电荷以及相互作用蛋白的影响,调节基因转录。组蛋白的磷酸化,是指磷酸化通过改变组蛋白电荷、修饰组蛋白结合表面,在基因转录中起调控作用。组蛋白泛素化主要通过对被降解组蛋白连接上泛素标记,使部分蛋白启动基因表达来实现。

3. 非编码RNA与细胞分化　除了编码蛋白质的RNA分子外,越来越多的非编码RNA(non-coding RNA)被认识到在胚胎发育中发挥着重要的调控作用。非编码RNA是指在转录过程中产生的RNA分子,其序列无法被翻译成蛋白质。在细胞分化过程中,各种类型的非编码RNA参与了调控基因表达和细胞功能的多个方面。其中最重要的类别包括长链非编码RNA(long non-coding RNA,lncRNA)和微RNA(microRNA,miRNA)。

lncRNA可在表观遗传水平、转录水平及转录后水平对基因表达进行调控。lncRNA主要参与X染色体沉默、维持胚胎干细胞多潜能状态,以及胚胎干细胞、神经干细胞、肌肉细胞、表皮细胞、成骨细胞、脂肪细胞等的分化,并且,lncRNA与疾病密切相关,如肿瘤的发生。

miRNA主要通过调控细胞的增殖、分化与凋亡而参与了胚胎早期发育、神经发育、肌肉发育和淋巴细胞发育等方面,是动物发育过程中的重要调控因子。miR-1在骨骼肌和心肌发育过程中具调控作用。piRNA调控哺乳动物配子发生、生殖干细胞分化。神经元特异表达的miR-124,使神经细胞的特性得以获得并维持。miR-145参与了调控平滑肌细胞的分化。miR-150特异表达于成熟的淋巴细胞,影响淋巴细胞的发育与应答反应。miR-223特异表达于骨髓,对祖细胞增殖和粒细胞的分化及活化进行负调控。

二、胚胎发育的细胞学机制

(一)细胞决定与细胞分化

细胞决定(cell determination),是指细胞在分化之前已预先确定了其未来的发育命运,只能向特定方向分化。细胞分化是指原始的未分化细胞逐渐发展成特定类型的细胞,具备特定形态和功能的过程。在胚胎发育过程中,细胞分化是一种关键的细胞学机制,通过细胞分化,胚胎中的细胞逐步形成不同类型的细胞,最终构建出各种组织和器官。

细胞分化潜能可以是全能性、多能性和单能性。细胞全能性,是指细胞有发育为整个个体的潜能。细胞多能性,是指细胞具有发育为多种表型细胞的潜能。细胞单能性,是指细胞能够分化成特化细胞的潜能。

(二)细胞分化与命运决定

1. 细胞命运的多样性和可塑性　细胞命运的多样性,是指在胚胎发育和组织再生过程中,细胞可以分化成多个不同的细胞类型。这种多样性是细胞命运决定的结果,由细胞内外环境因素的调控所决定。

在早期胚胎发育阶段,细胞的命运尚未完全确定,存在着一定的可塑性。这种可塑性为细胞的重新编程和重分化提供了机会。例如在体细胞核移植和诱导多能干细胞(induced pluripotent stem cell,iPSC)的研究可以使成熟的细胞回退到干细胞状态,重新获得多能性,并具备分化为多个不同类型细胞的能力。

细胞命运的可塑性也可以通过环境信号和因素的调控来实现。例如,在组织再生过程中,受损组织中的成熟细胞可以通过相应的信号刺激和细胞因子的作用,改变其命运,参与修复和再生过程。细胞从一个成熟的细胞类型转变为另一个成熟的细胞类型,这种现象被称为转分化(transdifferentiation)。

2. 信号转导通路和环境因素对细胞分化的影响

(1)发育信号转导通路:发育过程中存在许多重要的信号转导通路,如Wnt、Notch等。这些信号转导通路参与细胞命运决定和分化过程的调控。它们通过激活特定的信号转导级联,调控细胞内的基因表达,影响细胞的分化方向和细胞类型的选择。

(2)细胞因子和生长因子:细胞因子和生长因子是细胞分化过程中重要的调控分子。它们通过与细胞表面受体结合,触发细胞内信号转导,调控基因表达和细胞功能。不同的细胞因子和生长因子对细胞的分化有不同的影响,可以促进特定细胞类型的分化或抑制细胞分化。

（3）细胞 - 细胞相互作用：细胞之间的相互作用对细胞分化也具有重要影响。细胞间的黏附、信号交流和相互调节可以影响细胞的命运和分化过程。例如，细胞间的相互识别和黏附可以触发细胞内信号转导，激活特定的基因表达，导致细胞的分化和定位。

（4）外部环境因素：细胞分化还受到外部环境因素的影响，如物理性质（细胞外基质刚度、机械力等）、化学物质（细胞外信号分子、细胞培养基成分等）和生物因素（细胞 - 细胞相互作用、细菌等）。这些外部环境因素可以直接或间接地影响细胞内信号转导通路和基因表达，调控细胞分化和命运决定。

（三）细胞迁移与组织形成

1. **细胞黏附和细胞运动的机制** 细胞黏附是指细胞与周围细胞或基质之间的相互结合。它通过黏附蛋白、细胞间连接和细胞外基质的相互作用来实现。细胞黏附可以通过下列机制发生：①细胞间连接，包括紧密连接、连接蛋白和锚定连接，它们通过细胞膜上的蛋白质复合物和细胞骨架的相互作用，使细胞相互连接和黏附在一起；②细胞外基质，细胞外基质是一种由胶原蛋白、弹力蛋白和蛋白多糖等组成的支持组织结构的网状结构。细胞通过黏附蛋白（如整合素）与细胞外基质相互作用，实现与基质的黏附。细胞运动是指细胞在胚胎发育和组织形成过程中的移动和定位。它的主要机制包括：胚胎发育的细胞移动、组织重塑及细胞迁移。

2. **细胞聚集和组织形成的过程** 可以概括如下：①细胞聚集，单个细胞通过相互吸引和黏附作用，逐渐聚集成多细胞聚集体。这种细胞间的聚集通常通过细胞间黏附分子（如细胞间黏附蛋白、细胞外基质蛋白）的相互作用来实现。细胞聚集的过程是胚胎发育中组织形成的起始阶段。②组织形成，随着细胞的聚集，不同类型的细胞开始协同作用，形成特定的组织结构。这个过程涉及细胞的定向运动、细胞间的信号交流和细胞分化等。细胞的运动和定位是组织形成的关键因素，它们通过细胞间的相互作用和信号转导来调控。③组织构建，在细胞聚集和组织形成的基础上，组织开始进一步构建，形成更加复杂的结构。这涉及细胞的分化、细胞骨架的重塑和组织间的相互作用等多个机制。细胞在组织构建过程中，通过细胞间连接和黏附蛋白的相互作用，形成紧密结合的细胞群，最终形成完整的组织结构。

三、发育机制的进化

（一）发育机制的进化与发展

1. **进化发育生物学的概念与历史背景** 进化发育生物学（evolutionary developmental biology，简称 Evo-Devo）是一门综合了进化生物学和发育生物学的学科，旨在研究生物体形态和结构的起源、发展和演化过程。

Evo-Devo 的概念起源于 20 世纪 80 年代末和 90 年代初，它的出现是对传统进化生物学和发育生物学之间的鸿沟的填补和整合。传统的进化生物学主要关注物种之间的演化和适应性变化，而发育生物学则研究个体发育的过程和机制。然而，进化生物学家逐渐认识到个体发育的过程对于理解演化和形态多样性具有重要意义，而发育生物学家也开始认识到发育过程中的变异和调控机制对于理解进化起源至关重要。于是，Evo-Devo 的学科领域应运而生。

Evo-Devo 的发展历程中涌现了一些重要的研究领域和概念，例如基因调控网络的演化、发育模块化和融合、发育约束与多样性的关系、功能转化与形态演化等。通过对不同物种的比较研究，Evo-Devo 揭示了形态多样性的起源和演化机制，从分子水平到组织和器官层次，揭示了发育和进化之间的联系和相互作用。

2. **发育机制的进化在物种多样性和形态演化中的作用**

（1）可塑性与适应性：发育机制的进化使得生物体在面对环境变化时具有可塑性和适应性。生物体可以通过调整发育过程中的基因表达和细胞命运来适应不同环境条件。这种可塑性使得物种能够适应各种生态位和生活方式，促进了物种多样性的形成。

（2）基因调控网络的演化：发育机制涉及基因调控网络的建立和演化。基因调控网络是一组相互作用的基因和调控元件,它们共同控制着发育过程中的基因表达和细胞命运。这些基因调控网络在不同物种之间可以发生演化,导致形态结构和发育过程的差异。

(3)约束与变异:发育机制的进化也涉及约束和变异的平衡。约束是指一些发育过程或机制对形态演化的限制,而变异是指基因表达和细胞命运的变化。通过在约束和变异之间的平衡中产生的变化,生物体可以在形态演化中获得新的特征和适应性。

(4)基因重复和功能转化:发育机制的进化还涉及基因重复和功能转化的过程。基因重复是指某些基因在进化过程中发生复制和扩增,从而产生新的基因家族。这些基因的功能可以发生转化,从而在发育过程中产生新的表型特征。

(二)发育和进化的相互关系

1. 发育的进化意义和适应性
发育的进化意义和适应性指的是发育过程和机制如何在进化中起到重要的作用,使物种能够适应不断变化的环境和生存需求。

(1)形态适应和生活方式:发育过程决定了生物体的形态结构和器官组织,使其能够适应特定的生活方式和环境。通过适应性的发育过程,生物体能够获得特定的形态特征和器官结构,使其在捕食、逃避和获取其他资源等方面具有优势。

(2)繁殖策略和生命周期:不同物种的生殖方式和生命周期会对其生存和繁衍能力产生重大的影响。适应性的发育过程可以使物种在繁殖、孵化、幼体发育和成体繁殖等方面具有最佳的适应性。

(3)可塑性和适应性:发育过程具有一定的可塑性,使得生物体能够对环境变化作出适应性调整。环境因素可以影响基因表达和细胞命运,从而导致发育的差异。这种可塑性使得物种能够在不同环境条件下适应并生存下来。

(4)多样性的起源和维持:发育过程的多样性是生物多样性的重要组成部分。不同物种的发育过程和机制会导致形态、结构和功能的多样性。这种多样性不仅促进了物种的适应性和生存能力,也为进化提供了基础。

2. 发育基因的保守性和变异性
发育基因的保守性和变异性是指在物种进化中,发育过程中所涉及的基因在不同物种中,保持相对保守或发生变异的现象,这对于物种的进化和适应具有重要意义。

(1)保守性:许多发育基因在不同物种中表现出高度的保守性,即它们的序列和功能在不同物种中保持相对稳定。这种保守性可以追溯到物种的共同祖先,这些基因在进化过程中扮演着关键的角色。通过保守性的发育基因,物种能够保留某些发育特征和机制,确保重要的发育过程得以正确进行。

(2)变异性:尽管发育基因具有一定的保守性,但它们也可以发生变异。这些变异可能是突变、基因重排或基因组重组等方式引起的。这种变异性为物种的进化和适应提供了可能性。发育基因的变异可以导致物种间的形态、结构和功能差异,进而促进物种适应不同环境条件和生存需求。

第三节 | 胚后发育

胚后发育是生命持续发展的延续。个体的生命周期包括了生长、再生、衰老和死亡等多个阶段。生长作为发育的重要标志,受内外环境影响,通过生长曲线和速度的变化,构筑了个体不同阶段的形态。再生作为生命的奇迹,展现了组织的自我修复和细胞的多功能性。然而,衰老不可避免地降临,细胞老化与身体系统功能下降交织出生命的另一面。最终,死亡作为生命周期的终点,对生态系统和物种的影响也在我们的探索之列。

一、生长

(一)生长曲线与生长速度
生长是胚后发育阶段的重要过程,是指个体的体积、质量和大小的增加。生长曲线和生长速度是描述生长过程的常用指标。细胞体积增大,是个体发育中某些细胞的生长方式。大量细胞外基质细胞分泌完成了细胞外空间容量的增加。

生长曲线是用来描述个体生长过程中体积、质量或大小的变化情况的曲线图。常见的生长曲线包括S形曲线和指数曲线。S形曲线表现为初始阶段的缓慢增长，然后进入快速增长阶段，最后逐渐趋于饱和。指数曲线则呈现出指数增长的趋势，即个体的生长速度越来越快。

生长速度是指个体在单位时间内增加的体积、质量或大小，通常用单位时间内的增长量来表示，如每天、每周或每年的增长量。生长速度随着个体的发育阶段和环境条件的变化而变化，通常在生长曲线中表现为先快后慢或逐渐趋于稳定。

（二）内外环境对生长的影响

内外环境因素可以影响个体的生理状态、代谢活动、营养吸收和能量利用等，从而影响生长的速度和模式。

1. 营养供应 充足的营养供应是个体生长的基本要求。合适的营养摄取能够提供必需的营养物质，如碳水化合物、脂肪、蛋白质、维生素和矿物质等，以支持细胞增殖和组织发育。缺乏或不平衡的营养供应会导致生长受限或异常。

2. 温度 温度是影响生物生长的重要环境因素之一。温度可以影响代谢速率、酶活性、细胞分裂和细胞扩张等生理过程。不同物种对温度的适应范围有所差异，过高或过低的温度都可能对生长产生负面影响。

3. 光照 光照是植物生长的关键因素之一。光照可以提供植物所需的能量，参与光合作用，并影响植物的光形态建成和开花过程。光照的强度、持续时间和光质都对植物的生长产生影响。

4. 水分和湿度 水分是生物体生长发育所必需的。适当的水分供应可以维持细胞内外的水平衡，促进养分吸收和运输，调节植物的渗透压和叶片的展开等。湿度也会对生物的生长和水分蒸散产生影响。

5. 空气质量 空气中的氧气、二氧化碳和其他气体成分对生物的生长具有重要影响。合适的氧气供应可以满足细胞呼吸和能量代谢的需求。二氧化碳是光合作用的底物，对植物的生长发育具有影响。

（三）生长激素的作用与调控

生长激素是一类由生物体产生的化学物质，对生长和发育过程起着重要的调控作用。它们在植物和动物的生长中都发挥着关键的功能。

在动物中，生长激素主要由脑垂体分泌，如人体中的生长激素（GH）。生长激素对骨骼、肌肉和内脏器官的生长和发育具有重要影响。它促进蛋白质合成、细胞增殖和分化，调节脂肪代谢和碳水化合物代谢，以及影响骨骼的骨密度和生长板的功能。生长激素还参与调节身体的代谢率和能量平衡。

生长激素的产生和释放受到多种调控因素的影响，包括神经调节、生理状况、营养状态和环境因素等。它们通过与细胞表面的受体结合，触发一系列细胞内信号转导途径，从而调节下游基因的表达和细胞功能。

二、再生

生物体在其身体某部分受到损伤或丧失后的修复过程。

（一）再生的形式

1. 生理性再生 即细胞更新，如人体内每秒约有600万个新生的红细胞替代死亡的红细胞。

2. 修复性再生 许多无脊椎动物用这种方式来形成失去的器官，如壁虎的尾和螃蟹的足。

3. 重建人工实验条件下的特殊现象 如人为将水螅的一片组织分散成单个细胞，在悬液中，这些细胞重新聚集，在几天至几周以后，形成一条新的水螅。

（二）再生的过程

个体受到损伤或失去一部分，余下的邻近组织的细胞进行分裂，增殖；组织干细胞增殖、分化，便开始再生并恢复。

1. 再生需要3个条件 即必须具有再生能力的细胞,局部环境条件能引导这些细胞进入再生途径,去除阻碍再生进行的因素及因子。

2. 脊椎动物再生的两类主要细胞

(1)干细胞或祖细胞,最常见的是干细胞和祖细胞进行再生,如表皮干细胞参与皮肤的再生,造血干细胞参与血液组织的更新和重建。

(2)已分化细胞的去分化或转分化,然后再分化,形成失去的组织或器官。

(三)再生医学的应用与前景

再生医学是一门致力于利用细胞、组织和器官的再生能力来修复受损组织和治疗疾病的学科,它结合了生物学、工程学和医学等多个领域的知识和技术,旨在开发新的治疗方法和替代性治疗方式。再生医学的应用领域非常广泛,包括但不限于以下几个方面。

1. 组织工程 利用生物材料和细胞培养技术,构建人工组织和器官以替代受损组织或器官。例如,使用干细胞或多能细胞重编程技术培养出人工心脏组织、肝脏组织或肾脏组织,用于移植和治疗疾病。

2. 干细胞治疗 利用干细胞的自我更新和多向分化能力,将其诱导分化为特定类型的细胞,用于替代受损组织或器官。干细胞治疗在神经退行性疾病、心血管疾病和骨骼肌肉损伤等领域具有潜在的疗效。

3. 基因治疗 利用基因工程技术修复或替代缺陷基因,治疗遗传病。基因治疗可以通过向细胞中引入正常的基因来恢复功能,或者通过抑制异常基因的表达来治疗疾病。

4. 组织再生和修复 通过调控内源性再生机制,促进受损组织的再生和修复能力。例如,利用生长因子、细胞因子和生物材料等刺激剂,促进骨骼和软组织的再生和修复。

三、衰老

衰老是绝大多数生物性成熟以后,机体形态结构和生理功能逐渐退化或老化的过程。衰老是时间依赖性的缓慢过程。

哺乳动物进入衰老期,机体结构和功能出现衰老特征,主要包括:

1. 循环系统 心脏肌肉变僵硬,心脏的泵血能力减弱,导致心脏功能下降和心血管疾病的风险增加。此外,血管壁也变得更加僵硬和没有弹性,血液循环变得不那么高效。

2. 呼吸系统 肺泡的弹性和通气能力减弱。这可能导致气体交换的减少和呼吸功能的下降,使老年人更容易受到呼吸系统感染和疾病的影响。

3. 消化系统 胃酸分泌减少,胃肠蠕动减缓,消化酶和吸收功能减弱,导致消化能力和营养吸收能力下降,容易出现胃肠道问题和营养不良。

4. 泌尿系统 肾脏功能逐渐下降,肾小球滤过率减少,排尿功能减弱,可能导致水平衡紊乱、尿液浓缩能力下降和排泄废物的能力减弱。

5. 神经系统 神经元数量减少,神经递质的合成和释放减少,导致神经传递速度下降和神经功能衰退。这可能导致记忆力减退、注意力不集中、运动协调能力下降等问题。

6. 骨骼系统 骨密度逐渐减少,骨质疏松的风险增加。骨骼强度减弱,易于发生骨折和骨损伤。

7. 免疫系统 免疫系统的功能下降,免疫应答能力减弱,导致老年人更容易受到感染和其他疾病的影响。

环境因素对衰老的过程有着重要的影响,以下是一些常见的环境因素对衰老的影响。

1. 氧化应激 环境中存在的氧化物质(如自由基)可以引起氧化应激,导致细胞内分子的氧化损伤。长期的氧化应激可以加速细胞衰老过程。

2. 紫外线辐射 长期暴露在紫外线下会引起皮肤老化,包括皱纹、色斑和弹性丧失。紫外线还可以损害细胞的 DNA,增加皮肤癌等疾病的风险。

3. **污染物暴露**　环境中的污染,如空气污染、水污染,以及受到某些化学物质污染,可以对身体组织和器官产生损害。这些污染物可能引起细胞氧化损伤、炎症反应和组织损伤,从而加速衰老过程。

4. **饮食和营养**　不良的饮食习惯和营养不均衡可以导致慢性炎症、代谢紊乱和细胞损伤,加速衰老过程。

5. **生活方式**　不健康的生活方式如缺乏运动、不良的睡眠习惯,遭受压力和不良的应对方法,可能导致慢性炎症、心血管疾病、代谢紊乱和免疫功能下降,加速衰老过程。

6. **社会环境和心理因素**　孤独、抑郁等因素可以加速衰老过程,影响身体和心理健康。

四、死亡

死亡是生物体生命周期的一个关键组成部分,指的是有机体无法维持生命活动,失去生命特征,无法响应外界刺激的状态。机体的死亡,标志着从生长发育、衰老,过渡到个体生命的结束。医学上判定死亡的标准是心跳、呼吸停止,心、脑电图平波,瞳孔反射消失等。机体的死亡并非全部细胞同时停止生命活动,只有当脑细胞死亡后,脑功能完全丧失,才被视为个体死亡。在个体发育的过程中,细胞死亡在调整和塑造器官、组织以及整个生物体结构方面发挥着重要作用。

(一)个体死亡与生命周期

个体死亡是生物生命周期的必然结果,但它也为新生命的产生和物种的繁衍提供了机会。

1. **生命期限**　不同物种和个体有不同的生命期限。某些物种的生命周期可能只有几小时或几天,而其他物种可以活数十年甚至更久。人类的平均寿命在不同地区和时期有所变化,但通常在数十年到一百多年之间。

2. **寿命的调控**　个体的寿命受多种因素的影响,包括基因、环境、生活方式和健康状况等。遗传因素在个体的寿命中起着重要作用,但环境因素也可以通过影响基因表达和生理功能来影响寿命。

3. **衰老过程**　随着时间的推移,个体会经历衰老过程,包括身体功能的逐渐下降和疾病的增加。衰老是个体死亡的一个重要因素,衰老表现为细胞老化、DNA损伤累积和机体的功能障碍等。

4. **死亡的原因**　个体死亡的原因可以是多种多样的,包括疾病、外伤、老化、营养不良和环境因素等。某些物种的寿命可能受到天敌、食物供应或季节变化等环境因素的影响。

5. **生命周期的重要性**　个体死亡是生物进化和种群动态的重要组成部分。通过个体死亡和后代的繁衍,物种可以保持种群的稳定性,并适应环境变化。

(二)死亡对生物圈与物种的影响

死亡对生物圈和物种有着重要的影响,主要包括:

1. **养分回收**　死亡过程促进了养分的回收和再利用。当有机体死亡后,其体内的有机物和养分会逐渐分解并释放到环境中。这些养分可以被其他生物利用,支持新的生命的生长和发展。养分的回收过程对于维持生态系统的健康和循环至关重要。

2. **能量流动**　死亡过程在生态系统中促进了能量的转移和流动。有机体死亡后,其组织中的蛋白质、脂肪、糖类以及其他有机物质会被分解和降解。这些分解产物被其他生物,如包括细菌、真菌、一些原生生物和微生物等的分解者和食物链上的消费者所利用,从而将能量转移到下一级生物。这种能量流动维持了生物圈的能量平衡和生态系统的运作。

3. **种群动态**　死亡是物种种群动态的重要组成部分。个体的死亡可以导致种群的数量减少,从而影响种群的大小和密度;也可以通过自然选择压力来塑造遗传多样性和物种适应性。死亡的平衡和控制对于维持物种的生态平衡和持续存在至关重要。

4. **物种的适应与进化**　死亡可以通过自然选择来筛选出适应环境的个体和基因型,从而推动物种的进化。死亡还可以促进物种的遗传多样性,增加对环境变化的应对能力。

第四节 | 发育异常

生命的发展之路并非总是一帆风顺。发育异常可能是环境因素和遗传因素相互作用的结果。为了防范和应对发育异常，产前诊断方法和遗传咨询变得至关重要，以便在早期发现问题并采取相应措施。通过深入研究发育异常，我们不仅能更好地理解发育的复杂性，也能为促进健康个体发育提供更多的指导和支持。

一、发育异常的影响因素

（一）环境因素

1. 生物因素　包括病毒、细菌、寄生虫（如弓形虫）、支原体、立克次体等。这些因素可以直接影响胚胎的发育过程，导致发育异常的发生。

2. 物理因素　如辐射、温度变化、气压变化等。暴露于高剂量的辐射或极端温度等物理因素可能对胚胎的正常发育造成损害。

3. 化学因素　包括母体接触到的有害药物、化学试剂、化学物质污染物等。这些化学物质可以穿过胎盘进入胚胎体内，干扰正常的胚胎发育。

4. 其他因素　包括父母年龄过高，母亲妊娠期间酗酒、大量吸烟、严重营养不良、维生素和微量元素缺乏等均可导致先天畸形。

（二）遗传因素

1. 染色体畸变　染色体畸变是指染色体的结构异常或数量异常。例如，染色体缺失、重复、倒位、易位等会导致遗传物质的丢失或重新排列，影响胚胎的正常发育。

2. 单基因遗传病　某些发育异常是由单个基因的突变引起的。这些基因突变可以来自父母的遗传，或者在胚胎发育过程中新产生的。例如，囊性纤维化、血友病等都是由单个基因突变引起的遗传病。

3. 多基因遗传病　一些发育异常是由多个基因相互作用或多个基因的突变引起的。这种遗传模式更为复杂，可能涉及多个遗传因素的累积效应。例如，唇腭裂、神经管缺陷等都是与多个基因相关的遗传病。

（三）环境因素和遗传因素的相互作用

1. 环境因素与遗传易感性的关联　环境因素可以与个体的遗传背景相互作用，增加或减少某些遗传变异引起发育异常的风险。例如，某些环境暴露（如毒物、辐射）可能对某些基因突变表现出更高的致病性或影响发育的敏感性。

2. 环境调控基因表达对发育的影响　外部环境条件，如营养、氧气水平、温度等可以影响基因的启动和抑制，进而影响细胞分化、器官发生等发育过程。

3. 遗传因素调节环境对发育的影响　遗传因素可以调节个体对环境因素的响应和适应能力。个体的基因组组成和遗传变异可以影响对环境刺激的感知、代谢过程的调节以及细胞应激反应等，从而影响发育过程中的适应性和稳定性。

二、发育异常的产前诊断

（一）产前诊断方法

发育异常的产前诊断是指在胎儿发育过程中，通过特定的检查和测试方法，对胎儿可能存在的异常进行预测和诊断，常用的产前诊断方法如下。

1. 超声检查　超声波可以通过扫描腹部或阴道，观察胎儿的生长和器官发育情况。这是一种无创、安全且常用的产前诊断方法，可以检测胎儿的结构异常等。B 型超声可在胎龄为 5~16 周时，对畸形作早期诊断。

2. **羊水穿刺和脐带血检测**　羊水穿刺是通过将一根细长的针插入孕妇的腹部,取得羊水样本进行检测。脐带血检测是通过采集脐带血样本进行检测。这些方法可以用来检测胎儿的染色体异常、遗传病等。如测定羊水中甲胎蛋白的含量,若过高可能为无脑儿、脊柱裂、脑膨出等畸形;电泳法检测羊水中乙酰胆碱酯酶,此酶仅出现于开放性神经管畸形;胎儿染色体核型分析可诊断染色体病。

3. **母体血液检测**　母体血中可能有胎儿细胞(淋巴细胞及有核红细胞),故可从孕妇血液标本中检测出胎儿细胞的异常标记。

4. **绒毛活检**　绒毛是胎盘组织的一部分,可以通过子宫颈口或腹部取样。绒毛样本可以用于检测胎儿的染色体异常、基因突变等。

5. **胎儿镜的宫内诊断**　观察胎儿外形或摄取胎儿少量组织、血液作进一步检查。

(二)遗传咨询和遗传筛查

遗传咨询:是通过与专业遗传学家或遗传顾问的交流,为个人或家庭提供关于遗传风险、遗传病的信息和建议。遗传咨询的目的是帮助个体了解遗传风险、评估潜在的遗传问题,并为相关决策提供支持,如生育决策、预防措施等。遗传咨询的流程通常包括个人或家庭的遗传史收集、基因测试、风险评估和讨论,以及提供相关信息和建议。

遗传筛查:是通过特定的测试方法来检测个体是否携带特定的基因变异或遗传突变。常见的遗传筛查方法包括基因测序、基因芯片、血液检测等。遗传筛查的应用包括早期筛查遗传病、评估遗传风险等。

遗传咨询和遗传筛查的伦理问题:遗传咨询和遗传筛查涉及个人和家庭的敏感信息,因此隐私和保密性是重要的伦理问题。在进行遗传咨询和遗传筛查时,需要保证知情同意和尊重个体自主权。遗传咨询和遗传筛查的结果应以可理解和可解释的方式向个体提供,并提供必要的心理支持和咨询。

小结

生命的个体发育是一个精密而神奇的过程,涵盖了胚胎形态的塑造、分子机制的操控以及个体的后续发育和变化。胚胎发育机制的深入剖析让我们领悟了生命的神秘与变幻,同时也为生命科学研究提供了更广阔的前景。胚后发育、再生、衰老和死亡则构成了生命不同阶段的完整体验,也反映了生态系统的稳定与演化。深入理解发育过程和异常机制,对于认识生命的多样性、进化,以及疾病的预防和治疗具有重要意义。

(赵　卓)

本章数字资源

本章思维导图

第五章 | 生命的遗传

生命个体发育到一定阶段,可以通过生殖产生子代。子代在形态结构和生理功能等方面与亲代具有高度相似性,这就是遗传。遗传是一个复杂的过程,主要涵盖了遗传信息的贮存、传递和表达。亲代通过生殖过程将遗传物质传给子代,遗传物质中贮存的遗传信息在子代表达,决定了子代与亲代具有相似的性状。遗传现象的存在,保证了物种的延续和稳定性。

第一节 | 遗传物质的本质

1866 年,孟德尔(Mendel)首次发现基因(孟德尔称之为"因子")决定个体的性状,并阐明了基因在亲代和子代之间传递的一般规律,但人们对基因的物质属性并不清楚。1868 年,瑞士医生米歇尔(Miescher)在白细胞的细胞核里发现了一种新型的弱酸性大分子,后来被命名为核酸,它就是我们现在所说的脱氧核糖核酸——DNA。作为一种新的生物大分子,DNA 在被发现后的很多年里,其生物学功能一直不明确。直到 20 世纪,科学家们才开始将 DNA 和遗传现象联系起来,并最终确定基因的化学本质就是 DNA。

一、DNA 是遗传物质

(一)经典和现代遗传学研究证实 DNA 是遗传物质

1875 年,赫维格(Hertwig)在研究海胆卵的受精作用时,观察到精核和卵核的融合现象,细胞核在遗传中的作用开始引起科学家们的重视。1882 年,弗莱明(Flemming)在研究有丝分裂的过程中观察到细胞核中某些可着色物质的移动和形态变化,并将这类物质命名为染色质;1888 年,瓦尔德耶(Waldeyer)将细胞分裂过程中随着细胞核消失而出现的染色小体命名为染色体。科学家们发现不同物种细胞的染色体数目不同,但是同一物种不同个体细胞的染色体数目保持一致,并由此推测染色体可能参与遗传过程。20 世纪初,研究者们已经明确染色体包含 DNA 和蛋白质,但仍不能确定遗传物质是哪一种大分子。

1928 年,格里菲思(Griffith)等观察到细菌转化现象,即引起肺炎的有毒性光滑型肺炎双球菌,经加热杀死后与活的无毒性粗糙型肺炎双球菌混合后注射于小鼠,能使小鼠患肺炎致死亡,并在小鼠尸体中分离到活的光滑型肺炎双球菌。1944 年,埃弗里(Avery)等证明了上述能使细菌表型及致病性发生转化的物质就是 DNA。20 世纪 50 年代,赫希(Hershey)等通过噬菌体繁殖实验进一步证明了 DNA 就是遗传物质。他们采用不同的放射性同位素分别标记噬菌体 DNA 和蛋白质,发现进入大肠埃希菌并决定新噬菌体颗粒合成的物质是 DNA,而不是蛋白质。虽然当时还没有实验能直接证明真核生物的遗传物质也是 DNA,但科学家们发现多种二倍体真核生物体细胞中 DNA 含量都是其配子 DNA 含量的两倍,由此推测 DNA 也是真核生物的遗传物质。另外,对紫外线诱变效应的研究也间接证实了真核生物的遗传物质不是蛋白质而是核酸。紫外线可以作用于遗传物质造成突变表型,而且 260nm 的紫外线致突变效应最强;DNA 的最强吸收波长是 260nm,而蛋白质的最强吸收波长为 280nm,所以遗传物质应为 DNA 而不是蛋白质。

随着分子生物学技术的发展,包括分子克隆技术在内的一系列现代遗传学研究证据,进一步证

NOTES

75

明了 DNA 是真核生物的遗传物质。利用重组 DNA 技术可以将人类的胰岛素基因序列与细菌的 DNA 序列拼接在一起,将这一重组 DNA 分子导入细菌后,伴随着细菌的增殖,重组 DNA 可以进行复制和分离并进入子细胞,细菌还可以表达重组 DNA 分子,从而生产出人胰岛素。这一生物技术实例直观地展示了 DNA 在遗传信息传递和表达中的作用。

到 20 世纪 70 年代中期,"DNA 是真核生物遗传物质"的理念已被科学界完全认可和接受。目前已经明确,除少数几种只含有 RNA 的病毒以外,所有已知的生命物种都是以 DNA 为遗传物质。"DNA 是遗传物质"是人类基因组计划、ENCODE[DNA 元件百科全书(Encyclopedia of DNA Elements,ENCODE)]计划等大型基因组学研究计划的基本前提,也是现代分子遗传学的理论基础。

(二)DNA 的结构决定其生物学功能

早在 1893 年,德国化学家科赛尔(Kossel)和纽曼(Neumann)就发现组成核酸的基本成分包括鸟嘌呤(G)、腺嘌呤(A)、胸腺嘧啶(T)和胞嘧啶(C),以及糖和磷酸。随后,斯托伊德尔(Steudel)确定了 DNA 中单糖、碱基、磷酸的比例为 1:1:1。虽然 DNA 的化学组成在 19 世纪末就已经被揭示,但是 DNA 的分子结构是怎样的? DNA 的分子结构是如何决定了其遗传物质的功能? 这些问题一直到 20 世纪 40 年代才逐渐被破解。

1949 年至 1953 年间,查加夫(Chargaff)和他的同事们使用色谱法分离了来自不同生物 DNA 样品的四种碱基并进行定量,发现 A 和 T 的数量相当,而 G 和 C 的数量相当。几乎同一时期,富兰克林(Franklin)获得了 DNA 清晰的 X 射线衍射照片,提示 DNA 的空间结构是螺旋形的。1953 年,沃森(Watson)和克里克(Crick)提出 DNA 双螺旋结构模型,揭示了 DNA 分子的空间结构。DNA 双螺旋模型的主要特征包括:两条反向平行的多核苷酸单链围绕一个中轴线形成右手双螺旋结构;多核苷酸链中的碱基以垂直于中轴线的扁平结构堆叠在双螺旋内侧,磷酸和脱氧核糖位于双螺旋外侧;两条多核苷酸链相对的碱基(A 和 T 配对,C 和 G 配对)之间以氢键相连接,相邻碱基对平面间距为 3.4Å(0.34nm);双螺旋的每一整圈长度为 34Å(3.4nm),对应 10 个碱基对的长度;螺旋直径为 20Å(2.0nm),双链之间围绕中轴线形成较大的深沟和较小的浅沟。

DNA 双螺旋结构模型的提出,从根本上解释了为什么 DNA 是遗传物质。双螺旋结构赋予 DNA 稳定的理化性质;DNA 长链中四种碱基(A、T、G、C)的不同排列组合顺序中蕴含着生物个体的遗传信息;DNA 中 A-T 和 G-C 互补配对决定了遗传信息传递和表达的准确性。

(三)DNA 复制和重组是遗传稳定性和多样性的分子基础

遗传物质是在亲代和子代之间传递遗传信息的物质,DNA 复制是遗传信息传递的重要环节。在 DNA 复制过程中,DNA 解旋,互补碱基之间的氢键打开,DNA 双链分开成两条单链,然后分别以两条单链作为模板合成互补的新链。每个复制的 DNA 分子由一条"旧"链和一条"新"链组成,因此被称为半保留复制(semiconservative replication)。因为合成的"新"链与作为模板的"旧"链碱基互补,所以复制后的 DNA 分子碱基组成和顺序保持不变,从而将亲代的遗传信息稳定地传递给子代。

DNA 复制过程主要是通过 DNA 聚合酶催化脱氧核苷酸之间的聚合反应,形成新的多聚脱氧核苷酸链。因为 DNA 聚合酶只能在已有的 3′ 端加脱氧核苷酸,所以 DNA 复制时需要 RNA 引物提供 3′ 端。DNA 聚合酶是从 5′→3′ 方向合成新链。以 3′→5′ 单链为模板合成的新链,可以沿着解链方向按 5′→3′ 方向连续复制,复制速度较快,称为前导链(leading strand)。以 5′→3′ 单链为模板合成的新链,必须等暴露足够长度的模板链后,才能逆着解链方向合成新链。这些断续合成的片段称为冈崎片段(Okazaki fragment)。若干个冈崎片段合成之后,DNA 连接酶将这些片段连接起来,形成完整单链,所以这条单链合成较慢,称为后随链(lagging strand)。因为两条"新"链一条是连续合成的,另一条是断续合成的,所以 DNA 复制是一种半不连续复制的过程(图 5-1)。

原核生物的 DNA 复制只有一个起点,而真核生物的 DNA 复制有多个复制起点,是多起点复制(图 5-2)。含有一个复制起点,能够独立进行复制的 DNA 区段称为复制单位(replication unit),也称为复制子(replicon)。DNA 复制是双向复制,即在复制起点两侧分别形成一个复制叉(replication fork),

随着复制叉的移动，彼此相邻的复制子汇合相互连在一起。当所有的复制子都汇合相连，形成两条连续的 DNA 分子时，DNA 复制完成。

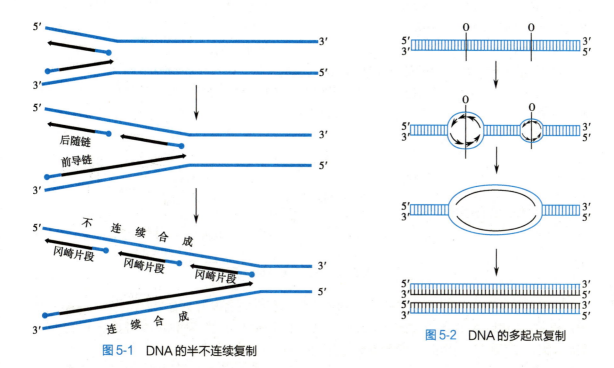

图 5-1　DNA 的半不连续复制

图 5-2　DNA 的多起点复制

在真核生物减数分裂前期 I 同源染色体联会时，非姐妹染色单体之间会发生交叉并交换染色体片段。与染色体片段交叉互换同步的遗传物质的交换，是 DNA 分子的双链断裂和同源重组。同源重组既可以通过非等位基因的重新组合，来促进遗传的多样性；又可以通过双链断裂损伤的修复，来维持基因组的稳定性。

二、基因是遗传的功能单位

（一）"基因"概念的起源和演变

基因是遗传学研究的核心。随着遗传学的发展，"基因"的概念也在不断变化和发展。19 世纪 60 年代，遗传学的奠基人孟德尔（Mendel）依据豌豆杂交实验的结果提出生物的性状是由"遗传因子"决定的。20 世纪初，丹麦遗传学家约翰逊（Johannsen）将"遗传因子"更名为"基因（gene）"并沿用至今。根据孟德尔开创性的工作，"基因"最早被定义为决定生物性状或表型的遗传单位。

20 世纪 20 年代，美国遗传学家摩尔根（Morgan）等通过果蝇杂交实验证实基因存在于染色体上，并随着染色体的分离和组合传递给子代细胞。当时的学者认为，基因是在染色体上按一定顺序"串珠"样排列的遗传单位，不同的基因之间可以发生重组。20 世纪 50 年代，随着遗传物质 DNA 的发现和 DNA 双螺旋结构模型的提出，人们对基因的认知进步到分子水平。基因首次从分子角度被定义为 DNA 双螺旋中编码遗传信息的核苷酸序列。

20 世纪 40 年代，当基因的分子性质尚未确定时，比德尔（Beadle）和塔特姆（Tatum）用实验证明基因决定了酶的产生，提出"一个基因决定一种酶"的假说，这一假说得到了一系列实验证据的支持，后来被修改为"一个基因决定一条多肽链"。伴随遗传密码的发现，基因被定义为一段特定的核苷酸序列，这段序列由编码特定氨基酸的一系列不间断的三核苷酸组成。20 世纪 60 年代，雅各布（Jacob）和莫诺德（Monod）提出乳糖操纵子模型，将基因的概念扩展到包括编码区上游的非编码调控序列。到 1977 年，研究者们已经明确只有细菌和病毒基因的编码序列是连续的，而真核生物的基因中编码序列（外显子）和非编码序列（内含子）是间隔排列的。

随着分子遗传学研究的深入,基因的概念也不断被修正。人类基因组计划和 ENCODE 计划发现,基因组中大量以前被认为是"垃圾 DNA"的序列虽然不编码多肽链,但却经常转录成非编码 RNA (non-coding RNA,ncRNA),而且其中一些 RNA 的功能现在已经确定。因此,基因的概念被扩展到包括这些决定功能 RNA 的 DNA 序列。对于"基因"的概念,目前比较认可的说法是:基因是遗传的功能单位,是基因组中编码一条多肽链或者一个功能 RNA 分子所需的 DNA 序列。

(二)基因包括蛋白编码基因和功能 RNA 基因

1. 蛋白编码基因　真核生物的蛋白编码基因由编码序列和非编码序列组成,编码序列是不连续的而且被若干个非编码序列隔开,因此称为断裂基因(split gene)。人类的蛋白编码基因主要由外显子、内含子和侧翼序列组成(图5-3)。

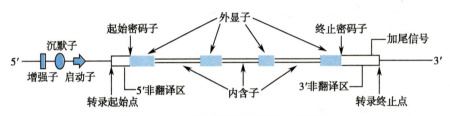

图 5-3　蛋白编码基因的基本结构示意图

基因内的编码序列称为外显子(exon),两个外显子之间的非编码序列称为内含子(intron)。内含子在转录后被剪切掉,因此,在成熟的 mRNA 中无内含子序列。人类不同基因的外显子和内含子的数目及大小各不相同,差别很大,例如 β 珠蛋白基因全长约 1.7kb,含有 3 个外显子和 2 个内含子,编码 146 个氨基酸;苯丙氨酸羟化酶(PAH)基因全长约 85kb,含 13 个外显子,编码 451 个氨基酸;进行性假肥大性肌营养不良(Duchenne muscular dystrophy,DMD)基因长约 2 400kb,含 79 个外显子,编码 3 685 个氨基酸。断裂基因结构中外显子和内含子的接头区是高度保守的一致序列,该保守序列即是 mRNA 的剪接信号。通常每个内含子的 5′ 端起始的两个碱基是 GT,3′ 端最后两个碱基是 AG,这种接头形式称为 GT-AG 法则。这两个保守序列在各种真核生物基因的内含子中均相同,这是断裂基因结构的一个重要特点。

真核生物断裂基因中第一个外显子的上游和最末一个外显子的下游,都有一段不被转录的非编码区,称为侧翼序列(flanking sequence),对基因的转录调控起主要作用。侧翼序列包括启动子、增强子以及沉默子等。

启动子(promoter)一般位于转录起始点上游 -100~-200bp 范围内,是与 RNA 聚合酶和转录因子相互作用的核苷酸序列,可启动基因的转录。启动子序列包括:①TATA 框(TATA box),位于转录起始点上游 -20~-30bp 处,是一段仅含 A 和 T 的高度保守序列。TATA 框能准确识别转录起始点。②CAAT 框(CAAT box),位于转录起始点上游 -70~-80bp 处,是一段含有 CAAT 或 CCAAT 的保守序列。CAAT 框能与转录因子 CTF 结合,促进转录。③GC 框(GC box),为 GGGCGG 序列,位于 CAAT 框的两侧,能与转录因子 SP1 结合,起到增强转录效率的作用。

增强子(enhancer)位于启动子上游或下游,与转录因子特异性结合,增强转录效率,其作用不受距离变化的影响。增强子的作用方向可以是 5′→3′,也可以是 3′→5′。

沉默子(silencer)是一种负性调控元件,可以与阻遏子等转录抑制因子结合,抑制基因转录,其作用特征与增强子相似。沉默子最常见于结构基因的上游,但也可出现在外显子、内含子或 3′ 非翻译区。

终止子(terminator)位于断裂基因的 3′ 非翻译区,由一段反向重复序列和特异的序列 5′-AATAAA-3′ 组成,前者是转录终止信号,后者是加尾信号,可以被 RNA 聚合酶识别,在成熟 mRNA 末端加一段多聚腺苷酸尾[poly(A)tail]。

2. 功能 RNA 基因　功能 RNA 基因不编码蛋白多肽链,其转录出的 RNA 分子不指导翻译,而是直接发挥功能,这类 RNA 统称为非编码 RNA,或功能 RNA。

rRNA 和 tRNA 是目前功能最为明确的两类非编码 RNA,前者是核糖体的重要组分,后者负责氨基酸的转运,二者都是合成蛋白质不可缺少的功能 RNA。编码 45S rRNA 的 rDNA 基因分布于 5 个近端着丝粒染色体的短臂,以串联重复序列的形式存在,重复单元长度为 45kb。重复单元的重复次数,在不同个体间甚至同一个体的不同体细胞间均存在差异,尤其是衰老细胞和肿瘤细胞中的 rDNA 重复次数会发生较大变化。

核内小 RNA(small nuclear RNA,snRNA)是构成剪接体的主要成分,参与 mRNA 加工过程中的内含子剪接。核仁小 RNA(small nucleolar RNA,snoRNA)的主要功能是参与 rRNA 的特异性修饰。小干扰 RNA(siRNA)、微 RNA(miRNA)和长链非编码 RNA(lncRNA)等非编码 RNA 主要参与转录后调控,详见本书第十二章相关内容。

(三)基因表达过程受到复杂而精确的调控

1. 基因表达　基因表达(gene expression)是 DNA 分子中所蕴藏的遗传信息转变成特定功能产物的过程。基因表达的产物通常是蛋白质,但也有些非编码基因的表达产物是功能性 RNA。蛋白编码基因的表达遵循中心法则(genetic central dogma)。在原核生物,转录和翻译是偶联进行的,即随着 mRNA 的延伸,同时进行翻译合成蛋白质。在真核生物,转录在细胞核内进行,转录后的 mRNA 携带着 DNA 的遗传信息,通过核膜孔到细胞质指导翻译,合成蛋白质(图 5-4)。

转录(transcription)是 DNA 分子中的遗传信息传递给 RNA 的过程。以 DNA 双链的反义链(antisense strand)为模板,在 RNA 聚合酶的作用下,按照碱基互补方式合成 RNA 单链,只是 RNA 中与 DNA 中 A 互补的是 U。转录成的 RNA 碱基序列与有义链(sense strand)相似,只是 T 被 U 所替代。转录的 RNA 分子称为核内异质 RNA(heterogeneous nuclear RNA,hnRNA),要经过剪接、戴帽和加尾等加工过程才能形成成熟的 mRNA。

(1)剪接(splicing):在酶和核内小分子 RNA 的作用下,按 GT-AG 法则将 hnRNA 中的内含子剪切掉,然后把各个外显子按照一定顺序准确地拼接起来,形成可以连续编码的 mRNA 链。

(2)戴帽(capping):在 RNA 分子的 5′ 端连接上一个甲基化核苷酸(通常为 G),即 7- 甲基鸟苷酸,其 5′G 与 RNA 分子的第一个核苷酸 5′C 形成磷酸二酯键,封闭了 5′ 端,称为戴帽。"帽"可以保护 mRNA 的 5′ 端,并且使 mRNA 易于转移到细胞质和被核糖体识别。

(3)加尾(tailing):在 mRNA 的 3′ 端 poly(A)附加信号 AAUAAA 序列下游 10~35bp 处将其 3′ 末端切掉后,在 poly(A)聚合酶的作用下,加上 100~200 个腺苷酸,形成 poly(A)尾。poly(A)尾的作用主要与 mRNA 的稳定性和寿命有关,3′ 端不能正确加尾的 mRNA 会迅速被降解。

hnRNA 经过以上加工过程,成为成熟的 mRNA,进入细胞质作为模板,通过翻译指导蛋白质的合成。

翻译(translation)是按照 mRNA 中碱基顺序转译成氨基酸序列的过程,即以 mRNA 为模板合成蛋白质的过程。蛋白质的合成是在 mRNA、tRNA 以及核糖体的协调作用下进行的:核糖体是由 rRNA 和蛋白质构成的复合体,是蛋白质合成的场所;mRNA 携带着 DNA 的信息到细胞质,结合于核糖体大、小亚基之间,作为合成蛋白质的模板;tRNA 是转移氨基酸的"搬运工",携带特定的氨基酸,通过 3 个相邻碱基构成的"反密码子",准确识别 mRNA 上互补的密码子。蛋白质的合成通常包括 3 个阶段:起始、延长和终止。从起始密码子开始,tRNA 逐一识别不同的密码子,对应的氨基酸不断增加,氨基酸之间形成肽链,整个过程按照进位、转肽、移位等步骤不断重复进行,直到终止密码子,随后多肽链从核糖体释放出来。

核糖体沿着 mRNA 从 5′→3′ 方向移动,肽链随之合成和延长,因而 mRNA 的 5′ 端碱基序列决定多肽链的氨基末端,而其 3′ 端则对应多肽链的羧基末端,蛋白质合成从氨基末端向羧基末端延伸。翻译时多个核糖体在同一个 mRNA 分子上移动并合成肽链,形成多聚核糖体,以同一条 mRNA 为模板可以翻译出许多相同的蛋白多肽链。

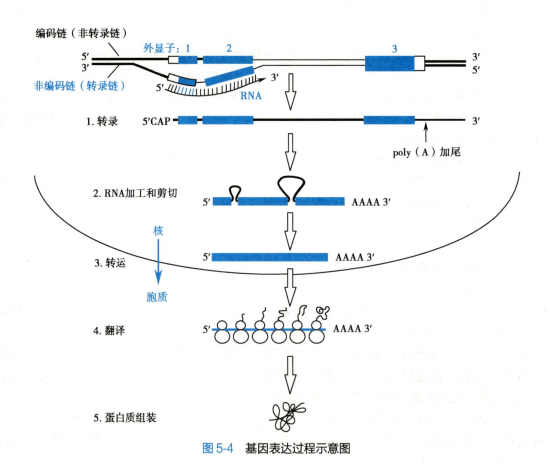

图 5-4　基因表达过程示意图

mRNA 上每 3 个碱基组成密码子，决定氨基酸。核酸分子中的 4 种碱基可以组成 64 个（4^3）密码子，而氨基酸只有 20 种，因此一个密码子只对应一种氨基酸，而一个氨基酸可以有多个（1~6 个）密码子，称为遗传密码的简并性（degeneracy）。遗传密码还具有普遍性，自原核生物到真核生物其遗传密码基本相同。

2. 基因表达的调控　虽然一个个体的所有细胞都具有相同的基因组，但不同组织的细胞在不同时期表达蛋白的种类和数量千差万别，这种差别主要是通过对基因表达的精细调控来完成的。

真核生物基因转录水平的调控主要通过顺式作用元件和反式作用因子完成。顺式作用元件是基因本身的调控序列，包括启动子、增强子、抑制子等；反式作用因子主要是指各种转录因子。转录因子能够与特定的 DNA 序列结合，通过调控 RNA 聚合酶与 DNA 模板的结合起到增强或抑制基因转录的作用。

转录完成后的基因表达调控，或称转录后调控，涉及更为复杂的机制，包括可变剪接、对 mRNA 的稳定性和降解过程的调控、对翻译过程的调控及蛋白翻译后的修饰等。转录自同一个基因的 hnRNA 可选择不同的剪切位点进行剪接，通过保留不同的外显子形成不同的转录物变异体（transcript variant），即同一个 hnRNA 可以生成不同的成熟 mRNA，这种现象称为可变剪接（alternative splicing）。可变剪接增加了个体可能产生蛋白质的种类，也部分解释了人类基因组中蛋白编码基因数量比有些低等生物少但表型和功能却如此复杂的原因。参与转录后调控的表观遗传学机制详见本书第十二章。

染色质重塑、DNA 和组蛋白的修饰等都会影响基因表达，属于表观遗传学的研究范畴，相关内容详见本书第十二章。

第二节 | 遗传物质的载体

19 世纪 40 年代，研究者观察到在细胞分裂过程中细胞核的分裂早于细胞质的分裂；19 世纪 70 年代，人们确定细胞核的分离在遗传中具有关键作用；19 世纪 80 年代，科学家们首次在显微镜下观察到被碱性染料着色的染色体。真核生物的染色体是由 DNA、组蛋白、非组蛋白及 RNA 等组成的核蛋白复合物，是遗传物质 DNA 的载体。亲代通过配子把染色体传递给子代，遗传物质 DNA 随染色体的传递而传递。不同生物的染色体在数目和形态上各具特征，而在同种生物中，染色体的形态、数目是恒定的。因此，染色体的形态和数目是物种的重要遗传标志。

一、染色质是细胞分裂间期的染色体

（一）DNA 和蛋白质结合形成染色质

染色体由 DNA、蛋白质和少量 RNA 组成。染色体中的蛋白质包括组蛋白和非组蛋白，组蛋白是参与形成染色体结构的主要蛋白。在细胞分裂的不同阶段，染色体的形态和结构也会发生周期性的变化：在细胞分裂期，染色体呈现高度压缩的状态；在细胞分裂间期，染色体会解压缩并解聚、伸展，以染色质的形式分散在整个细胞核中；随着细胞周期的进展，当细胞重新进入分裂期，染色质会再次凝聚成光镜下可见的染色体。

（二）常染色质和异染色质上承载的 DNA 表达水平不同

间期细胞核中的染色质可以根据其凝缩程度和功能状态等分为常染色质和异染色质两种类型。常染色质（euchromatin）是指在细胞间期处于解螺旋状态的具有转录活性的染色质，呈松散状，染色较浅，着色均匀；异染色质（heterochromatin）则指在细胞间期处于凝缩状态，很少进行转录或无转录活性的染色质，呈高度螺旋化，染色较深。异染色质通常为遗传惰性区，其复制时间晚于其他染色质区域。异染色质又分为两种：一种为结构异染色质（constitutive heterochromatin）或称专性异染色质；另一种为功能异染色质（facultative heterochromatin）或称兼性异染色质。结构异染色质是异染色质的主要类型，这类染色质在各种细胞中总是处于凝缩状态（异固缩），一般为高度重复的 DNA 序列，没有转录活性，常见于染色体的着丝粒、端粒、次缢痕以及 Y 染色体长臂远端 2/3 区段等部位。功能异染色质是在特定细胞类型或个体的特定发育阶段由常染色质凝缩形成的。功能异染色质在凝缩时，其包含的基因大部分失去了活性，无转录功能；而当其处于松散状态时，又能转变为常染色质，恢复转录活性（负异固缩）。X 染色质就是一种典型的功能异染色质。

（三）X 染色质与 Y 染色质

性染色质（sex chromatin）是在间期细胞核中性染色体（X 染色体和 Y 染色体）的异染色质部分显示出来的一种特殊结构。人类的性染色质有 X 染色质（X chromatin）和 Y 染色质（Y chromatin）两种。

1. X 染色质　1949 年，巴尔（Barr）等发现在雌猫神经元间期核的核膜内缘有一个大小约为 1μm 染色很深的浓缩小体，而在雄猫神经元中则见不到这一结构。进一步研究发现，其他雌性哺乳类动物（包括人类）也同样有这种显示性别差异的结构。除神经元细胞以外，在正常女性的口腔上皮细胞、羊水细胞等许多组织细胞的间期核中也可以见到这一特征性结构，但是男性没有。这种染色质小体与性别及性染色体数目有关，称为 X 染色质，也称 X 小体或巴氏小体（Barr body）。

为什么正常男性没有 X 染色质？为什么女性两条 X 染色体上每个基因座两个等位基因所形成的产物，并不比只有一条 X 染色体的男性的相应基因产物多？ 1961 年，莱昂（Lyon）提出了 X 染色体失活的假说，即莱昂假说，对 X 染色质现象及相关问题进行了解释。莱昂假说的要点包括：①雌性哺乳动物正常体细胞中，有两条 X 染色体，其中仅有一条 X 染色体在遗传上是具有活性的，另一条 X 染色体在遗传上是失活的，这条失活的 X 染色体在间期细胞核中螺旋化而异固缩为 X 染色质。②失活发生在胚胎发育早期，例如人类大约在妊娠第 16 天（晚期囊胚期）左右发生失活。在此以前所有细

胞中的 X 染色体都是具有活性的。③X 染色体的失活是随机的。在同一哺乳动物的体细胞中,有些细胞是父源的 X 染色体失活,另一些细胞则是母源的 X 染色体失活。但是,一旦细胞内的一条 X 染色体发生失活,那么由此细胞而来的所有后代细胞中该 X 染色体均处于失活状态。例如:某个细胞中的父源性 X 染色体发生失活,则该细胞分裂后的子细胞中也是父源性 X 染色体失活。因此,X 染色体失活既是随机的,又是恒定的。

后来的研究为莱昂假说提供了有利的证据。如人类的自毁容貌综合征(Lesch-Nyhan syndrome),是由于 X 染色体上的次黄嘌呤鸟嘌呤磷酸核糖基转移酶(hypoxanthine-guanine phosphoribosyl transferase, HGPRT)基因缺陷所致,属于 X 连锁隐性遗传病。将基因型为 $HGPRT^+/HGPRT^-$ 的女性上皮细胞进行体外培养,建立细胞克隆,并测定其酶活性,结果发现约有一半的细胞克隆产生 HGPRT,另一半细胞克隆则没有 HGPRT 的产生。这一实验结果验证了莱昂假说的正确性。

此外,临床资料表明,当细胞内 X 染色体数目超过两条时,仍只有一条 X 染色体保持活性,其余的都形成异固缩的 X 染色质。正常男性只有一条 X 染色体,所以 X 染色质数目为 0。特纳综合征患者(核型为 45,X)虽然是女性,但是因为只有一条 X 染色体,所以细胞内无失活的 X 染色质。由此可见,一个细胞中所含的 X 染色质的数目等于 X 染色体数目减 1。设 X 染色体数目为 n,则 X 染色质数目 $=n-1$。如 XX 者有一个 X 染色质(2-1=1),即有一条 X 染色体失活;XXX 者有两个 X 染色质(3-1=2),即有两条 X 染色体失活。在正常女性体细胞中的两条 X 染色体中,有一个 X 染色体是异固缩的,并且是延迟复制的。在细胞代谢中,异固缩的 X 染色体没有活性。在异常细胞中具有的额外 X 染色体也无活性。对于正常男性,单个的 X 染色体不发生异固缩,而且任何时候都是有活性的,故无 X 染色质。这种 X 染色体的失活现象,也称为莱昂作用。这样保证了雌雄两性细胞中都只有一条 X 染色体具有转录活性,使两性 X 连锁基因产物的数量保持在相同水平上。也就是说,在雌性和雄性细胞中,由 X 染色体上的基因编码产生的酶或其他蛋白质产物的数量接近相等。这种效应称为 X 染色体的剂量补偿效应(dosage compensation effect)。

随着对 X 染色体失活现象研究的深入,人们发现失活的 X 染色体上仍有一部分基因保持其转录活性。1974 年,莱昂(Lyon)对莱昂假说进行了修订,提出 X 染色体的失活是部分片段的失活,并非完全失活。因此,X 染色体数目异常的个体在表型上有别于正常个体,会出现多种异常表现和临床症状。如 47,XXY 个体的表型与 46,XY 的个体不同;47,XXX 个体的表型也不同于 46,XX 的个体,而且 X 染色体数目越多,表型的异常越严重。关于 X 染色体失活机制的相关内容详见本书第十二章。

2. Y 染色质　正常男性的间期细胞用荧光染料染色后,在细胞核内可出现一个圆形或椭圆形的强荧光小体,直径为 0.3μm 左右,称为 Y 染色质。这是由于 Y 染色体长臂远端 2/3 的区段为异染色质,被荧光染料染色后可发出荧光。Y 染色质是男性细胞中特有的,女性细胞中不存在。正常男性的间期细胞核中有一个 Y 染色质;核型为 47,XYY 的个体,细胞核中有两个 Y 染色质。细胞中 Y 染色质的数目与 Y 染色体的数目相同。

二、染色体是遗传物质的载体

科学家们对染色体的研究历史已经超过百年。1888 年,德国解剖学家瓦尔德耶(Waldeyer)首次用"染色体"一词描述在细胞有丝分裂过程中出现的棒状、点状的深染小体。1892 年,德国生物学家魏斯曼(Weissmann)提出遗传物质学说。1910 年,摩尔根(Morgan)等利用果蝇实验证实基因位于染色体上,明确了染色体是遗传物质的载体。

(一) 人类是二倍体生物

不同物种具有不同数目的染色体,而同一物种的染色体数目是恒定的。1956 年,蒋有兴(Tjio)和勒范(Levan)通过实验证实人类体细胞染色体的数目为 46 条。在真核生物中,一个正常生殖细胞中所含的全套染色体称为一个染色体组(chromosome set),具有一个染色体组的细胞称为单倍体。单倍体细胞中染色体的数目通常用 n 表示。人类是二倍体生物:正常生殖细胞(单倍体)中的染色体数目是 23 条（$n=23$），包括 22 条常染色体和 1 条性染色体；人类正常的二倍体细胞中有 46（$2n=46$）条染色体，其中 22 对为常染色体（autosome），1 对为性染色体（sex chromosome）。正常女性的性染色体组成为两条 X 染色体，正常男性的性染色体则包括一条 X 染色体和一条 Y 染色体。

（二）人类染色体的形态与组成

在细胞周期的不同时期，染色体的形态不断地变化着。有丝分裂中期的染色体形态最为典型，可以在光学显微镜下观察，常用于染色体研究和染色体病的诊断。每一条中期染色体都具有两条染色单体（chromatid），互称为姐妹染色单体。两条单体之间由着丝粒相连接，着丝粒处凹陷缩窄，称为主缢痕（primary constriction）或初级缢痕。着丝粒是纺锤体附着的部位，与细胞分裂过程中染色体的运动密切相关。着丝粒将染色体分为短臂（petit，p）和长臂（queue，q）两部分。在短臂和长臂的末端分别有一特化部位，称为端粒（telomere）。端粒的主要作用在于维持染色体形态结构的稳定性和完整性。在某些染色体的长、短臂上还可见凹陷缩窄的部分，称为次缢痕（secondary constriction）或副缢痕。人类近端着丝粒染色体的短臂末端有一球状结构，称为随体（satellite）。随体柄部为缩窄的次缢痕，与核仁的形成有关，称为核仁组织区（nucleolus organizing region，NOR）（图 5-5）。

染色体上着丝粒的位置是恒定的，根据着丝粒在染色体上的相对位置，可以将人类染色体分为 3 种类型：中着丝粒染色体（metacentric chromosome）、亚中着丝粒染色体（submetacentric chromosome）和近端着丝粒染色体（acrocentric chromosome）（图 5-6）。若将染色体全长分为 8 等份，则中着丝粒染色体的着丝粒位于染色体纵轴的 1/2~5/8 之间，长臂和短臂的长度接近；亚中着丝粒染色体的着丝粒位于染色体纵轴的 5/8~7/8 之间，长臂和短臂的长度有明显的区别；近端着丝粒染色体的着丝粒位于染色体纵轴的 7/8 至近末端，短臂很短。人类正常染色体只有上述三种类型，但是某些动物还存在另一种类型的染色体，其着丝粒位于染色体的顶端，没有短臂，称为端着丝粒染色体（telocentric chromosome）。

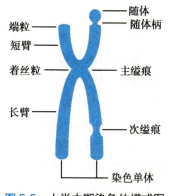

图 5-5　人类中期染色体模式图

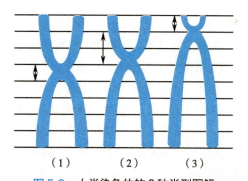

图 5-6　人类染色体的 3 种类型图解
(1)中着丝粒染色体；(2)亚中着丝粒染色体；
(3)近端着丝粒染色体。

（三）Y 染色体是人类的性别决定染色体

与其他哺乳动物一样，人类的性别也是由性染色体 X、Y 决定的，即 XX 为女性，XY 为男性。人类胚胎发育到第 5 周，出现性腺嵴。如果性腺嵴细胞中的性染色体组成为 XY，则性腺嵴的髓质会在 7 周左右发育成睾丸；如果性腺嵴细胞中没有 Y 染色体，其皮质会发育成卵巢组织。根据不同的性腺发育方向，相应性别的导管系统也会随之发育，而另一性别的性腺发育会被阻止。Y 染色体的存在是决定男性睾丸发生的关键，一个个体无论有几条 X 染色体，只要有 Y 染色体就会表现为男性表型。

人类 Y 染色体上的已知基因为 75 个，远远少于 X 染色体（包含 900~1 400 个基因）。Y 染色体两端约占整条染色体 5% 的区域为拟常染色质区（pseudoautosomal regions，PAR）。PAR 与 X 染色体具有同源性，在减数分裂过程中与 X 染色体上的同源区域进行联会和重组。PAR 以外的部分称为 Y 染色体的男性特异性区域（male-specific region of the Y, MSY）。MSY 中的常染色质区和异染色质区约各占一半，其常染色质区富含功能基因。决定人类性别的关键基因，即性别决定区域 Y 基因（sex-determining region Y, *SRY*），位于 Y 染色体短臂 PAR 附近的常染色质区。*SRY* 基因全长 7 897bp，编码的蛋白质是一种转录因子，被称为睾丸决定因子（testis-determining factor, TDF）。TDF 由 204 个氨基酸组成，只在胚胎发育的第 6~8 周表达。TDF 可以使胚胎中未分化的性腺组织形成睾丸，从而引导性别分化朝向男性方向。如果 *SRY* 突变或 *SRY* 基因所在染色体片段发生易位，可能导致两性畸形（如 46,XY 女性或 46,XX 男性）的出现。

三、核型分析是对染色体的识别和形态分析

一个体细胞中的染色体，按照其大小、形态特征顺序排列所构成的图像，称为核型（karyotype），通俗地讲，核型就是一个个体或细胞中的染色体组成。对待测样本细胞的核型进行染色体数目、形态结构特征的分析，与正常核型进行比较以发现其可能存在的异常，称为核型分析（karyotype analysis）。核型分析是识别染色体异常和诊断各种人类染色体病的重要手段。

（一）经典和现代的染色体分析技术促进了核型分析的发展

染色体的形态结构在细胞周期中是不断变化的。在细胞有丝分裂中期，染色体凝缩到最短，形态比较固定，数目比较清晰，此时的染色体最易辨认和区分，所以有丝分裂中期是观察和分析染色体的最好阶段。

制备染色体标本通常首先用秋水仙素抑制纺锤丝蛋白合成，使细胞分裂停止在中期，从而获得大量的中期分裂象；然后采用低渗液处理细胞，使细胞体积膨大、破裂，有助于染色体散开；最后将标本固定处理后滴片，并用吉姆萨（Giemsa）染料染色，就可得到非显带染色体标本。非显带核型不能显示出每条染色体的特征，不易区分大小和着丝粒位置相似的染色体，很难准确鉴别出每一条染色体。20 世纪 60 年代末至 70 年代初，出现了染色体显带技术（chromosome banding technique），即将染色体标本经过一定程序处理后用特定染料染色，使染色体沿长轴显现出明暗交替或深浅相间的带（band）。通过显带技术，不同的染色体可显示出不同的特异性带纹，称为带型（banding pattern）。同源染色体的带型基本相同且相对稳定，而非同源染色体带型不同，利用显带技术可以更准确地识别每一条染色体并发现染色体的结构改变。

随着人们对基因组认识的深入和分子生物学技术的进步，分子细胞遗传学技术逐渐兴起，荧光原位杂交、比较基因组杂交、染色体微阵列分析等方法也已经广泛应用于基础研究和疾病诊断中。

1. Q 显带　1968 年，卡斯珀松（Caspersson）等用荧光染料氮芥喹吖因（quinacrine mustard, QM）处理染色体标本后，在荧光显微镜下，可观察到染色体沿其长轴显示出一条条宽窄不同、明暗相间的带纹，称为 Q 显带（Q-banding）。一般富含 A-T 碱基的 DNA 区段表现为亮带，富含 G-C 碱基的 DNA 区段表现为暗带。

2. G 显带　染色体标本用胰酶处理后，再用吉姆萨染色，显示出着色深浅相间的带纹，称为 G 显带（G-banding）。G 显带可在普通显微镜下观察。G 显带与 Q 显带相似，在 Q 显带显示出亮带的相应部位，在 G 显带则为深色带；在 Q 显带显示出暗带的相应部位，在 G 显带则为浅色带。G 显带操作简便，显示条带清晰稳定，是目前最常用的染色体显带技术，广泛用于染色体病的临床诊断（图 5-7）。

3. R 显带　用盐溶液处理染色体标本后，再用吉姆萨染色，可显示与 G 显带相反的带，称为反带（reverse banding）或 R 显带（R-banding）。即 G 显带的深色带部位，R 显带为浅带；G 显带的浅色带部位，R 显带则为深带。

4. T 显带　将染色体标本加热处理后，再用吉姆萨或荧光染料染色，所显现的带纹称为 T 显带（T-banding）。T 显带是 R 显带法的分支，因仅显示染色体末端的端粒部分，因此也称端粒显带（telomere banding）。

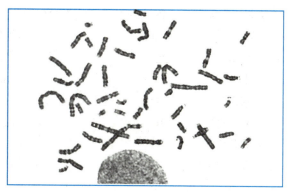

图 5-7　G 显带核型

5. C 显带　染色体标本经 NaOH 或 Ba(OH)$_2$ 处理后,再用吉姆萨染色,所显示的带称为 C 显带(C-banding)。C 显带主要显示染色体的结构异染色质或高度重复 DNA 序列,如着丝粒、次缢痕和 Y 染色体长臂远侧段。

6. N 显带　用硝酸银染色可使染色体的随体及核仁组织区呈现出特异性的黑色银染物,称为 N 显带(N-banding)。N 显带中硝酸银着色的是核仁组织区中与 rDNA 转录有关的一种酸性蛋白,所以 N 显带显示的不是染色体次缢痕,而是具有转录活性的 NOR。

7. 高分辨显带　高分辨显带(high resolution banding)是 20 世纪 70 年代后期建立起来的显带技术,是对早中期、晚前期或更早时期的染色体进行 G 显带。由于染色时细胞所处的分裂期较早,染色体较长,所以高分辨显带得到的带纹相对更多,对染色体的分辨更为精细。常规 G 显带技术下的人类单倍体中期染色体的带纹总数约为 320 条,而早中期和晚前期的单倍染色体带纹数可达 550~850 条,甚至更多。高分辨显带为染色体及其畸变的识别提供更多细节,有助于发现更多、更细微的染色体结构异常,使染色体畸变的定位更加准确。

8. 分子细胞遗传学技术　荧光原位杂交(fluorescence in situ hybridization,FISH)是采用荧光染料标记 DNA 片段(探针),与组织、细胞或染色体标本的 DNA 或 RNA 杂交,对特定核酸片段进行定位和定量分析的技术。FISH 灵敏度高,特异性强,可以检测染色体微小结构异常,也可用于基因定位和基因诊断。染色体涂染(chromosome painting)是 FISH 的一种特殊应用方式,分别对不同染色体的 DNA 探针库(可以是整条染色体、特定染色体臂或者染色体某个片段)采用不同颜色的荧光进行标记,然后将探针杂交到中期分裂相染色体上,在杂交位点产生涂染的效果。染色体涂染技术常用来发现和分析同源基因、染色体重组和染色体畸变。

比较基因组杂交(comparative genomic hybridization,CGH)通过将测试样本与参考样本比较,分析染色体样本中拷贝数变异(copy number variation,CNV);微阵列比较基因组杂交(array comparative genomic hybridization,aCGH)是在 CGH 基础上发展起来的技术,能够系统地检测整个基因组 DNA 的扩增或缺失,可用于发现染色体的微小缺失或畸变。

染色体微阵列分析(chromosomal microarray analysis,CMA)也是一种全基因组 CNV 分析技术,通过固定在基质上的高密度 DNA 探针与经荧光标记的样本 DNA 特异性杂交,检测杂交后的荧光信号强度,判断样本染色体是否存在异常。CMA 不需要进行细胞培养,实验过程短,最显著的优势在于分辨率高,可检出 1kb 的微小片段重复或缺失。

(二)ISCN 制定了人类染色体核型分析的标准

1960 年在美国丹佛、1963 年在英国伦敦、1966 年在美国芝加哥召开了三次国际会议,讨论并确定了正常人类核型的基本特点,制定了统一的标准命名系统,即丹佛体制(Denver system)。丹佛体制主要是根据染色体的长度和着丝粒的位置,将人类体细胞的 46 条染色体进行配对、顺序排列、编号、分组以及核型描述。根据丹佛体制,正常人类体细胞的 46 条染色体分为 23 对、7 个组(A、B、C、D、

E、F 和 G 组)(表 5-1)。丹佛体制规定了核型书写的基本格式：首先写出染色体总数(包括性染色体)，然后是一个","号，后面是性染色体组成。正常的男性核型描述为 46,XY；女性为 46,XX。

表 5-1　核型分析中常用的符号和术语

符号术语	意义	符号术语	意义
A~G	染色体组名称	+或-	在染色体和组号前表示染色体或组内染色体增加或减少；在染色体臂或结构后，表示这个臂或结构的增加或减少
1~22	常染色体序号		
→	从……到……		
/	嵌合		
ace	无着丝粒片段	min	微小体
arr	微阵列(芯片)	mos	嵌合体
cen	着丝粒	p	染色体短臂
chi	异源嵌合体	pat	父源的
:	断裂	Ph	费城染色体
::	断裂与重接	prx	近侧
chr	染色体	psu	假
cht	染色单体	pter	短臂末端
del	缺失	q	染色体长臂
der	衍生染色体	qr	四射体
dic	双着丝粒	qter	长臂末端
dis	远侧	?	染色体类型或结构不明
dmin	双微体	r	环状染色体
dup	重复	rec	重组染色体
e	交换	rob	罗伯逊易位
fem	女性	s	随体
fra	脆性部位	seq	测序
g	裂隙	stk	随体柄
h	结构异染色质	t	易位
i	等臂染色体	ter	染色体末端或端粒
ins	插入	tr	三射体
inv	倒位	trc	三着丝粒染色体
mal	男性	var	可变区
mar	标记染色体	upd	单亲二倍体
mat	母源的	wcp	整条染色体涂染

1971 年在巴黎召开的人类细胞遗传学会议提出了区分每一显带染色体的区、带的标准系统，称为《人类细胞遗传学命名的国际体制》(An International System for Human Cytogenetic Nomenclature, ISCN)。《人类细胞遗传学命名的国际体制》标准委员会每隔几年就会召开国际会议，对 ISCN 进行修订和更新，先后制定了 ISCN(1978)、ISCN(1981)、ISCN(1985)、ISCN(1991)、ISCN(1995)、ISCN(2005)、ISCN(2009)、ISCN(2013)、ISCN(2016)等版本，目前最新的版本是 ISCN(2020)。

ISCN 以人类染色体 G 显带核型为依据,对每条显带染色体都规定了界标,将染色体划分为若干个区和带(图 5-8)。界标(landmark)是识别染色体的重要指标,有恒定而显著的形态学特征。它包括染色体长短臂的末端、着丝粒和某些特殊的带。区(region)是指两相邻界标之间的区域。描述某一特定带时需要写明 4 方面内容:①染色体序号;②臂的符号;③区的序号;④带的序号。例如 1p31 表示:第 1 号染色体,短臂,3 区,1 带。

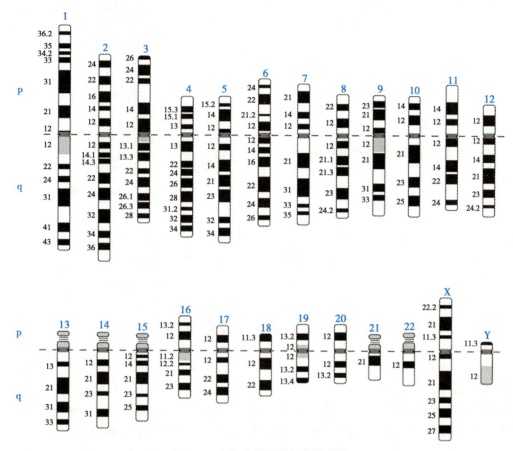

图 5-8　人类 G 显带染色体模式图

高分辨带的命名遵照 ISCN(1978)所制定的命名方法,即:如果一条常规 G 显带被分成几条带,则在原来带名之后加小数点".",然后依次写新带的编号,称为亚带;如果亚带再细分为次亚带,则可在亚带编号之后加以新编号,但不再另加小数点。如原来的 7q11 带被分为两条亚带,分别命名为 7q11.1 和 7q11.2,即表示第 7 号染色体长臂 1 区 1 带第 1 和第 2 亚带;7q11.2 又被分为三条次亚带,分别为 7q11.21、7q11.22 和 7q11.23(图 5-9)。

ISCN 不仅规定了人类细胞遗传学命名的完整体系,还规范和统一了对正常染色体和畸变染色体的描述。随着肿瘤生物学和细胞分子遗传学技术的发展,ISCN 的内容也在不断更新和丰富:ISCN(1991)中增加了肿瘤细胞遗传学的内容,对肿瘤细胞中异常核型的描述原则进行规范;ISCN(2005)和 ISCN(2009)中先后增加了原位杂交、微阵列比较基因组杂交等结果的命名原则;ISCN(2013)增加了对荧光定量 PCR、实时 PCR 结果的核型命名原则;2015 年,人类细胞遗传学命名国际标准委员会决定用"细胞分子遗传学"替代"细胞遗传学",随后在 ISCN(2016)中增加了基于 DNA 测序结果的异常核型命名原则。最新的 ISCN(2020)在 ISCN(2016)基础上对于各种不同方法检测到的染色体异常的描述方式进行了统一,新增了用于描述极体分析结果的术语和命名方法,并对测序结果的描述方法做了改进。ISCN 命名体系的改进和更新满足了现代细胞分子遗传学快速发展的需要,促进了分子水平的核型分析技术在医学和生物学领域的推广和应用。

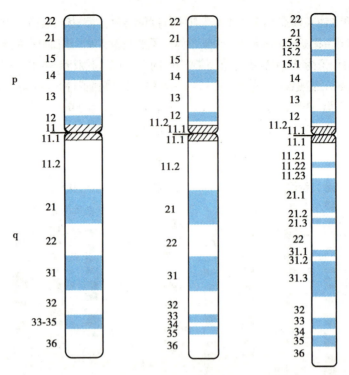

图 5-9　人类 7 号染色体不同分辨率的高分辨显带

第三节 | 遗传的基本规律

现代遗传学的起点是分离定律和自由组合定律的发现。1865 年，孟德尔（Mendel）首次在学术会议上宣读了自己采用豌豆进行杂交实验的结果，对生物性状在杂交过程中传递的特点进行了描述；1866 年，孟德尔将"遗传因子"的传递规律总结为分离定律和自由组合定律，在《植物杂交实验》一文中正式发表。1910—1911 年，摩尔根（Morgan）以果蝇为实验材料进行了一系列杂交实验，并根据实验结果提出了连锁互换定律。分离定律、自由组合定律以及连锁互换定律，统称为遗传学的三大规律，是经典的遗传学定律。

随着遗传学的发展，人们在多种生物中观察到有些性状的遗传模式并不符合孟德尔遗传定律，在人类遗传病研究实践中也时常出现基因型与表型的对应关系偏离孟德尔定律预期的情况，这些现象被统称为非孟德尔遗传现象。

一、经典遗传学定律揭示了基因传递的基本规律

（一）分离定律揭示了一个基因座上等位基因的遗传规律

自然界中的每个生物体都表现出特定的形态、功能、生理、生化等特征，遗传学上将这些特征称为性状（trait），如豌豆花的颜色、茎干高度等。同一性状的不同表现形式称为相对性状，例如豌豆种皮的圆滑和皱缩。同一个体不能同时具有两种相对性状。

豌豆生长期短，易于培植，是严格的闭花授粉植物。自然状态下，豌豆只会产生同型子代，即每种性状都是纯种。豌豆花较大，易于进行人工授粉，是一种理想的杂交实验材料。从 1856 年开始，孟德尔通过豌豆杂交实验，先后对 7 对相对性状的遗传特点进行了研究，并对实验数据进行统计和分析，发现了生物性状的遗传规律。

孟德尔以种子表面的圆滑和皱缩为一对相对性状，将纯种圆滑种子的豌豆与纯种皱缩种子的豌豆作为亲代（P）进行杂交实验，杂交后代所结的种子（子 1 代，F₁）都是圆滑的。对其他 6 对相对性状

的观察也得到同样的结果，即在 F_1 代中只出现相对性状中的一种性状，这种在 F_1 代杂种状态下表现出来的性状称为显性性状（dominant character），如种子的圆滑性状。用 F_1 代圆滑种子长出的植株进行自花授粉，所结的种子为子 2 代（F_2），结果 F_2 代中同时出现了圆滑和皱缩两种性状，这种现象称为性状分离（segregation）。孟德尔对 253 株杂种植株的 F_1 代所得种子（F_2）进行统计，发现 F_2 代种子共 7 324 粒，其中圆滑的有 5 474 粒，皱缩的有 1 850 粒，两者之比为 2.96∶1，接近 3∶1 的比例。其他 6 对性状的分离比率经统计学分析显示都接近 3∶1 的比例（表 5-2）。

表 5-2　豌豆杂交实验

性状的类别	亲代的相对性状	F_1 代性状	F_2 代性状及相应植株数	F_2 代比率
种子的颜色	黄色 × 绿色	黄色	6 022 株黄色；2 001 株绿色	3.01∶1
种子的形状	圆滑 × 皱缩	圆滑	5 474 株圆滑；1 850 株皱缩	2.96∶1
豆荚的形状	饱满 × 干瘪	饱满	882 株饱满；299 株干瘪	2.95∶1
未成熟的豆荚颜色	绿色 × 黄色	绿色	428 株绿色；152 株黄色	2.82∶1
花的位置	腋生 × 顶生	腋生	651 株腋生；207 株顶生	3.14∶1
花的颜色	紫花 × 白花	紫花	705 株紫花；224 株白花	3.15∶1
茎的高度	高 × 矮	高	787 株高；277 株矮	2.84∶1

上述实验中，亲代圆滑的性状为显性，皱缩性状为隐性，而且都是纯种，这种圆滑或皱缩是可观察到的性状，称为表型（phenotype）。决定表型的基因组成称为基因型（genotype），基因型是通过表型或杂交实验推测得到的。一般显性基因用大写字母表示，隐性基因用小写字母表示，亲代圆滑纯合子（homozygote）基因型为 RR，皱缩纯合子基因型为 rr。基因型为 RR 或 rr 的个体，表示一对等位基因彼此相同，称为纯合子。由亲代 RR 与 rr 杂交产生的 F_1 代基因型为 Rr，一对等位基因不相同，称为杂合子（heterozygote）。同一基因座位上两个不同形式的基因称为等位基因（allele），如 R 与 r。

孟德尔推测 F_1 代杂合子形成两类数目相同的生殖细胞，即含 R 或含 r 基因的生殖细胞，它们之间自花授粉，产生的 F_2 代基因型分别是 RR、Rr、Rr 和 rr，因为 RR 和 Rr 表型都是圆滑种子，所以 F_2 代表型既有圆滑的也有皱缩的，并且它们之间的比例为 3∶1（图 5-10）。

孟德尔还设计了测交实验，对上述推测进行验证，即用杂合子 F_1 代（Rr）与纯合隐性的亲代（rr）回交。按孟德尔的预测，杂合子 F_1 代将形成两种数量相等，分别含有 R 或 r 的生殖细胞。因此当 F_1 代的生殖细胞（只含 R 或 r）与亲代的生殖细胞（含 r）随机受精后，将形成基因型 Rr 和 rr 的两种数量相等的 F_2 代种子，而且 Rr 和 rr 的比例为 1∶1。测交实验的结果与孟德尔的预期一致。

根据上述实验结果，孟德尔提出了分离定律（law of segregation），即生物在生殖细胞形成过程中，成对的等位基因彼此分离，分别进入不同的生殖细胞，每一个生殖细胞只能得到成对等位基因中的一个。分离定律也被称为孟德尔第一定律。

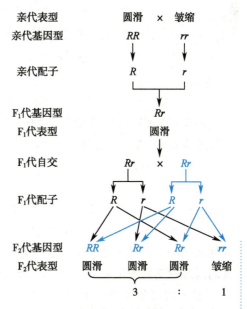

图 5-10　圆滑豌豆与皱缩豌豆杂交图解

分离定律的细胞学基础是减数分裂过程中同源染色体的分离。同源染色体相同位点上的等位基因随着同源染色体的分离分别进入不同的生殖细胞，每一个生殖细胞只含有成对等位基因中的一个。受精后，精卵结合并发育成个体，其所有体细胞中又恢复为成对的等位基因。

（二）自由组合定律阐明了非同源染色体上不同基因的遗传规律

孟德尔在观察一对相对性状的分离现象时，同时也观察了两对相对性状的遗传规律，并提出了遗传的第二定律，即自由组合定律（law of independent assortment）。

孟德尔在选择圆滑和皱缩的豌豆种子时，发现豌豆种子的颜色也不同，有黄色和绿色之分。对这一对相对性状的研究发现，黄色为显性性状，绿色为隐性性状。将黄色圆滑纯种（*YYRR*）和绿色皱缩纯种（*yyrr*）杂交后，F_1 代都是黄色圆滑种子（*YyRr*）。F_1 代自花授粉后，产生 4 种 F_2 代种子：黄圆（315）、黄皱（101）、绿圆（108）、绿皱（32）。以相对性状分析，圆和皱是一对相对性状，圆对皱为显性；黄和绿是一对相对性状，黄对绿为显性。在 F_2 代中，黄（315＋101）和绿（108＋32）之比约为 3∶1；圆（315＋108）和皱（101＋32）之比也约为 3∶1，符合分离定律。而将两种性状同时观察，则出现了亲代没有的黄皱和绿圆性状，而且黄圆（315）∶黄皱（101）∶绿圆（108）∶绿皱（32）约为 9∶3∶3∶1。孟德尔推测，F_1 代基因型为 *YyRr*，F_1 代会产生 *YR*、*Yr*、*yR*、*yr* 4 种基因型的配子，而且产生 4 种配子的概率是相同的，F_1 代之间自交时，雌、雄都是如上 4 种配子，它们之间随机结合，就表现出如上 4 种表型而且呈现一定比例（9∶3∶3∶1）。

为了验证这个推测，孟德尔又将 F_1 代黄色圆滑豌豆（*YyRr*）与绿色皱缩亲代（*yyrr*）进行两种性状传递的测交实验，结果形成了黄色圆滑、黄色皱缩、绿色圆滑和绿色皱缩 4 种 F_2 代种子，比例为 1∶1∶1∶1，证明 F_1 代确实形成了 4 种配子（图 5-11）。依据以上实验结果，孟德尔提出了自由组合规律，即生物在形成生殖细胞时，非等位基因独立行动，自由组合，随机分配到一个生殖细胞中去。自由组合定律也被称为孟德尔第二定律。减数分裂时，非同源染色体之间是完全独立的，可分可合，随机组合进入到一个生殖细胞中，这就是自由组合定律的细胞学基础。

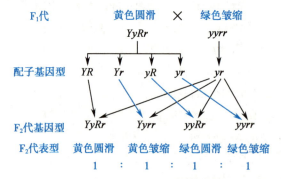

图 5-11　F_1 代黄色圆滑豌豆与绿色皱缩豌豆测交图解

（三）连锁互换定律解析了同一条染色体上不同基因的遗传规律

20 世纪初，摩尔根等以果蝇为实验材料研究基因的连锁、交换和伴性遗传等现象，发现了连锁互换定律（law of linkage），即遗传的第三定律。1926 年，摩尔根发表了题为《基因论》的研究成果，提出了基因在染色体上呈直线排列的理论。摩尔根利用连锁和交换确定基因在染色体上的相对位置，建立了果蝇的基因图，确立了染色体的遗传学说。

野生果蝇中存在一种身体呈灰色、两翅很长的类型，在经过实验室培养后出现了黑身和残翅。杂交实验证明，灰色对黑色为显性，长翅对残翅为显性。用纯的灰身长翅（*BBVV*）的果蝇和纯的黑身残翅（*bbvv*）的果蝇杂交，F_1 代全是灰身长翅（*BbVv*）。用 F_1 代的雄果蝇与黑身残翅的雌果蝇进行测交，按自由组合定律预测，F_2 代中应有灰身长翅（*BbVv*）、灰身残翅（*Bbvv*）、黑身长翅（*bbVv*）和黑身残翅（*bbvv*）4 种类型，并呈 1∶1∶1∶1 的比例。然而测交后的结果并非如此。实际上 F_2 代中只出现和亲本相同的两种类型——灰身长翅和黑身残翅，而且呈 1∶1 的比例。两种类型的基因型应分别为 *BbVv* 和 *bbvv*，此结果表明，灰身和长翅、黑身和残翅是联合传递的性状，也就是说 F_1 代在配子形成过程中只形成 *BV* 和 *bv* 两种基因型的精子，与卵子（基因型为 *bv*）受精后，形成灰身长翅（*BbVv*）和黑身残翅（*bbvv*）两种类型的 F_2 代。这种现象称为完全连锁（complete linkage）（图 5-12）。

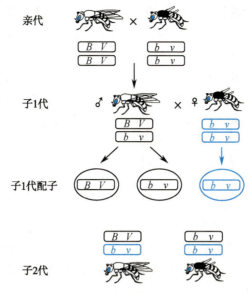

图 5-12　果蝇的完全连锁

如果 F_1 代雌果蝇与黑身残翅的雄果蝇进行测交，F_2 代中就出现 4 种类型，灰身长翅（$BbVv$）占 41.5%，黑身残翅（$bbvv$）占 41.5%，灰身残翅（$Bbvv$）占 8.5%，黑身长翅（$bbVv$）占 8.5%。表明 83% 为亲代组合，17% 为重新组合，即重组率为 17%，这种遗传现象称为不完全连锁（incomplete linkage）（图 5-13）。

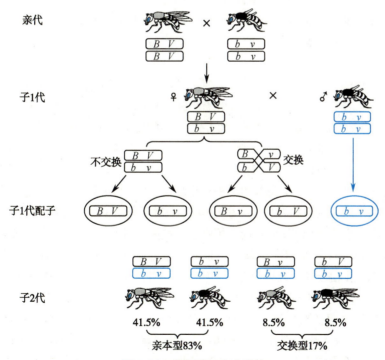

图 5-13　果蝇的不完全连锁

摩尔根对上述遗传现象的解释为：果蝇的灰身基因（B）和黑身基因（b）是一对等位基因；长翅基因（V）和残翅基因（v）是另一对等位基因。这两对等位基因中，基因 B 和基因 V 位于同一条染色体上，基因 b 和基因 v 位于另一条同源染色体上，在世代传递过程中连锁在一起传递而不能自由组合。在 F_1 代卵子发生过程中，同源染色体的非姐妹染色单体联会和交叉的结果使这两对等位基因 BV 和 bv 之间发生了交换，即形成了 Bv 和 bV 的新的连锁关系，所以形成了 4 种卵子，与精子（bv）受精后，就会

NOTES

形成 4 种类型的后代。在本实验中，因交换而形成的重组类型占 17%，即重组率（或交换率）为 17%。

连锁和交换是生物界普遍存在的遗传规律，位于同一条染色体上的基因彼此连锁在一起传递，构成了连锁群（linkage group）。生物所具有的连锁群数目等于其体细胞中染色体的对数。果蝇有 4 对染色体，果蝇的基因分别构成 4 个连锁群；豌豆有 7 对染色体，豌豆的基因分别构成 7 个连锁群，同一连锁群中的各对等位基因之间可以发生交换而重组。一对同源染色体上的两对等位基因之间的距离愈大，发生交换的机会愈大，重组率愈高。因此，重组率可反映两个基因在一条染色体上的相对距离。在遗传学上以重组率作为图距单位来衡量基因在染色体上的相对距离，当重组率为 1% 时，计为 1 厘摩（centimorgan，cM）。厘摩是构建基因连锁图的基本单位。

二、非孟德尔遗传现象体现了遗传的复杂性

分离定律和自由组合定律分别阐明了一对和两对相对性状的遗传规律，被称为经典孟德尔遗传定律。但是在生物界中，有些遗传学现象不能用经典孟德尔定律进行解释，被称为非孟德尔遗传现象。非孟德尔遗传现象种类多样，发生原因各异，相关机制复杂。本章仅简要介绍几种与人类疾病关系较为密切的非孟德尔遗传现象。

不完全显性（incomplete dominance）也称半显性，是指杂合子的表型介于显性纯合子和隐性纯合子之间的现象。有一种名为金鱼草的植物，如果将其红花植株与白花植株进行杂交，子 1 代既不开红花，也不开白花，而是开粉色花；如果将开粉花的子 1 代进行自交，则子 2 代中红花∶粉花∶白花的比例是 1∶2∶1。也就是说控制红花的基因和控制白花的基因之间没有明确的显、隐性之分，杂合子的表型是一种中间状态。人类对于苯硫脲（phenylthiocarbamide，PTC）尝味的能力就是不完全显性的典型性状。PTC 是一种白色结晶状化学物质，因含有 N—C＝S 基团而有苦涩味。人类对于 PTC 的尝味能力是受一对等位基因控制的，AA 基因型个体能尝出较低浓度的 PTC 的苦味，aa 基因型个体不能尝出 PTC 的苦味，而杂合子个体 Aa 的尝味能力介于 AA 和 aa 个体之间，只能尝出较高浓度 PTC 的苦味。

共显性（codominance）是指一对等位基因之间，没有显性和隐性的区别，在杂合子个体中两种基因的作用都可以完全表现出来。例如，人类的 MN 血型由一对等位基因 L^M 和 L^N 决定，纯合子 L^ML^M 的血型是 M 型，纯合子 L^NL^N 的血型是 N 型，而 L^ML^N 个体的血型是 MN 型。

不规则显性（irregular dominance）是指部分带有显性基因的杂合子个体没有表现出相应的显性性状。换言之，在具有某一显性基因的个体中，并不是每个个体都能表现出该显性基因所控制的性状。但是带有显性基因的某些个体，本身虽然不表现出显性性状，却可以生出具有该性状的后代。不规则显性中显性基因不能表达的原因尚未完全明确，生物体的内外环境对基因表达所产生的影响和不同个体所具有的不同遗传背景可能是引起不规则显性的重要因素。

基因多效性（pleiotropy）是指一个基因可以决定或影响多个性状。例如，马方综合征（Marfan syndrome）是一种单基因遗传病，大多数患者是由于编码纤维蛋白（fibrillin）的 $FBN1$ 基因突变所致。纤维蛋白是结缔组织的重要组分，$FBN1$ 突变会改变结缔组织结构，因而患者既有骨骼系统异常，如身材瘦高、四肢细长、手足关节松弛、蜘蛛指／趾等表现，又有心血管畸形和晶状体移位等表型。个体发育过程中，许多生理生化过程都是互相联系、互相依赖的。有些基因的作用是通过控制新陈代谢的一系列生化反应而影响到个体发育，从而决定性状的形成。因此，一个基因的改变可能影响多个生化过程的正常进行，从而导致多种表型效应。例如，半乳糖血症是一种糖代谢异常症，患者既有智力发育不全等神经系统异常，还伴有黄疸、腹水、肝硬化等消化系统症状，甚至还可出现白内障。造成基因多效性的原因，并不是基因真正地具有多重效应，而是基因产物在机体内复杂代谢的结果。

基因相互作用通常是指非等位基因之间可以通过相互作用影响同一性状的表型。一个（一对）基因的效应可以掩盖或者修饰另一个（一对）基因的效应，这种现象叫作上位（epistasis）。1952 年，在印度孟买某家系中发现一名基因型为 I^Bi 的 O 型血女性，随后的基因检测发现该女性同时带有 $FUT1$

基因突变。因为突变的 *FUT1* 基因对 I^P 基因具有上位效应，导致她的红细胞不能正常表达 I^P 基因，只能表达 *i* 基因，所以其表型为 O 型血而不是 B 型血。

限性遗传（sex-limited inheritance）是常染色体上的致病基因的表达受到性别限制（解剖学结构或性激素分泌的差异），其表型只在一种性别表现出来，而在另一种性别则完全不能表现，如女性的子宫阴道积水综合征，男性的前列腺癌等疾病。

性腺嵌合体（gonadal mosaicism）是指个体发育过程中发生了基因突变，导致性腺的全部或部分细胞携带突变，而体细胞不携带突变。当性腺中存在突变基因时，生育的子代得到了突变基因而患病。例如，一对表型正常的夫妇生育了多名Ⅱ型先天性软骨发育不全患者，基因突变检测发现患者父亲的精子中约有 1/8 的精子存在Ⅰ型胶原蛋白基因突变，而体细胞没有该突变，证实该家系出现患者是由于父亲是性腺突变嵌合体。

在临床实践中，有研究发现同一基因的不同突变可能导致不同类型的遗传病，这一现象也难以用经典的孟德尔定律解释。例如多数 β 珠蛋白基因的突变是发生在第 1 或第 2 外显子的移码突变或无义突变，此类突变往往会影响 RNA 的稳定性，不能产生 β 链，杂合子状态下正常等位基因产生的 β 链足以维持细胞正常功能，因此杂合子表型正常，只有突变基因纯合子才会表现出患病，所以表现为隐性遗传病。但有少数发生在 β 珠蛋白基因第 3 外显子的无义突变或剪接位点突变可以产生异常的 β 链，而这种异常的 β 链会干扰正常 β 链的功能（显性负效应，详见本书第六章），导致杂合子个体患病，呈现常染色体显性遗传方式。在这种情况下，突变基因按显性还是隐性方式传递取决于基因突变的病理效应。

线粒体遗传是一种核外遗传，多基因遗传是指某种疾病或性状同时由多对等位基因决定，严格说来，它们也都属于非孟德尔遗传现象，本书第十章和第十一章将分别对两种遗传方式进行详细描述。另外，从性遗传、新发突变、遗传早现、遗传异质性、拟表型、单亲二倍体、遗传印记等非孟德尔遗传现象将在本书后续相关章节进行介绍。

小结

经典和现代遗传学研究证实，DNA 是遗传物质，遗传信息编码在 DNA 分子的核苷酸序列中。DNA 通过复制将遗传信息向后代传递。基因是遗传的功能单位，是编码多肽链或者功能 RNA 分子的 DNA 序列。真核生物的蛋白编码基因是断裂基因，主要由外显子、内含子和侧翼序列组成。基因表达过程受到复杂而精确的调控。

染色体是遗传物质的载体，染色质是细胞分裂间期的染色体。一个体细胞中的全部染色体，按照其大小、形态特征顺序排列所构成的图像，称为核型。ISCN 制定了人类染色体核型分析的标准，核型分析是识别染色体异常和诊断染色体病的重要手段。

分离定律、自由组合定律、连锁互换定律揭示了基因在亲代和子代之间传递的基本规律，是遗传学的经典定律。有些生物性状的遗传模式并不符合经典的孟德尔遗传定律，统称为非孟德尔遗传现象。

（王墨林）

本章数字资源

本章思维导图

第六章 | 人类遗传的多样性：突变与多态性

遗传多样性（genetic diversity）又称为基因多样性，系同种个体间因为其生活环境的不同，经历长时间的自然选择、突变所产生的结果。人类的遗传多样性广义上是指地球上所有个体所携带的遗传信息的总和，狭义上是指不同人群之间或一个人群内不同个体的遗传变异总和。遗传变异是生物遗传多样性的基础，是生物界普遍存在的现象，是生物进化的基础，也是导致人类疾病的直接或间接因素。因为没有遗传就没有变异，而没有变异，就没有生物的多样性。通常，变异分为 2 种类型：多态性（polymorphism）和突变（mutation）。DNA 多态性（DNA polymorphism），是指群体内某个基因座存在 2 个或多个等位基因形式而造成的同种 DNA 分子的多样性，是单一基因座等位基因变异性在群体水平的体现。突变则是指由于某一基因发生改变而导致细胞、病毒或细菌的基因型发生稳定的、可遗传的变化过程。

第一节 | 突 变

突变是基因序列的变化，是生物体多样性的主要原因。DNA 碱基对的组成或排列顺序发生改变，就会产生变异体和新基因。基因突变之后，在原有基因座（locus）上出现的新基因称为突变基因（mutant gene）。核基因组 DNA 和线粒体 DNA 均可能发生突变而导致相应遗传病的发生。因此，突变普遍存在于自然界中，任何生物的基因都可能以一定的频率发生突变。

一、突变的概述

突变既可以发生在生殖细胞（种系，germline）中，也可以发生在体细胞（somatic cell）中。若突变发生在生殖细胞的基因组 DNA 中，突变将通过有性生殖方式遗传给下一代，使得子代体内的每一个细胞均携带此突变，称为种系突变（germinal mutation）。种系突变可分为 2 种：①减数分裂时发生的突变，称为新生突变（de novo mutation）；②有丝分裂时发生的突变，形成性腺嵌合体（gonadal mosaicism）。若突变发生在体细胞的基因组 DNA 中，则称为体细胞突变（somatic mutation）。绝大部分体细胞突变没有表型效应。但是，体细胞突变虽然不会造成后代的遗传改变，却可以导致当代某些细胞的遗传结构发生改变，可以传递给由突变细胞分裂所产生的各代子细胞，这样的细胞群就构成了一个突变细胞克隆，是组织病变、肿瘤发生和成人获得性疾病的遗传基础。

根据 DNA 序列变异的大小及其后果，突变可分为 3 种类型：

（1）染色体突变（chromosome mutation）：细胞内各条染色体的结构完整，但染色体的数量发生改变，造成染色体数目异常。

（2）区域突变（regional mutation）：包括一条染色体部分片段的突变，或亚染色体节段（segment）拷贝数的改变，或一条（几条）染色体的结构重排（structural rearrangement）所造成的染色体结构畸变。

（3）DNA 突变（DNA mutation）：涉及单个核苷酸乃至 100kb 区段的 DNA 序列改变，包括核苷酸置换、缺失和插入。

上述 3 种突变都以一定的频率存在于个体的生殖细胞和各种体细胞中。

二、基因突变的类型

（一）核苷酸置换

基因序列中单个核苷酸的改变使得遗传的结构发生变化，称为核苷酸置换（nucleotide substitution）或点突变（point mutation）。其中，一种嘌呤（或嘧啶）被另一种嘌呤（或嘧啶）置换的点突变称为转换（transition）；一种嘌呤（或嘧啶）被任何一种嘧啶（或嘌呤）置换的点突变称为颠换（transversion）。在人类基因组中，转换的发生比颠换更为常见。

根据核苷酸置换是否改变了所编码的多肽链的氨基酸序列，又可将点突变划分为同义突变（synonymous mutation）和非同义突变（nonsynonymous mutation）两大类。同义突变又称沉默突变（silent mutation），即核苷酸置换虽然引起基因编码区的某一密码子发生改变（特别是发生在三联体密码子的第 3 个核苷酸上的置换），但由于遗传密码子存在简并性（degeneracy），即两种或多种核苷酸三联体可决定同一种氨基酸的特点，因而突变前后的密码子均编码同一种氨基酸，结果多肽链的氨基酸序列并没有任何改变，不影响其编码蛋白的结构和功能。例如，密码子 UAC 和 UAU 均编码酪氨酸，如果某一基因编码区的 DNA 发生点突变，使其转录的 mRNA 上的 UAC 突变为 UAU，则翻译出的氨基酸并不发生改变，仍然为正常多肽链中的酪氨酸。相对的是，非同义突变又称错义突变（missense mutation），是指使某一密码子成为编码另一氨基酸的密码子的突变。因此，临床上通常关注的是非同义突变。

1. 错义突变　错义突变（missense mutation）是最常见的突变形式，即基因中的单个核苷酸发生突变，导致翻译产物中相应位置形成错误的氨基酸残基，其结果使得一个不同的氨基酸掺入到多肽链的相应位置（图 6-1）。由此，多肽链中的氨基酸种类和顺序均发生改变，产生异常的蛋白质分子。

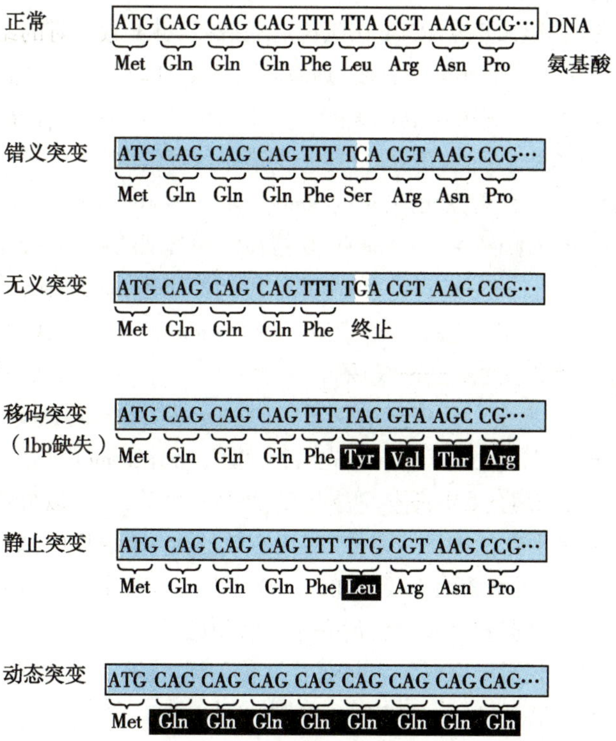

图 6-1　基因突变的类型

错义突变可能影响蛋白质的正常功能，或导致蛋白质稳定性下降并被快速降解，或影响蛋白质的亚细胞定位。例如，黑色人种常见的常染色体隐性遗传病镰状细胞贫血（sickle cell anemia）[OMIM#603903]，患者的 *HBB* 基因第 6 位密码子由正常的 GAG 突变为 GUG，其编码的 β 珠蛋白肽链 N 端第 6 位氨基酸由谷氨酸改变为缬氨酸，原本正常的椭圆形的红细胞变为结构异常的月牙状的血红蛋白 S（HbS）。

HbS 虽然具备基本的携氧功能，但在脱氧情况下，溶解度是正常 HbA 的 1/5。镰变的红细胞容易堵塞微血管，产生血管阻塞危象，随着阻塞部位的不同可引起不同部位的异常反应，如腹部疼痛、脑血栓形成等，患者大多夭亡。

2. 无义突变 无义突变（nonsense mutation）即编码氨基酸的密码子突变为终止密码子，使肽链合成中断的突变类型（见图 6-1）。携带无义突变的 mRNA 通常被快速降解。即使 mRNA 足够稳定，因肽链合成提前终止而形成的截短蛋白通常也可能由于稳定性下降而被降解。例如，*HBB* 基因编码区第 17 位密码子 AAG 突变为终止密码子 UAG，则其合成的多肽链片段仅有 16 个氨基酸残基的长度，由于结构不稳定而迅速降解，导致 β^0 地中海贫血（beta-zero-thalassemia）；*HBB* 基因编码区第 145 位密码子 UAU 突变为终止密码子 UAA，翻译提前终止，生成截短的 β 珠蛋白链，构成异常血红蛋白 Hb Mckees Rocks。

3. RNA 加工突变 RNA 加工（RNA processing）是指初级转录物通过剪接、5′ 端戴帽、3′ 端加尾等过程转变为成熟的 RNA。一般将影响 RNA 转录、加工和翻译的核苷酸置换划分为 RNA 加工突变（RNA processing mutation）。

4. 剪接位点突变 RNA 剪接（RNA splicing）特指除去初级转录产物中的内含子，并将外显子连接起来，形成成熟的 RNA 分子的过程。剪接位点（splicing site）则是指剪接体可识别的 RNA 前体中内含子和外显子连接边界的序列和接头位点，包括剪接供体（splice donor）（即 5′- 剪接位点，大部分内含子的 5′- 边界二碱基序列为 GU）和剪接受体（splice acceptor）（即 3′- 剪接位点，大部分内含子的 3′- 边界二碱基序列为 AG）。

剪接位点突变（splice site mutation）意即发生在 RNA 剪接位点序列中的突变。RNA 剪接位点突变包括 2 类：①发生在未成熟 RNA 中的外显子 - 内含子结合点（5′- 剪接位点）或内含子 - 外显子结合点（3′- 剪接位点）的突变，将影响正常 RNA 在该位点的剪接（甚至会取消剪接），或造成外显子跳读（exon skipping），即跳过 1 个或多个外显子剪接为成熟的 mRNA；②内含子的核苷酸置换，既不影响剪接供体也不影响剪接受体本身的序列，但形成能与正常供体或受体进行竞争的选择性位点。因此，在这种成熟 mRNA 或 ncRNA 中，至少有一部分包含了错误剪接的内含子序列。

5. 远程调控元件突变 远程调控元件（long-range regulatory element）又称远端顺式作用调控 DNA 序列（distant cis-acting regulatory DNA sequence），是指在结构基因的表达中起调控作用的 DNA 序列，包括启动子和增强子、绝缘子（insulator）（一种顺式作用调控序列，通常位于启动子正调控元件或负调控元件之间，限制增强子的作用）、基因座控制区（locus control region，LCR）（负责维持染色质的开放构型并克服基因表达抑制状态的调控区域）等。

最典型的远程调控元件突变所致疾病的例子是 *PAX6* 基因［OMIM*607108］突变引起的无虹膜（aniridia）［OMIM#106210］。无虹膜是一种先天性虹膜缺失的畸形，几乎累及双眼，发病率约为 1/100 000。患儿常见角膜、前房角、晶状体、视网膜以及视神经等许多结构的异常，前房角处常能查到残留的虹膜根部。本病呈常染色体显性遗传，尚无有效的治疗措施。*PAX6* 基因定位于 11p13，属于配对框（paired-box，Pax）基因家族的重要成员。*PAX* 基因是许多物种的调控胚胎早期发育的一类高度保守的基因家族，通常编码与 DNA 结合的一系列转录因子。*PAX6* 基因是眼和大脑发育的关键调控基因，*PAX6* 基因突变不仅可导致常染色体显性遗传的无虹膜，而且还能造成一组伴发无虹膜症状的异常，如视神经缺损、角膜变性、小眼畸形、黄斑发育不良等。

（二）缺失、插入和重排

基因突变也可由 DNA 片段的插入 / 缺失（insertions and deletions，Indels）、倒位（inversion）、重复（duplication）、融合（fusion）所致。在人类基因组中常见缺失和插入突变；而在某些癌细胞中，可常见倒位和融合等基因重排。某些缺失插入突变只涉及几个碱基对，称为小缺失（small deletion）和小插入（small insertion），通过 DNA 测序等方法很容易检测发现；但另一些突变则可能涉及基因的大片段，甚至整个基因，往往需要运用 aCGH、FISH 和 DNA 杂交等方法才能进行检测分析。

1. **小插入/缺失**　当在基因编码区中缺失或插入的碱基数不是 3 的整倍数时，会使缺失或插入位点以后的翻译阅读框发生移位，导致编码产生若干个异常的氨基酸，直至终止密码子的出现。这种 DNA 小片段的插入/缺失突变也被称为移码突变（frameshift mutation），将会严重影响其编码蛋白的结构和功能。因此，移码突变是指在基因编码区内，缺失或插入的核苷酸数目非 3 的整倍数而造成阅读框的移动，使得该基因的相应编码序列发生改变；相对地，整码突变（in-frame mutation）则是指在基因编码区内，缺失或插入的核苷酸数目为 3 的整倍数而不造成阅读框的改变，处在突变位点下游的原三联体密码子不改变。

2. **大片段缺失、大片段插入、融合基因、重复**　DNA 大片段缺失的长度可为 100~1 000bp，可能影响基因的多个外显子甚至整个基因，从而导致编码序列的严重缺陷。这种突变虽然不常见，但却与许多遗传病相关。例如，约 60% 以上 DMD 患者的 *DMD* 基因（定位于 Xp21.2-p21.1）发生大片段缺失；胚胎致死性的 α 地中海贫血——血红蛋白 Bart's 胎儿水肿综合征（Hb Bart's hydrops fetalis syndrome）[OMIM#236750]是位于 16p13.3 的 4 个 α 珠蛋白基因全部缺失（基因型：--/--）的后果。DNA 大片段缺失一般由异常的同源重组所致。

DNA 大片段插入的突变较大片段缺失更为罕见。

融合基因（fusion gene）是指两个基因或其各自的一部分，组合成一个新的可表达的基因。例如，人第 9 号染色体上的 *ABL1* 原癌基因[OMIM*189980]与第 22 号染色体上的 *BCR* 基因[OMIM*151410]相互易位形成的融合基因 *BCR-ABL1* 可引起蛋白激酶持续性激活，使白细胞过分增殖而导致慢性髓细胞性白血病（chronic myelogenous leukemia，CML）[OMIM#608232]。

重复（duplication）是指染色体的某一片段有不止一份拷贝的突变现象。

3. **LINE 和 SINE 序列的插入突变**　人类基因组中存在大量的重复 DNA 序列，如短散在重复序列（short interspersed repeated sequence；又称短散在核元件，short interspersed nuclear element，SINE）和长散在重复序列（long interspersed repeated sequence；又称长散在核元件，long interspersed nuclear element，LINE）。SINE 是指以散在方式分布于基因组中、重复序列单元长度小于 500bp 的重复序列，如 Alu 家族（Alu family），重复单元长度为 300bp；LINE 是指以散在方式分布于基因组中，重复序列单元长度约为 500bp~10kb（通常为 6~8kb）的重复序列，如 Kpn I 家族（Kpn I family），重复序列单元长度为 6.4kb。SINE 和 LINE 均为转座子（transposon）或称跳跃基因（jumping gene），即具有完整转座元件的功能特征并能携带内、外源基因组片段，可在基因组内移动或在生命体之间传播并可表达出新的表型。SINE 和 LINE 序列的突变，以及各种 LINE 和 SINE 序列的重组，均可导致遗传病的发生。例如，引起家族性高胆固醇血症（familial hypercholesterolemia）[OMIM#143890]的 *LDLR* 基因[OMIM*606945]的大多数缺失断裂点，便发生在 Alu 重复序列内。

4. **动态突变**　某些遗传病的发生源于简单的核苷酸重复序列（尤其是三核苷酸重复序列）的扩增。这些三核苷酸重复序列可位于基因的任何区域（包括外显子、内含子、启动子区域等），其拷贝数在每次减数分裂或体细胞有丝分裂过程中发生不稳定的改变，这种类型的突变称为动态突变（dynamic mutation）。例如，亨廷顿病（Huntington disease）[OMIM#143100]是由 *HTT* 基因[OMIM*613004]第 1 外显子的（CAG）*n* 重复序列的拷贝数增加所致，正常个体（CAG）*n* 重复序列的拷贝数≤26（一般为 18~19），而患者（CAG）*n* 重复序列的拷贝数≥40（一般为 46 左右。成人患者为 36~55，青少年患者≥60）。

动态突变的发生可能是姐妹染色单体的不等交换或重复序列的断裂错位所致。目前，已发现 20 多种遗传病与动态突变有关。动态突变所致的某些遗传病的症状一代比一代严重，而发病年龄一代早于一代的现象，称为遗传早现（anticipation）（参见第九章）。

三、基因突变的命名

通常，在书写人的基因符号时用英文字母的斜体字体，正体则表示该基因编码的蛋白质。在书写小鼠等的基因符号时，虽然也用英文字母的斜体字体，但第 1 个字母大写，其余应该小写，以示区别。

基因突变的命名一般性原则如下：

（1）依据突变的位置在基因组（如核基因组）DNA、编码 DNA 序列、非编码 DNA 序列、线粒体 DNA、RNA 基因的对应序列突变前分别冠以首字母 g（genomic DNA）、c（cDNA）、n（nuclear genome）、m（mitochodrial DNA）、r（RNA gene）表示。

（2）在 cDNA 序列中，起始翻译位点 ATG 的 A 标记为 +1，A 上游的一个碱基标记为 −1；没有 0。

（3）单碱基置换："位置数"+"原碱基"+">"+"被替换的碱基"。例如，泰 - 萨克斯病（Tay-Sachs disease）氨基己糖苷酶 A（*HEXA*）基因[OMIM*606869]cDNA 第 1444 位的点突变（G 被 A 置换），表示为：c.1444G > A。

（4）内含子区域的突变：内含子[即间插序列（IVS）]5′ 端剪接位点的 GT 开始，G 标记为 +1，后续（向右数）为 +2 等；3′ 端剪接位点的 AG 倒数开始，G 标记为 −1，向左数为 −2 等。例如，一个基因第 33 个内含子的 GT 剪接供体的 T 被 A 置换，表示为：g.IVS33 + 2T > A；一个基因第 33 个内含子的 AG 剪接受体的 A 被 T 置换，表示为：g.IVS33-2A > T。

（5）小缺失："位置数"+"_"+"del"+"缺失的碱基"。例如，cDNA 第 1524~1527 位缺失了 CGTA 4 个碱基，表示为：c.1524_1527delCGTA。

（6）小插入："插入片段所在的 2 个碱基之间的位置数"+"ins"+"插入的碱基"。例如，泰 - 萨克斯病（Tay-Sachs disease）氨基己糖苷酶 A 基因的 cDNA 第 1277 位与 1278 位之间插入了 TATC 4 个碱基，表示为：c.1277_1278insTATC。

（7）蛋白质的错义或无义突变："原氨基酸"+"位置数"+"被置换的氨基酸"。例如，β珠蛋白肽链的一个错义突变，即第 6 位的谷氨酸被缬氨酸置换，导致镰状细胞贫血，表示为：p.Glu6Val；β珠蛋白肽链的一个无义突变，即第 39 位的谷氨酰胺被终止密码子（Ter）置换，引起 β^0 地中海贫血，表示为：p.Gln39Ter。

四、基因突变的后果

基因突变既是遗传变异的主要来源，也是进化过程中选择的对象，因而突变是进化的源泉。基因突变的后果一般是：①不利于个体的生存和生育能力，引起遗传病或致死性突变，导致死胎、自然流产等；②可能对个体的生存带来一定好处；③突变后果较轻，不产生可察觉的效应，或只表现为个体间的遗传多态性，而对个体生存并无明显影响。

日本学者木村资生（Kimura Motoo）曾于 1983 年提出著名的"中性突变"（neutral mutation）假说，认为所有的变异在进化上都是中立的，与群体中已有的等位基因的适合度（fitness）相同。适合度又称"适应值"，即在某种环境条件下，某已知基因型的个体将其基因传递到后代基因库中的相对能力。按照中性突变假说，突变不改变生物体的适合度，故突变对生物体的生存既无利，也无害。例如，虽然纯合子中的突变基因可能有害，但在某些环境下，某些遗传病的杂合子的适合度比突变等位基因纯合子，甚至正常等位基因纯合子的适合度都要高，这种现象称为杂合优势（heterozygote advantage）。即使是微弱的杂合优势，由于杂合子数目超过了纯合子，因而可增加某一个等位基因的频率，虽然这种等位基因的纯合子可能是有害的。这时，选择成为"双刃剑"，一方面保存有害基因，一方面将有害基因从基因库中消除，这种情况属于平衡多态性（balanced polymorphism），即一个群体中各种变异类型的比例长期保持稳定的现象。显然，平衡多态性归因于任一等位基因的杂合子更占选择优势。

五、基因突变与人类疾病

（一）生殖细胞突变与人类疾病

生殖细胞在生成的过程中经历了有丝分裂和减数分裂，可以产生各种类型的突变，其中以基因组突变造成的染色体数目异常频率最高。绝大多数的染色体异常会导致胚胎终止发育并流产，可造成约 1/3~1/2 的自然流产（spontaneous abortion）。少数携带染色体畸变的胎儿可以正常出生，如 21 三体综合征、特纳综合征、猫叫综合征等患者，但往往活不到成年或生育力低下。某些没有明显表型的染色体畸变的携带者，其后代也容易发生流产或患病。总体而言，生殖细胞中发生的基因组水平上或染色体突变，一般不会形成家系世代传递的现象。

生殖细胞在生成的过程也可能发生基因突变。据估计，每一个体平均携带有约 75 个新生突变。大多数基因突变是中立的，一般不会引发疾病。但许多发生在蛋白质编码基因中的突变则可能导致遗传病的发生。例如，众所周知的 19 世纪末 20 世纪初在欧洲王室高发的呈 X 连锁隐性遗传的血友病 A（hemophilia A）[OMIM#306700]，最早出现在英国维多利亚（Victoria）女王（1819—1901 年）的儿子身上。虽然她的女儿都不患病，但都是突变致病基因的携带者，故将血友病 A 带入其他欧洲王室。调查研究后发现，女王的父辈和英国王室旁支都没有人患病，因而推测女王的双亲或女王自身的生殖细胞发生了一个致病的基因突变，导致血友病 A 在这个家族中出现并扩散开来。

（二）体细胞突变与人类疾病

体细胞在有丝分裂过程中，物理、化学和生物等因素可能诱发产生各种 DNA 损伤，从而引起基因突变。如果体细胞突变发生在胚胎发育早期，且体细胞最终发育成为重要的组织器官，则可能导致疾病的发生。例如，约 2.5% 的 21 三体综合征为嵌合体核型，源于正常受精卵在胚胎发育早期的有丝分裂中第 21 号染色体不分离。

在临床上，最为常见的体细胞突变引发的疾病是肿瘤。由于肿瘤细胞的基因组具有高度的不稳定性，很容易发生各种类型的突变，并且随着肿瘤细胞的增殖，子代细胞携带的突变还会逐渐累积。

体细胞突变不会传递给下一代。

（三）罕见变异与人类疾病

罕见变异在人群中出现的频率很低（<1%），但并不意味着罕见变异都可能引起疾病。实际上，大部分罕见变异都属于中性变异，只是因为出现较晚或其他原因，导致其并没有在人群中扩散开来。但是，单基因遗传病的致病基因直接导致疾病的发生，承受了很高的自然选择压力，因而往往属于罕见变异。在单基因遗传病致病基因的鉴定研究和临床分子诊断中，应关注患者基因组中的罕见变异位点。

近年来的许多研究发现，相对于常见的变异，罕见变异可能在某些复杂疾病的发生中发挥更重要的作用。

第二节 | 遗传多态性

一、遗传多态性概述

从 DNA 序列来说，人类不同个体间是高度相似的（99.9% 相同），但 DNA 突变不断地将新的遗传变异引入各个种族（或民族）群体的基因库中，增加了人类遗传的多样性。从进化角度来看，一些新生突变因其具有危害性而被淘汰，而许多突变在自然选择中是中立的，还有少量的突变甚至是有益的。因此，通过世代更替，不同突变形成的遗传变异体在基因库中的频率会有不同。一些频率较低的罕见变异体（<1%），在进化上出现较晚，或承受了较高的自然选择压力；而频率较高的常见变异体（>1%），在进化上则可能很早出现（几万年甚至几十万年前），因承受的自然选择压力较小而得以在人群中扩散开来，这类变异体被称为遗传多态性，是人类遗传多样性的主要构成部分。绝大部分的遗传多态性位于基因之间或基因的非编码区中，可能对基因的转录、RNA 的稳定性和多肽翻译造成一定的影响。当然，遗传多态性也可位于基因的编码区，从而导致产生不同的蛋白变异体。总之，遗传多态性是人类和医学遗传学研究的重要组成部分，是实践精准医疗（precision medicine）的基础。

人类基因组中最常见的遗传多态性包括单核苷酸多态性、插入缺失多态性和拷贝数变异等（表 6-1）。

表6-1　人类基因组常见的几种变异

类型	长度	定义	等位基因的数目
SNP	1bp	基因组某个特定位置的核苷酸置换	通常为2个
插入/缺失	1~100bp	单一的插入/缺失：100~1 000bp 微卫星DNA：2、3或4核苷酸重复单元串联重复5~25次	单一的插入/缺失：2个 微卫星DNA：依据重复的次数，为5个或以上
CNV	10kb~1Mb	主要涉及200bp~1.5Mb的DNA节段的重复或缺失	2个或以上
倒位	几碱基对至1Mb	涉及两断点之间的DNA节段的倒转	2个

二、遗传多态性类型

（一）单核苷酸多态性

单核苷酸多态性（single nucleotide polymorphism，SNP）是指不同个体基因组DNA同一位置上单个核苷酸的改变而形成的多态性。因此，SNP是一个群体性概念，即这种单个核苷酸的变异是以一定的频率存在于人群中的。严格地讲，单碱基的缺失、插入不应被认为是SNP。但通常所说的SNP包括单碱基的转换、颠换、缺失、插入。这些有单个核苷酸差别的基因座、DNA序列等均可用作基因组作图的标记。

按照SNP的定义，SNP既可能是二等位（biallelic）多态性，即人群中某个SNP只发现了2种核苷酸的变异（如A/T、C/T等），也可能是三等位多态性（如A/T/C等）或四等位多态性（如A/T/C/T等）。但要注意的是，迄今已发现的SNP绝大多数都是二等位多态性的，只有2种核苷酸的变异。

在人类DNA序列变异中，SNP占大约90%，几乎遍布整个基因组，平均每500~1 000bp中就有1个SNP。最小等位基因频率（minor allele frequency，MAF）是指SNP的2个核苷酸（等位基因）中那个较为少见的核苷酸在人群中出现的频率。一般地，将MAF>5.00%的SNP称为常见SNP；将MAF为0.50%~5.00%的SNP称为低频SNP；将MAF为0.05%~0.50%的SNP称为罕见SNP。根据SNP所处的位置，又可将SNP人为地划分为4种形式：①基因间SNP（intergenic SNP）；②内含子SNP（intronic SNP）；③调控SNP（regulatory SNP）；④编码区SNP（coding SNP，cSNP）。目前的研究表明，在DNA表达序列中出现的SNP远远低于随机的基因组序列中的那些SNP。SNP作为一种碱基置换，大多数为转换，其与颠换之比为2:1。关于SNP的详细数目及研究进展，可以浏览SNP公共数据库。

SNP是最基本的基因突变形式，是疾病临床表现的遗传基础，也是疾病发生的本质。某些常见病、多发病，如恶性肿瘤、心血管疾病、精神疾病、自身免疫性疾病、糖尿病等的患病风险，很大程度受个体的关键易感基因内的SNP影响，多个SNP联合作用（单体型）加上环境因素可导致疾病的发生。同理，个体在药物效应上的差异也是基于每个个体相关基因内的SNP，这为指导用药和药物设计提供了理论依据。因此，对人类来说，SNP的意义在于：①致病SNP；②疾病易感性SNP；③具有诊断价值的SNP；④疾病的SNP谱；⑤人表型相关SNP；⑥药物作用与不良反应相关SNP；⑦药物剂量相关SNP。目前SNP的研究热点，一是cSNP，即cDNA上的SNP；二是基因启动子上的SNP（promoter SNP）。绝大多数SNP的功能仍未知。目前比较统一的看法是：常见的SNP可能更多地参与了疾病易感性的精细调控，而非直接致病。

（二）插入缺失多态性

顾名思义，插入缺失多态性是由DNA片段的插入或缺失引起的，其范围可从1bp~1kb不等。每一个体的基因组内插入缺失多态性的总数估计超过100万个。例如，DNA分子中重复出现的核苷酸序列约占基因组DNA的55%，包括串联重复序列（10%）和散在重复序列（45%），均属于DNA多态性。

1. 微卫星DNA多态性　微卫星DNA（microsatellite DNA）又称为短串联重复序列（short tandem

repeat，STR）或简单重复序列（simple sequence repeat，SSR），是以 2~6bp 为单位进行串联重复排列所构成的重复 DNA 序列，也是真核基因组重复序列中的主要组成部分。每个微卫星 DNA 的核心序列结构相同，重复约 10~50 次不等。与 SNP 的二等位多态性不同，不同个体之间某一 STR 的串联重复次数可能存在差异，因而 STR 有许多等位基因类型，呈高度多态性。前述的三核苷酸重复序列动态突变在概念上与微卫星 DNA 类似，但其在传代中的重复次数扩增速率远高于微卫星 DNA。而微卫星 DNA 在基因组中相对稳定，故作为遗传标记的应用非常广泛，常用于法医的个体识别、亲子鉴定，以及连锁分析（linkage analysis）和关联研究（association study）。

2. 小卫星 DNA 多态性　小卫星 DNA（minisatellite DNA）或可变数目串联重复序列（variable number tandem repeat，VNTR）通常指以 6~25bp 为重复单元的串联重复 DNA 序列，重复次数通常为几百至几千次。

注意：卫星 DNA（satellite DNA）是指真核细胞染色体具有的高度重复核苷酸序列的 DNA。卫星 DNA 总量可占全部基因组 DNA 的 10% 以上，主要存在于染色体的着丝粒区域，通常不被转录。卫星 DNA 因其碱基组成中 GC 含量少，具有不同的浮力密度，在氯化铯密度梯度离心后呈现与大多数 DNA 有差别的"卫星"带而得名。

3. 可移动元件插入多态性　几乎一半的人类基因组区域中都含有散在的重复 DNA 序列，依其序列长短又可分为 SINE 和 LINE。

（三）拷贝数变异

拷贝数变异（copy number variation，CNV）是指基因组区段的插入、缺失或重复序列，范围可从 1kb 至数百千碱基对，是介于碱基突变和细胞遗传学变异之间的一大类变异，又称结构变异（structural variation）。其中，>500kb 的 CNV 占 5%~10%，>1Mb 的 CNV 占 1%~2%。最长的 CNV 序列是基因组中由 10~300kb 重复单元形成的重复片段。有人将由 CNV 所导致的人类疾病称为基因组病（genomic disorder），其中以出生缺陷较为常见。

（四）倒位

倒位（inversion）是指某一染色体同时出现两次断裂，两断点之间的片段旋转 180° 后重接，造成染色体上基因顺序的颠倒重排（参见第八章）。目前已发现的倒位多态性几乎涉及所有染色体，其中以第 9 号染色体臂间倒位的频率最高。

三、遗传多态性意义

（一）遗传多态性与表型多样性

虽然人类个体基因组间的差异只有 0.1%，但表型却千差万别。人类表型的多样性主要是由遗传多态性所决定，但也有表观遗传差异的贡献。研究表明，不少肉眼可见的性状差异与 SNP 有关。例如，不同人种眼睛虹膜颜色之间的差异，可能是由 *OCA2*［OMIM*611409］和 *HERC2*［OMIM*605837］等基因的 SNP 决定的。

（二）遗传多态性与疾病易感性

遗传多态性在人群中的频率较高（>1%），一般不会直接导致某种疾病的发生。但是，如果多个常见的变异体在某一个体中同时出现，而其作用叠加超过一定的阈值（threshold），则可能导致复杂疾病的发生。因此，某些遗传多态性可以增加复杂疾病的易感性。寻找与复杂疾病相关的遗传多态性位点一直是复杂疾病的遗传学研究热点。以精神分裂症（schizophrenia）［OMIM#181500］和孤独症这两种遗传率（heritability）很高的多基因遗传病为例，国际精神病学基因组学联盟精神分裂症工作组（Schizophrenia Working Group of the Psychiatric Genomics Consortium）曾进行了一项大规模的精神分裂症相关遗传多态性的研究，并于 2014 年在 *Nature* 杂志上报道了 108 个与本病相关的 SNP 和 CNV 位点。在孤独症的研究方面，第 15 号和 16 号染色体上的 CNV 与本病［OMIM#608636，OMIM #611913］的相关性也被多个研究小组报道。

（三）遗传标记及其应用

遗传标记（genetic marker）是指可示踪染色体、染色体某一区段或某个基因座在世代间传递的任何一种可遗传和可识别的标志性特征。遗传标记必须具有可遗传性和可识别性，并且具有足够的变异类型。经典的遗传标记主要是基于个体的性状、蛋白质类型和染色体的结构变异等，曾在起源进化、遗传学理论研究、医学诊断等领域发挥过重要的作用。但是，经典的遗传标记仅是遗传物质的间接反映，易受环境、检测技术等多种因素的影响，具有很大的局限性。随着分子遗传学和生物技术的迅猛发展，基于 DNA 的分子标记早已应运而生。

与经典的遗传标记相比，DNA 分子标记具有许多独特的优势：①不受组织类别、发育阶段等影响，生物体任何组织在任何发育时期均可用 DNA 分子标记进行分析；②不受表观遗传学因素的影响，因为表观遗传学因素只影响基因的表达（转录与翻译），而不改变基因的结构（即 DNA 的核苷酸序列组成）；③标记数量多，遍及整个基因组；④多态性高，人群中自然存在着许多等位变异位点；⑤检测技术简单、快速、易于自动化；⑥从组织、细胞等材料中提取的 DNA 样本在适宜条件下可长期保存，对于进行回顾性或仲裁性鉴定非常有利。

1. 第一代分子标记——限制性片段长度多态性　限制性片段长度多态性（restriction fragment length polymorphism，RFLP）是指不同个体或种群间的基因组 DNA 经一种或几种限制性内切酶消化后所产生的 DNA 片段的长度、数量各不相同的现象。早期 RFLP 曾用于血红蛋白病等遗传病的临床诊断、分子诊断和产前诊断。因其分析程序较为复杂、技术难度较大、成本较高，RFLP 的应用受到一定的限制。

2. 第二代分子标记——串联重复 DNA 序列　第二代分子标记是以微卫星 DNA（又称 STR）为代表的串联重复 DNA 序列。STR 具有以下特点：

（1）种类多、分布广，并遵循孟德尔共显性遗传方式在人群中世代相传。STR 广泛分布于真核生物基因组中，每隔 10~50kb 就有一个 STR 序列，不仅存在于内含子或非编码区，有时也存在于编码区及染色体上的其他任一区域。这一特点为在整个基因组中定位更多的基因提供了极大的方便。

（2）在人群中呈高度多态性，表现为正常人群不同个体的某一位点重复序列的重复次数不同，同一个体的 2 条同源染色体上的重复次数也可能不同。STR 串联序列的拷贝数在人群中具有非常宽泛的变化范围。

（3）具有连锁不平衡现象。

由于上述特征，STR 标记在构建遗传图谱、评估遗传多样性、运用连锁分析进行致病基因的定位、疾病的间接 DNA 诊断、个体识别以及亲缘鉴定等方面得到了广泛的应用。例如，多个不同基因座的 STR 标记分析结合起来，可以成为一个个体的"生物学身份证"——DNA 指纹（DNA fingerprint）。美国联邦调查局（FBI）用 13 个 STR 标记建立了 DNA 指纹数据库。两个个体之间（除了单卵双生子）的 13 个 STR 的基因型不可能全部相同，结合数据库，便可鉴定不同样本是否来自同一个体，极为高效和精确。

3. 第三代分子标记——SNP　SNP 是目前应用最为广泛的分子标记之一，已在连锁分析、连锁不平衡分析、寻找致病基因、药物基因组学、进化和种群多样性研究、法医学等领域得到了广泛的应用。作为第三代分子标记的 SNP 具有以下特征：

（1）SNP 在遗传上非常稳定，突变率仅为 10^{-8}，在家系中的传递符合遗传学的三大定律。

（2）数量众多，分布均匀且广泛。在人类基因组中，平均每 1 000bp 就有一个 SNP，已发现的不同种族（或民族）人群的 SNP 总数约有上千万个。人们可根据 SNP 制作出高密度的基因图谱，对于单个基因或染色体区域的研究和分析具有极大的帮助。

（3）适于快速、高通量的筛查。在基因组筛查的过程中，由于 SNP 的二等位多态性，只需做"有或无"的分析，因而用一张芯片即可同时检测 DNA 样本中的几百万个 SNP。

（4）易于估计等位基因频率，进行疾病与基因的关联研究。

全基因组关联分析（genome-wide association study，GWAS）是指在人全基因组范围内，以 SNP 作为主要分子标记，筛检出那些与疾病性状关联的 SNP。这是一种发现复杂疾病相关基因的有效策略，为人们研究复杂疾病的遗传基础打开了一扇大门。2005 年，*Science* 杂志首次发表了第一项 GWAS 研究，瞄准的疾病为年龄相关性黄斑变性（age-related macular degeneration，AMD）[OMIM#603075]。之后，世界各地的研究人员针对越来越多的复杂疾病进行了 GWAS 研究，包括冠心病、糖尿病、精神分裂症、乳腺癌等，找到了许多可能与这些复杂疾病相关的易感基因和染色体区域，为发病机制的深入研究提供了理论依据和线索。

在精准医疗（特别是药物基因组学）方面，SNP 位点也极具指导意义。例如，学者们曾发现，*ADD2* 基因[OMIM*102681]与高血压相关。携带 *ADD2* 中某个 SNP 的高血压患者服用 β 受体阻滞剂之后，收缩压会显著低于平均水平。因此，了解基因变异与疾病和药效的关系，有助于医生针对不同患者采取最有效的个体化治疗方案。

4. 第四代分子标记——全基因组序列　随着 DNA 测序技术的普及和成本的不断下降，全基因组序列有望成为第四代分子标记。全基因组序列的突出优势是，可以综合利用 RFLP、VNTR、STR、SNP 以及人体的第 2 套基因组——肠道微生物菌群基因组等多种 DNA 标记信息。

小结

　　人类个体之间 DNA 水平的差异决定了个体之间的表型差异，是导致各种疾病的遗传基础。通常，变异分为多态性和突变。DNA 多态性是指群体内某个基因座存在 2 个或多个等位基因形式而造成的同种 DNA 分子的多样性；突变则是指由于某一基因发生改变而导致细胞、病毒或细菌的基因型发生稳定的、可遗传的变化过程。在群体中相对常见的变异体称为常见变异体或 DNA 多态性，频率 >1%；频率 <1% 的变异体则称为罕见变异体或突变。临床上，"突变"和"突变体"一般特指致病基因的变异和变异体。人类基因组中常见的遗传多态性有 SNP、插入缺失多态性（如微卫星 DNA）和 CNV 等。人类基因突变可划分为：①核苷酸置换；②缺失、插入和重排。生殖细胞和体细胞突变都可能导致疾病的发生。单基因遗传病的致病基因往往是罕见变异体。某些 DNA 多态性可以增加多基因遗传病的易感性。SNP、微卫星 DNA 和全基因组序列等遗传多态性作为分子标记，在人类和医学遗传学的研究和临床中发挥着非常重要的作用。

（包玉龙）

本章数字资源

本章思维导图

第七章 | 疾病的生物学机制

人类的健康（health）取决于遗传因素及其与生活环境相互作用的平衡。人体的发育、分化是细胞中的遗传信息依照精确的时空程序与环境相互作用，逐步表达的结果。当遗传信息或环境因素改变了细胞内蛋白质修饰状态，进而影响细胞的功能时，就会导致人体某些器官结构和功能异常，发生疾病乃至死亡。

对于健康和疾病的认识，经典的西方医学理论强调自然环境对人体的影响、病原微生物的致病作用和躯体的异常状态。现代医学则提出了生物-心理-社会医学模式（bio-psycho-social medical model），认为除了躯体健康，精神和心理等也是健康的重要因素。此外，还需考虑水、大气、化学品和核污染等环境因素对人类健康的影响。因此，除了躯体本身的生物因素，精神、心理、社会行为和生活方式也是健康的重要因素。

第一节 | 健康与疾病的概念

一、健康

健康的人要有强壮的体魄和乐观向上的精神状态，并能与其所处的社会及自然环境保持协调的关系。随着医学科学的进步，急性传染病、营养缺乏病及由环境因素引起的疾病得到或基本得到控制，心脑血管疾病、肿瘤和精神心理疾病发病率逐年增高。遗传病及由遗传与环境共同作用所致的疾病，已成为临床常见而多发的病种。

传统的健康观是"无病即健康"，而现代医学中的健康观强调整体健康。1946年，《世界卫生组织宪章》指出：健康不仅仅是指没有疾病或病痛，而是在躯体上、精神上和社会适应上的一种完好状态（state of complete well-being）。躯体上的完好状态指躯体结构、功能和代谢均正常。精神心理上的完好状态是指心理、情绪、学习记忆及思维等均处于正常状态。社会适应上的完好状态是指与人交往良好，行为符合社会道德规范，能在社会中承担合适的角色等。增强健康意识、保障大众和个人的健康是每一个人义不容辞的责任。

二、疾病

（一）疾病的基本概念

疾病是相对于健康而言的。在人类文明的不同时期和医学的各发展阶段，人们对疾病的认识逐步改变。中国古代医学认为，疾病是阴阳五行的失调。古希腊医学家希波克拉底（Hippocrates）提出，疾病是人体内血液、黏液、黑胆汁、黄胆汁四种体液的失衡状态。目前，一般认为疾病（disease）是在一定病因的损害性作用下，人体稳态（homeostasis）调节紊乱而发生的异常生命活动的过程。在这个过程中，躯体、精神及社会适应上的完好状态被破坏，致使其与内外环境间失衡而引起各种症状、体征和行为异常。

（二）疾病发生的基本过程

疾病的发生是一种损伤（致病）与抗损伤（保护）的过程。这一过程具有一定的规律。首先，任何疾病都有其发生的原因,疾病是机体对某些致病因素作出的反应。其次,疾病是一个过程,患病机体的主要变化和表现为:①病因作用于机体引起的损伤反应和机体的抗损伤反应;②器官、组织和细胞发生形态结构、功能、代谢等异常变化;③患者出现各种症状和体征或不良后果。例如,病毒性感冒常常发生在人体疲劳、受寒冷刺激以后,病毒侵入机体,对机体造成一系列损害,同时,机体内会相应出现免疫反应加强等抗损伤反应,患者出现咳嗽、发热、流涕、咽喉痛、四肢软弱无力等临床表现。

在疾病发生过程中,机体与致病因素还存在交互作用,一方面致病因素对机体细胞产生损害作用,另一方面机体细胞对致病因素产生反应(多数情况下,这一反应是保护机体细胞,摒弃有害的致病因素)。这些交互作用的结果决定着机体细胞未来的发展方向,或恢复细胞的正常生理功能,或使细胞产生异常损害,继而发生组织和器官的损害,导致疾病的形成并表现出一定的临床症状。

三、亚健康

介于健康与疾病之间的一种状态,称为亚健康(subhealth)。处于亚健康状态者,不能达到健康的标准,表现为一定时间内活力降低、功能和适应能力减退的症状,也不符合现代医学有关疾病的临床或亚临床诊断标准。随着社会的发展以及生活步伐的加快,亚健康人群逐年增加。

导致亚健康的原因复杂,精神紧张、心理压力大、长期不良情绪、饮食不合理、缺乏运动、作息不规律、睡眠不足等均是常见原因,某些遗传因素也在亚健康发展中具有作用。处于亚健康状态的人虽然没有明显疾病,但会出现一些身体不适的症状,亚健康的表现形式包括:①躯体性亚健康,包括疲劳无力、虚弱、失眠、情绪改变等,还会有心悸气短、胸闷憋气;②心理性亚健康,表现为焦虑、烦躁、易怒、恐慌等;③社会性亚健康,表现为与身边的同事等各类社会成员的关系不和谐,心理差距变大,产生一种被社会抛弃或者遗忘的孤独感。

第二节 ｜ 疾病的发生原因和条件

研究病因及其作用条件的学科称为病因学(etiology)。

一、疾病的发生原因

导致疾病发生并赋予疾病一定特征的体内外因素称为疾病的致病因素(pathogenic factor),简称病因(cause of disease)。病因是能引起疾病的特定因素,决定了疾病的特异性。常见的病因可分为以下几大类。

(一)遗传因素

遗传因素直接致病主要是通过细胞内遗传物质的改变(基因突变和染色体畸变)或表达异常而发生的。一般而言,细胞内的遗传物质(DNA及其携带者染色体)是相对稳定的,但在一定条件下,也会发生改变,进而造成机体细胞基因突变或表达异常,最终导致疾病的发生。一些疾病虽然看不到明显的遗传规律,但具有遗传易感性(genetic susceptibility),如糖尿病、高血压、肿瘤、精神分裂症等。

有些情况下,遗传物质的突变是疾病发生的直接原因,如人类的血友病B[OMIM#306900]是由于编码第IX因子(factor IX, F9)也称为血浆凝血激酶组分(plasma thromboplastin component, PTC)基因[OMIM*300746]的突变,使血浆中的F9缺乏,患者表现为凝血异常,受伤后出血不止。OMIM记载了111种导致F9活性缺乏的基因突变,包括碱基置换、缺失、插入和移码突变,其中的104种基因突变可导致血友病B,其余7种基因突变有的有导致血栓形成倾向,有的可增加对华法林的敏感性,有的可抵御深静脉血栓,有的可引起F9因子多态性。这类疾病具有遗传性、家族性和先天性等特点,故称为遗传病(genetic disease; hereditary disease; inherited disease)。

按照遗传物质的突变方式及传递规律,可将遗传病分为以下5类。

(1)单基因遗传病:由于单个基因突变所引起的疾病称为单基因遗传病(monogenic disease)。根据致病基因所在染色体和等位基因显隐性关系的不同，又可分为多种遗传方式，如常染色体显性遗传病、常染色体隐性遗传病、X连锁显性遗传病、X连锁隐性遗传病和Y连锁遗传病。

（2）染色体病：由于染色体数目或结构异常所引起的疾病称为染色体病（chromosome disease）。染色体病涉及许多基因的改变，常表现为复杂的综合征。

（3）多基因遗传病：由2对以上微效基因和环境因素共同作用所致的一类疾病称为多基因遗传病（polygenic disease）。一些先天畸形及常见病，如唇腭裂、高血压、糖尿病等属于多基因遗传病。

（4）线粒体遗传病：由于线粒体DNA突变所致的疾病称为线粒体遗传病（mitochondrial genetic disease），以母系遗传（maternal inheritance）为特征，该类疾病通常影响神经和肌肉的能量产生，如莱伯遗传性视神经病变、线粒体心肌病等。

（5）体细胞遗传病：特定体细胞中的DNA异常积累所致的一类疾病称为体细胞遗传（somatic cell genetic disease），其恶性表型的发展通常是控制细胞生长的基因发生突变，如恶性肿瘤、一些先天畸形和免疫缺陷病等。

表观遗传（epigenetic inheritance）异常也会引起疾病，如一种遗传性进行性神经系统疾病——雷特综合征（Rett syndrome），与X染色体上编码甲基-CpG结合蛋白2的*MECP2*基因的突变有关。

（二）生物因素

各种病原微生物（细菌、病毒、立克次体、支原体、衣原体、螺旋体等）和寄生虫（疟原虫、滴虫等）是导致人类疾病的常见生物性因素。这类病因可引起各类感染性疾病，其致病作用不仅取决于病原微生物或寄生虫的种类、数量、产生的毒素、侵袭力等，还取决于人体对这些生物性因素的抵抗力。人体的这种抵抗力可与生俱来，也可后天获得（如既往感染或免疫接种等）。

（三）理化因素

1. 物理因素 包括机械外力、高温、冰冻、电流、电离辐射、噪声等，这些物理因子的数量和强度超出正常时可致病。例如，局部高温可引起机体的局部烧伤；环境高温可以引起中暑；电离辐射会使DNA双链分子的断裂频率和错误性修复概率增加，可造成胎儿生长迟缓、小头畸形和智力低下等；高温可干扰神经上皮细胞的正常增殖、迁移和黏附过程，导致神经管畸形等出生缺陷；噪声可对细胞分裂和DNA合成造成不良影响，从而损害胎儿听觉发育，引起内耳损伤，甚至造成脑细胞发育萎缩、脑细胞死亡等。

2. 化学因素 包括强酸、强碱、化学毒物、重金属等，致病作用取决于作用强度（数量）、作用时间、作用方式，也与体内代谢和组织器官的特点有关，而与机体的反应性关系不大。例如，强酸、强碱作用可立即引起组织器官损伤或死亡；四氯化碳（CCl_4）进入机体后主要在肝脏代谢而造成肝细胞损伤；除草醚可干扰甲状腺素功能，引起心脏、膈、肾畸形和肺发育不全；孕妇定期吸入甲苯会导致胎儿畸形，发生与胎儿酒精综合征相似的畸形表现；多数抗肿瘤药物（如氨蝶呤、甲氨蝶呤）、抗惊厥药物（如苯妥英钠）和抗生素（如四环素、链霉素、庆大霉素）等可对胎儿产生致畸作用。

由于工业化和自然环境的破坏，理化因素作为疾病的病因受到广泛重视，它不仅是潜在的致病因素，还被看成是"无形的杀人凶手"。大气污染物对人体的危害是多方面的，表现为呼吸系统受损、生理机能障碍、消化系统紊乱、神经系统异常、智力下降、致癌、致残。

（四）营养因素

某种营养物质缺乏常引起疾病，严重时甚至引起死亡，如缺乏维生素 B_1 引发脚气病，缺铁可导致缺铁性贫血等。营养物质过多同样会导致机体发生疾病，如长期大量摄入高糖和高脂饮食可以造成肥胖症，易发生心脑血管疾病；过量维生素A可能造成中毒，出现皮肤改变、关节胀痛以及肝损害等。此外，代谢废物不能及时排出体外也会导致疾病的发生，如细胞排铜障碍引起肝豆状核变性，尿酸过多导致痛风等。

（五）免疫因素

免疫因素致病包括三种情况：①免疫反应过强，即过敏反应或变态反应，如花粉、粉尘、皮毛等即可引起支气管哮喘、荨麻疹等;青霉素、破伤风抗毒素等导致某些个体发生过敏性休克,严重时可导致死亡;②在一些病理状态下,有些个体能对自身组织产生免疫反应,并引起自身组织和器官的损害,如类风湿性关节炎、系统性红斑狼疮、重症肌无力、溃疡性结肠炎等;③原发或继发性免疫缺陷病会导致免疫功能低下或缺失,易发生严重感染或肿瘤。

(六)精神、心理和社会生态因素

疾病发生的精神、心理因素实质上是指心理脆弱性。过度紧张、生活节奏快、学习和工作压力大,容易使身体、心理和情感等方面受到影响,个体就会出现精神和心理障碍,并成为某些疾病发生的原因,如抑郁症、精神分裂症等。精神紧张或创伤易发生高血压、甲状腺功能亢进、应激性溃疡、精神分裂症等;孕妇在妊娠早期遭受突然的心理打击,也可能导致胎儿颅骨畸形和心脏结构缺陷。

不良的社会经济条件、劳动环境、人际关系等可通过大脑皮质与皮质下结构相互协调活动的影响,导致疾病的发生。社会生态因素包括不良生活方式和习惯,环境污染的不良影响,社会中各种不良精神、心理因素刺激等。例如,不良社会习俗、贫困、居住拥挤、教育水平低等易导致肿瘤、营养不良、先天性疾病以及感染性疾病的流行。

二、疾病发生的条件

(一)基本概念

致病因素是疾病发生所必需的原发因素,但能否产生疾病,还取决于一定的条件,即疾病发生的条件。疾病发生的条件是指那些能够影响疾病发生发展的某种机体状态、自然环境或社会因素。条件本身不能引起疾病,但可以影响病因对机体的作用,促进或阻碍疾病的发生。例如天气炎热作为条件,可以促进致病菌在胃肠道的繁殖。事实上,发病的条件贯穿疾病发生、发展和转归全过程。

(二)影响疾病发生的生理条件

从某种角度讲,疾病是机体与环境之间动态作用的表现,是机体针对致病因子作用所作出的反应。因此"生病"并不是被动的,而是机体对致病因子积极的、主动的反应,在这样的前提下,机体的生理特征就会影响疾病的发生。

1. **机体对疾病的易感性** 众所周知,即使暴露于同一致病环境中,不同的个体可能有不同的反应,有人发病,有人则完全不受影响。这说明,个体之间存在对疾病易感性的差异。和特定疾病具有阳性关联的基因或等位基因称为易感基因(susceptible gene)。人体疾病易感性的差异首先表现为基因结构上的差异,其次表现为基因表达及其功能上的差异,这些差异总称为遗传多态性(genetic polymorphism)或基因多态性(gene polymorphism),即因个体遗传组成(DNA或基因)的差异而表现出对不同疾病的不同易感性。

例如,载脂蛋白E(apolipoprotein E, Apo E)基因在人群中有3种类型,即ε2、ε3和ε4,分别编码3种Apo E,即E2、E3和E4。人群中以E3为主,E2和E4可看作是E3的变种:E3分子的112位为精氨酸(Arg112),而E4分子为半胱氨酸(Cys112),其余完全相同;E3分子的158位为半胱氨酸(Cys158),而E2分子为精氨酸(Arg158),其余完全相同。E2、E3和E4氨基酸组成上的微小差异,本质上只是该基因的一个密码子的差异。研究发现,携带有1个ε4(ε2/ε4或ε3/ε4)等位基因的家族成员发生阿尔茨海默病(Alzheimer disease, AD)[OMIM#104310]的危险率是未携带ε4等位基因的家族成员的2.84倍;而携带有2个ε4等位基因(ε4/ε4)者则高达8倍。说明ε4等位基因或ε4/ε4基因型决定AD的易感性。

2. **机体的功能状态** 在不同的环境条件下,机体的功能状态不同,对致病因子的反应也不同,构成有利于或不利于疾病发生的条件。影响人体功能状态的因素有内环境(如生理周期、健康状况、精神状态、性别和年龄等)和外环境(如环境温度、空气质量等)。在不同的功能状态下,受表观遗传机制的调控,基因产物的功能不尽相同,后者决定着机体对疾病的易感性。

年龄和性别可作为疾病发病的条件,通常与机体解剖生理、代谢特点有关。如小儿易患消化道、呼吸道传染病和软骨病等;女性易患胆石症、甲状腺功能亢进等疾病;男性易患高血压、胃癌、动脉粥样硬化等。

3. 机体的免疫系统功能 机体的免疫器官和免疫细胞承担着防御传染、自身稳定、免疫监视和调控等功能,从而有效防止疾病的发生。其基本功能包括:①识别和清除外来入侵的抗原,如病原微生物等;②识别和清除体内的肿瘤细胞、衰老和死亡细胞或其他有害成分;③通过自身免疫耐受和免疫调节使免疫系统内环境保持稳定。

只有致病因子强有力地突破免疫系统屏障或免疫系统功能下降,才能构成有利于致病因子作用并形成疾病的条件。良好的营养、积极的体育锻炼有利于提高机体的免疫功能,创造不利于疾病形成和减少疾病发生的条件。过度疲劳、寒冷和饥饿本身并不能引起疾病,但常使机体免疫力低下,降低了对病菌的抵抗能力,增加了机体的易感性,此时如果有少量不足以引起正常人发病的病菌进入机体,就可以引起疾病,如大叶性肺炎、肺结核等的发生。

(三)影响疾病发生的心理和社会文化因素

心理因素主要包括人格特质、自我调适机制的成熟程度、生长或年龄阶段(心理成熟程度)、既往疾病史以及对疾病的主观感受与看法等。在一定条件下,许多人处于亚健康状态,心理失去平衡,抑郁、焦虑、恐惧等使适应能力不同程度减弱。心理性疾病多与人的性格、脾气、精神状态以及心理暗示等相关。

社会文化因素包括家庭关系、家族疾病史、价值观及文化习俗。家庭是与个人关系最密切的团体,家庭的每个成员都在这个家庭里扮演着特定的角色。家庭关系愈和谐,个体的身心愈健康,受致病因子攻击而生病的可能性就愈小。社交关系也是支持个体身心健康的另一重要来源。若个体的社交圈狭小或不良,在受到致病因子影响时需要的支持性资源就较少或缺乏。从更广的层面来看,个体的文化背景和面对疾病的态度也会在无形中影响疾病的发生。

三、疾病发生原因与条件的关系

(一)病因与发病条件的关系

在疾病原因与条件的关系中,病因是最根本的因素,没有病因就不会产生疾病。

1. 条件不起决定性因素 有些病因不需要条件和诱因就能直接导致疾病,如染色体病和大多数单基因遗传病,理化因素致病通常也不需要条件。

2. 条件可能对某些疾病的发生发展产生较大的影响 例如高血压、糖尿病等。

3. 病因与条件有时是相对的 营养不良本身就是营养缺乏病的病因,如对肺结核病来说营养不良是一个发病条件;寒冷既可以是冻伤的病因,也可以是流行性感冒、肺炎的诱因;糖尿病患者机体免疫力低下,容易发生感染,反过来感染又会加重胰岛破坏,使糖尿病加重。这里以机体过度疲劳引起感冒为例说明病因、条件、诱因的关系:过度疲劳导致免疫力降低,是诱因;流行性感冒病毒是病因,赋予患者以流涕、鼻塞、打喷嚏等上呼吸道感染的特征表现;如果免疫力强则不发病。

(二)遗传和环境因素在不同疾病发生中的作用

人类的一切疾病综合起来看,都是遗传与环境共同作用的结果,根据遗传和环境因素在不同疾病发生中的作用的不同,可将疾病分为 4 类:①完全由遗传因素决定发病,例如单基因遗传病中的白化病、血友病 A 以及一些染色体病等;②基本上由遗传决定发病,例如葡萄糖 -6- 磷酸脱氢酶缺乏症除有遗传缺陷外,吃了蚕豆或服用氧化性药物如伯氨喹以后诱发溶血性贫血;③遗传因素和环境因素对发病共同作用,如唇裂、腭裂、高血压、冠心病等;④发病完全取决于环境因素,如外伤、烧伤等。有人认为,这类疾病损伤的修复与个体的遗传类型有关。

传染病虽然是由环境因素引起,但有些传染病具有家族和种族的易感性差异;如白喉(*HBEGF*,5q31.3)和脊髓灰质炎(*PVR*,19q13.31)的易感基因已在人类染色体上定位。

第三节 ｜ 疾病发生的规律和机制

一、疾病发生的普遍规律

不同的疾病均有特定的发生、发展规律,主要有以下几类。

(一)内稳态失衡

人体内存在着许多不同类型的复杂的控制系统,精密调节生命活动。正常生命活动和健康依赖于生物体内各种自我调节形成的内稳态平衡。其中,反馈(feedback)调节机制在内稳态中起着重要作用。例如,当血液中糖皮质激素(GC)浓度升高时,可通过负反馈抑制下丘脑中促肾上腺皮质激素释放激素(CRH)和腺垂体中促肾上腺皮质激素(ACTH)的合成释放,抑制腺垂体 CRH 细胞对 ACTH 的反应,使血中 GC 降低,反之,当 GC 在血中浓度降低时,其对下丘脑 CRH 和腺垂体 ACTH 合成释放的抑制作用减弱,同时腺垂体中 CRH 细胞对 ACTH 的反应性增强,使血液中 GC 浓度升高。

(二)损伤和抗损伤反应

致病因素作用机体会造成损伤,损伤刺激会引发机体一系列抗损伤活动,这是生物机体的重要特征。抗损伤反应是机体先天具备的能力,它能对致病因素及其造成的损害进行有效的防御、适应和代偿。

损伤与抗损伤的斗争贯穿于疾病的始终,两者间相互联系又相互斗争,是构成疾病各种临床表现、推动疾病发展的基本动力。例如,一定数量的致病菌侵入机体造成感染,引起组织细胞的损害,这就是损伤作用;但当致病菌侵入机体以后,机体调动免疫防御能力,诸如白细胞数量增多,以及活化释放大量的炎症因子与活性氧等吞噬、杀灭致病菌;激活补体系统、增加单核吞噬细胞的吞噬能力和释放炎症介质等,以消灭致病菌及其毒素,这就是抗损伤的作用。损伤与抗损伤的力量强弱对比决定了疾病的发展趋势。

在疾病的防治中,应尽量支持与保护抗损伤反应,同时减轻和消除损伤反应。值得指出的是,损伤与抗损伤反应之间没有严格界限,可以相互转化。例如,肺部感染后,机体会调动免疫防御能力,属于抗损伤反应,但如果炎症反应过强,释放大量炎症介质、活性氧、各种水解酶,常会造成失控性全身炎症反应综合征,造成组织细胞严重的损坏,甚至引起多器官功能障碍综合征。由此可见,抗损伤反应也具有两面性,超过一定限度又可成为新的损伤性因素。

(三)因果交替

因果交替的实质是在疾病发生发展过程中,由原始病因作用于机体所产生的结果又可以作为新的病因。病因又包括内因和外因。

1. 内因是疾病发生的原因和条件　有些疾病是内在致病因子(如基因突变)直接作用所致,而另一些疾病则是由于基因 - 神经 - 内分泌 - 免疫系统功能受到削弱或致病因子过于强大,具备了外因致病所需要的条件而发生。因此,内因既是疾病发生的原因,也是疾病发生的条件。在这种相互作用的过程中,细胞对不同性质、强度、作用时间的致病因子有不同的反应。轻度刺激时,细胞通过基因 - 神经 - 内分泌 - 免疫系统功能的调节,在分子、代谢或亚细胞水平产生适应性反应,刺激一旦消除,细胞将完全恢复正常;但如果这样的刺激持续存在,上述适应性反应也会持续下去,并因长期积累,发生细胞结构和功能上的改变,进而引起疾病。

2. 外因通过内因起作用　在某些疾病,环境中的致病因子作用于人体细胞时,仅引起相应的生理反应而并不直接导致细胞的病理变化。但在慢性、长期的环境致病因子刺激下,生理性反应会转变为病理性反应,最后导致疾病的发生。例如,神经症(neurosis)是一类主要表现为焦虑、抑郁、恐惧、强迫、疑病或神经衰弱症状的精神障碍的总称,就是机体受到持续不断的环境因素刺激,通过神经递质 5- 羟色胺(5-HT)刺激腺苷酸环化酶使 cAMP 增加,激活 cAMP 依赖的蛋白激酶,进而使调节蛋白磷酸化并与启动子结合,启动正常情况时不表达的基因表达(异常转录与异常翻译),后者在对环境刺激发生反应的同时,在受累部位长期蓄积异常翻译产物而产生细胞病变和神经症状(图7-1)。

3. 因果交替 病因作用于机体,引起一系列损伤与抗损伤反应,即病因产生结果,这些变化(结果)在一定条件下可转化成新的病因,引起新的结果,彼此交替演变,形成因果转化。即使原始病因已不存在,上述因果交替仍可推动疾病不断发展。如创伤导致大出血时,组织血液灌流进行性下降,其发展过程中因果交替产生恶性循环就是典型范例(图7-2)。

因果转化的结果有时形成"恶性循环",即在因果交替中每一次循环都使病情恶化。某些原始病因通常只是短暂地作用于机体,但由它引起的疾病却可以通过因果转化而发展起来。因此,如果能及早采取措施,在疾病发展的某一环节上打断因果转化和恶性循环,就可以使疾病向有利于康复的方向发展。

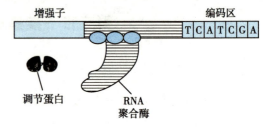

(1) 基因不表达

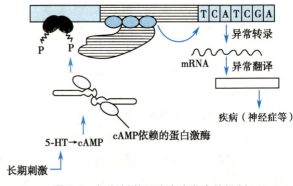

(2) 基因开始表达

图 7-1 长期刺激导致疾病发生的机制

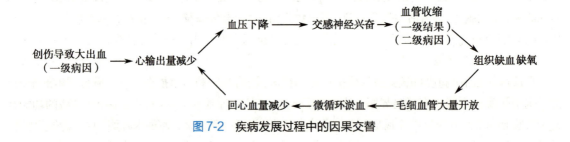

图 7-2 疾病发展过程中的因果交替

(四)局部和整体的关系

任何疾病都存在着局部与整体的关系。从整体上看,组织、器官和系统的病理变化,均是全身性疾病的局部表现。局部的病理变化可影响到全身性的代谢和功能发生变化。如皮肤出现严重细菌感染的患者可出现全身乏力、发热、食欲缺乏等症状,严重时甚至可出现感染性休克。有时全身性疾病可以导致局部的突出性变化。如糖尿病的局部表现有疖肿和足底溃疡,给予相应的局部治疗后效果并不明显,必须控制糖尿病才能有效地控制局部疖肿。另外,机体整体的功能与代谢状况也影响局部病变的发生与发展。如机体免疫功能强,感染就容易得到控制;机体免疫功能差、抗损伤能力弱,感染可能就会蔓延和加重,甚至死亡。

二、疾病发生的基本机制

每一种疾病的发生都有其特殊的发生机制,但各种疾病的发生又具有一些共同性的机制,即基本机制。目前对疾病发生的基本机制的研究逐渐从系统和器官水平、细胞水平发展到分子水平。

(一)神经机制

神经系统在生命活动的维持与调控中起主导作用,因此神经系统的变化与疾病的发生发展密切相关。例如,脑、脊髓的各种损伤,如出血、感染等可以直接引起不同范围和程度的功能障碍;有机磷农药中毒可致乙酰胆碱酯酶失活,大量乙酰胆碱在神经-肌肉接头处堆积,引起肌肉痉挛、出汗等过度兴奋的表现。各种社会、精神和心理因素，可以引起大脑皮质功能紊乱，导致精神、心理障碍，如精神变态人格等，还可引起皮质下中枢功能失调，影响自主神经功能，以致出现血管功能障碍，引发高血压等。

（二）体液机制

体液是维持机体内环境稳定的重要因素。体液调节障碍可使内环境紊乱，导致疾病发生。体液调节紊乱常常由各种体液因子数量或活性发生变化而引起，体液因子种类繁多，包括：①全身性体液性因子，例如胰岛素、儿茶酚胺、前列腺素、激活的补体、凝血因子等；②局部性体液因子，例如内皮素和某些神经肽等；③细胞因子，例如白介素、肿瘤坏死因子。体液因子通过内分泌途径，包括远距分泌、旁分泌、自分泌、神经分泌和腔分泌等方式作用于靶细胞而发挥作用。

（三）细胞机制

细胞是生物机体最基本的功能和结构单位，因此细胞的代谢和功能发生紊乱，必定引起器官、系统的功能障碍。疾病是细胞对机体的保护措施。

1. 有些致病因素直接损伤细胞 有些致病因素作用于机体后，可以直接作用于组织细胞，导致细胞的功能代谢障碍，如乙型肝炎病毒会激发机体对自身的肝细胞产生免疫反应造成肝细胞损坏；疟原虫会消耗宿主红细胞的血红蛋白，造成红细胞崩解；机械创伤、烧伤、强酸、强碱和某些化学毒物可直接造成各种细胞的损伤；河鲀毒素造成心肌细胞膜钠通道的阻滞等。

2. 有些致病因素间接损伤细胞 致病因素还可以间接地损伤细胞，主要表现为细胞膜与细胞器功能障碍。如基因突变导致细胞膜上离子通道结构和功能异常，可引起离子通道病。在细胞器的功能障碍中，线粒体功能障碍可导致能量代谢障碍；溶酶体功能障碍可导致组织细胞自溶、坏死等。

3. 有些致病因素引起细胞凋亡 在许多疾病的发生中，致病因子作用于细胞后，细胞会快速启动自杀机制而死于凋亡，以防止致病因子对周围细胞的进一步损害。然而，对神经元这类不再增殖的细胞来说，细胞数目的减少意味着功能的减退和丧失，也会引起疾病的发生。

（四）分子机制

所有疾病的发生发展过程中都会以不同形式表现出分子水平上的异常变化。当遗传信息或环境因素改变了细胞内基因的表达程序或表达谱，或改变了细胞内生物大分子修饰状态，就会表现出分子水平上分布、结构和功能异常，进而影响细胞和生命有机体的正常生命活动，改变细胞的功能状态，最终导致疾病。如镰状细胞贫血是由于 *HBB* 基因突变导致 β 链第 6 位谷氨酸被缬氨酸所代替，形成 HbS，溶解度下降，引起贫血；家族性高胆固醇血症主要涉及 *LDLR* 基因突变，导致代谢低密度脂蛋白胆固醇（LDL-C）的低密度脂蛋白受体缺乏；血友病是由于基因突变造成凝血因子缺乏，导致凝血障碍，患者容易出血；绝大多数的癌基因表达产物都是细胞信号转导系统的组成成分，它们可以从多个环节干扰细胞信号转导过程，导致细胞增殖与分化异常，最终导致肿瘤的发生。

小结

健康不仅是没有疾病，而且是一种身体上、心理上和社会上的完好状态。疾病是指机体在各种致病因素作用下，人体稳态调节紊乱而发生的异常生命活动过程。在此过程中，机体出现功能、代谢和形态结构的异常变化，致使其与内外环境间失衡而引起各种症状、体征和行为异常。导致疾病发生并赋予疾病一定特征的体内外因素称为病因。常见的病因可分为遗传、生物、理化、营养、免疫、社会和心理因素等。疾病发生条件是指那些能够影响疾病发生发展的因素。疾病发生的一般规律为：内稳态失衡；疾病是损伤与抗损伤反应；内因是疾病发生的原因和条件，外因通过内因起作用，因果相互转化交替推动疾病发展；局部与整体互相影响。疾病发生的基本机制的研究逐渐从系统器官水平、细胞水平，发展到分子水平。

（殷丽天）

本章数字资源

第八章 | 染色体畸变与疾病

本章思维导图

染色体畸变(chromosome aberration)是体细胞或生殖细胞内染色体发生的异常改变,包括数目畸变(numerical aberration)和结构畸变(structural aberration)两大类。染色体畸变可以自发产生,称为自发畸变(spontaneous aberration);也可以由环境因素如物理因素、化学因素、生物因素等诱发引起,称为诱发畸变(induced aberration);还可以由亲代遗传而来。染色体畸变可以发生在个体发育的任何阶段和任何细胞,往往造成多个基因的增减或位置的移动,导致遗传物质失衡,进而影响基因表达并产生临床表现。因此,染色体畸变是染色体病发生的基础。

染色体病通常在临床上表现为具有多种畸形的综合征,严重者还能造成死胎或流产,其表型的轻重程度主要取决于累及基因的数量和功能。涉及1~22号染色体异常的疾病称为常染色体病,涉及X染色体或Y染色体异常的疾病称为性染色体病。

第一节 | 染色体畸变

一、染色体数目畸变

人类正常精子或卵子所包含的全部染色体称为一个染色体组。因此,精子和卵子是单倍体(haploid),即 $n=23$;正常体细胞是二倍体(diploid),即 $2n=46$。以人二倍体数目为标准,体细胞的染色体数目超过或少于46条,称为染色体数目畸变,包括整倍性改变和非整倍性改变两种类型。

(一)染色体整倍性改变及其形成机制

1. 染色体整倍性改变 染色体整倍性改变是指体细胞中染色体数目成组地增加或减少。如果在二倍体($2n$)的基础上减少一个染色体组,称为单倍体(n)。单倍体细胞是致死的,故单倍体患儿未见报道。如果在二倍体($2n$)的基础上增加一个或多个染色体组,称为多倍体(polyploid)。常见的多倍体包括三倍体(triploid)和四倍体(tetraploid)。

(1)三倍体:体细胞中含有三个完整的染色体组,即染色体数目为69,称为三倍体($3n$)。在人类,只有极少数的三倍体个体能够存活到出生,存活者多为二倍体/三倍体的嵌合体(mosaic)。在流产胎儿中,三倍体是常见的类型。

(2)四倍体:体细胞中含有四个完整的染色体组,即染色体数目为92,称为四倍体($4n$)。在人类,四倍体比三倍体更罕见,是造成流产的重要原因,存活者一般为二倍体/四倍体的嵌合体。

2. 整倍体的形成机制

(1)三倍体形成机制:主要包括双雄受精(diandry)和双雌受精(digyny)。

1)双雄受精:一个正常的卵子同时与两个正常的精子发生受精,形成69,XXX、69,XXY或69,XYY三种核型的三倍体受精卵。

2)双雌受精:减数分裂Ⅱ时,第二极体的染色体组由于某种原因未排出次级卵母细胞之外,形成异常的二倍体卵子,与一个正常的精子发生受精,形成69,XXX或69,XXY两种核型的三倍体受精卵。

(2)四倍体形成机制:主要包括核内复制(endoreduplication)和核内有丝分裂(endomitosis)。

1）核内复制：细胞在间期时染色体连续复制 2 次，结果每条染色体含有四条染色单体，经过正常的分裂期，形成 2 个四倍体的子细胞。

2）核内有丝分裂：细胞分裂时，染色体正常复制 1 次，但进入分裂期后，核膜仍未破裂、消失，亦无纺锤体形成及胞质分裂，造成细胞由二倍体变为四倍体。

（二）染色体非整倍性改变及其形成机制

1. 染色体非整倍性改变　染色体非整倍性改变是指体细胞中染色体数目增加或减少一到数条，形成非整倍体（aneuploid）。它是临床最常见的染色体畸变类型，又可分为亚二倍体（hypodiploid）和超二倍体（hyperdiploid）。

（1）亚二倍体：体细胞中染色体数目少于 46，称为亚二倍体。若某对同源染色体少了一条，则构成单体（monosomic）。常染色体单体难以存活，极少数 X 单体可以存活，具有女性表型，但性腺发育不全。

（2）超二倍体：体细胞中染色体数目多于 46，称为超二倍体。若某对同源染色体多了一条，则构成三体（trisomic），这是最常见的染色体数目畸变类型。对于常染色体而言，除了 17 号染色体之外，其余常染色体均已发现三体的病例。然而，染色体的增加，尤其是较大染色体的增加，将造成关键基因的剂量失衡而破坏胚胎的正常发育，故绝大部分常染色体三体仅见于流产的胚胎，少数病例虽可存活，但寿命不长且合并严重畸形。X 三体综合征的女性大多具有正常的外观和生育能力，但额外增加的 X 染色体有时也会表现出生物学效应，患者可能出现月经失调或闭经。在男性患者中，额外增加的性染色体（无论是 X 染色体还是 Y 染色体）可能严重影响睾丸的发育，并引起性征、体征或性格的改变。三体以上的超二倍体统称为多体（polysomic），常见于性染色体多体，如性染色体四体或五体。额外增加的性染色体越多，患者表型和智力低下越严重。

2. 非整倍体的形成机制　非整倍体的形成机制包括染色体不分离（chromosome nondisjunction）和染色体丢失（chromosome loss）。

（1）染色体不分离：在细胞分裂进入后期时，如果某一对同源染色体或姐妹染色单体彼此没有分离，而是同时进入一个子细胞，结果将造成一个子细胞因染色体数目增加而成为超二倍体，另一个子细胞因染色体数目减少而成为亚二倍体，这种过程称为染色体不分离。染色体不分离可发生在配子形成期，称为减数分裂不分离（meiotic nondisjunction）；也可发生在受精卵卵裂早期或体细胞增殖期，称为有丝分裂不分离（mitotic nondisjunction）。

1）减数分裂不分离：减数分裂染色体不分离既可发生在减数分裂Ⅰ，也可发生在减数分裂Ⅱ。若初级精母细胞或卵母细胞在减数分裂后期Ⅰ某一对同源染色体彼此没有分离，同时进入一个次级精母细胞或卵母细胞，则经过正常的减数分裂Ⅱ，1/2 的成熟配子具有 $(n+1)$ 条染色体，1/2 的成熟配子具有 $(n-1)$ 条染色体。正常受精后，前者将形成超二倍体（$2n+1$），后者则形成亚二倍体（$2n-1$）。若初级精母细胞或卵母细胞在减数分裂Ⅰ同源染色体正常分离，但在减数分裂后期Ⅱ，一个次级精母细胞或卵母细胞某一对姐妹染色单体彼此没有分离，而是进入同一个子细胞，则 1/2 的成熟配子具有 (n) 条染色体，1/4 的成熟配子具有 $(n+1)$ 条染色体，1/4 的成熟配子具有 $(n-1)$ 条染色体。正常受精后，1/2 的胚胎为正常二倍体（$2n$），1/4 的胚胎为超二倍体（$2n+1$），1/4 的胚胎为亚二倍体（$2n-1$）。

2）有丝分裂不分离：受精卵在卵裂早期发生姐妹染色单体不分离，可产生由两种或三种细胞系构成的嵌合体。若染色体不分离发生在第一次卵裂，则形成 2 个细胞系的嵌合体（45/47）。若染色体不分离发生在第二次卵裂，则形成 3 个细胞系的嵌合体（45/47/46）。在常染色体嵌合体中，亚二倍体细胞（45）因缺少一条常染色体，生存力下降而趋于淘汰，不能形成细胞系，故 47/46 型嵌合体较为常见，而 45/47/46 型嵌合体较为罕见。但是，在性染色体嵌合体中，45,X/47,XXX/46,XX 或 45,X/47,XYY/46,XY 核型则可能出现。染色体不分离发生得越晚，正常二倍体细胞系所占的比例越大，临床症状越轻。

（2）染色体丢失：又称染色体分裂后期迟延（anaphase lag），是指在有丝分裂后期，某一条染色体未与纺锤丝相连，不能移至细胞的两极；或者在向两极移动时行动迟缓，未能及时到达细胞的两极。这种滞留于细胞质的染色体最终会被降解而丢失，导致子细胞形成亚二倍体。染色体丢失也是嵌合体形成的一种方式，仅有 45,X/46,XY 或 45,X/46,XX 两种细胞系嵌合，没有三种细胞系并存的现象。

二、染色体结构畸变

染色体在环境因素的影响下发生断裂，若断裂片段在原位重接，则染色体恢复正常，不会引起遗传效应；若断裂片段发生错位重接，则导致染色体重排（chromosome rearrangement），形成衍生染色体（derivative chromosome，der）。因此，染色体结构畸变的基础是染色体断裂及随后的异常重接。

（一）染色体结构畸变的描述方法

关于染色体结构畸变的描述，《人类细胞遗传学命名的国际体制》(ISCN)制定了两种方法，即简式和详式。

1. 简式 简式仅用断裂点来描述染色体的结构改变，需要依次写明染色体总数和性染色体组成，然后用一个字母（如 t）或三联字母（如 inv）表示染色体重排的类型，并在其后的第一个括弧内注明畸变染色体的序号，在第二个括弧内注明断裂点所在的臂、区号和带号。

2. 详式 详式用衍生染色体带的组成来描述染色体的结构改变。与简式的区别在于最后一个括弧，即详式在最后一个括弧内，不是注明断裂点而是描述衍生染色体带的组成。

（二）染色体结构畸变的类型

临床上常见的染色体结构畸变包括缺失、重复、倒位、易位、环状染色体、双着丝粒染色体和等臂染色体等。

1. 缺失 缺失（deletion，del）是指染色体片段的丢失。按照染色体断裂点的数量和位置，缺失可分为末端缺失（terminal deletion）和中间缺失（interstitial deletion）两种类型。

（1）末端缺失：染色体的臂发生一次断裂后未重接，无着丝粒的片段不能与纺锤丝相连而丢失。如图 8-1 所示，1 号染色体长臂 2 区 1 带（q21）发生断裂，其远端片段（q21→qter）丢失，剩余的 1 号染色体由短臂末端（pter）至长臂 2 区 1 带（q21）组成。

简式：46,XX(XY)，del(1)(q21)

详式：46,XX(XY)，del(1)(pter→q21:)

（2）中间缺失：一条染色体的同一臂内发生两次断裂，两个断裂点之间的无着丝粒片段丢失，其余的两个断片重接。如图 8-2 所示，3 号染色体长臂 2 区 1 带（q21）和长臂 2 区 5 带（q25）发生断裂和重接，中间片段（q21→q25）丢失。

简式：46,XX(XY)，del(3)(q21q25)

详式：46,XX(XY)，del(3)(pter→q21::q25→qter)

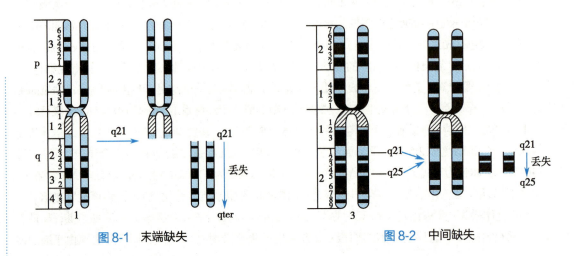

图 8-1 末端缺失　　　　　　　　　图 8-2 中间缺失

2. **重复**　重复(duplication,dup)是指一条染色体上某一片段增加了一份以上的现象,可分为顺接重复、反接重复、同臂重复、异臂重复等。重复发生的原因包括同源染色体之间或姐妹染色单体之间的不等交换、染色体片段的插入等。

3. **倒位**　倒位(inversion,inv)是指同一条染色体发生两次断裂,两个断裂点之间的片段旋转180°后重接,造成染色体上基因顺序的重排。根据断裂点的位置,倒位可分为臂内倒位(paracentric inversion)和臂间倒位(pericentric inversion)两种类型。

(1)臂内倒位:两次断裂发生在染色体的同一臂内,中间片段旋转180°后重接。如图8-3所示,1号染色体短臂2区2带(p22)和短臂3区4带(p34)同时发生断裂,断裂点之间的片段(p34→p22)倒转后重接。

简式:46,XX(XY),inv(1)(p34p22)

详式:46,XX(XY),inv(1)(pter→p34::p22→p34::p22→qter)

(2)臂间倒位:两次断裂分别发生在染色体的短臂与长臂,中间片段旋转180°后重接。如图8-4所示,4号染色体短臂1区5带(p15)和长臂2区1带(q21)同时发生断裂,断裂点之间的片段(p15→q21)倒转后重接。

简式:46,XX(XY),inv(4)(p15q21)

详式:46,XX(XY),inv(4)(pter→p15::q21→p15::q21→qter)

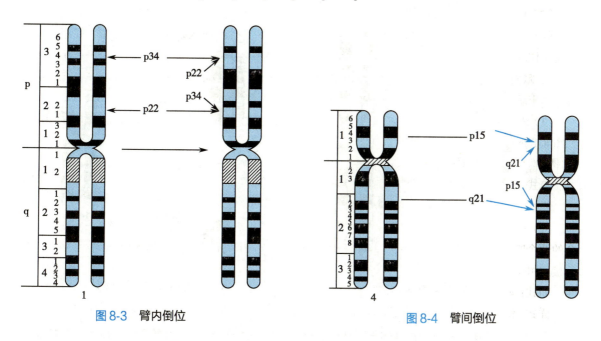

图8-3　臂内倒位　　　　　　　　　　　　　　　　　　　　图8-4　臂间倒位

4. **易位**　一条染色体的断裂片段重接到另一条非同源染色体的臂上,称为易位(translocation,t)。常见的易位方式包括相互易位(reciprocal translocation,rcp)和罗伯逊易位(Robertsonian translocation,rob)。

(1)相互易位:两条染色体同时发生断裂,断裂片段相互交换位置后重接,形成两条衍生染色体。若相互易位仅涉及位置的改变而不造成染色体片段的增减,则称为平衡易位(balanced translocation)。如图8-5所示,2号染色体长臂2区1带(2q21)和5号染色体长臂3区1带(5q31)同时发生断裂,断裂点远端的片段(2q21→2qter和5q31→5qter)相互交换位置后重接。

简式:46,XX(XY),t(2;5)(q21;q31)

详式:46,XX(XY),t(2;5)(2pter→2q21::5q31→5qter;5pter→5q31::2q21→2qter)

(2)罗伯逊易位:这是发生在近端着丝粒染色体之间的一种易位形式,因断裂点常发生在着丝粒处,故又称为着丝粒融合(centric fusion)。两条近端着丝粒染色体在着丝粒或附近部位发生断裂,两个长臂在着丝粒处重接,形成一条衍生染色体,几乎包含了两条染色体的全部基因;两个短臂由于缺乏着丝粒或者完全由异染色质组成，在第二次分裂时丢失。如图 8-6 所示，14 号染色体长臂 1 区 0 带（14q10）和 21 号染色体长臂 1 区 0 带（21q10）同时发生断裂，两条染色体带有长臂的片段（14q10→14qter 和 21q10→21qter）相互连接，即在着丝粒部位融合，形成 14/21 衍生染色体，其余部分均丢失。

简式：45,XX（XY），der（14；21）（q10；q10）

详式：45,XX（XY），der（14；21）（14qter→14q10::21q10→21qter）

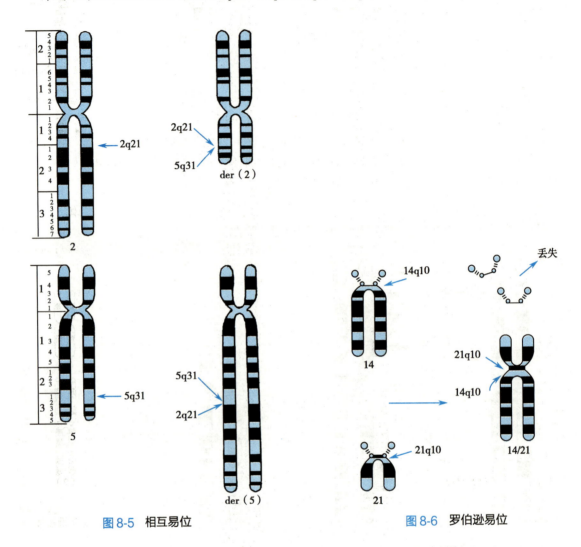

图 8-5　相互易位　　　　　　　图 8-6　罗伯逊易位

5. **环状染色体**　一条染色体的长臂和短臂分别发生一次断裂，含有着丝粒的片段的两个断端发生重接，形成环状染色体（ring chromosome，r）。如图 8-7 所示，2 号染色体短臂 2 区 1 带（p21）和长臂 3 区 1 带（q31）分别发生断裂，含有着丝粒的中间片段（p21→q31）的两个断端相接形成环状染色体，断裂点远端的两个无着丝粒片段（pter→p21 和 q31→qter）丢失。

简式：46,XX（XY），r（2）（p21q31）

详式：46,XX（XY），r（2）（::p21→q31::）

6. **双着丝粒染色体**　两条染色体同时发生一次断裂，两个具有着丝粒的片段的断端重接，形成一条双着丝粒染色体（dicentric chromosome，dic）。如图 8-8 所示，6 号染色体长臂 2 区 2 带（6q22）和 11 号染色体短臂 1 区 5 带（11p15）分别发生断裂，两个具有着丝粒的片段（6pter→6q22 和 11p15→11qter）的断端相互连接，形成一条双着丝粒的衍生染色体。

简式：45,XX（XY），dic（6；11）（q22；p15）

详式：45,XX（XY），dic（6；11）（6pter→6q22::11p15→11qter）

NOTES

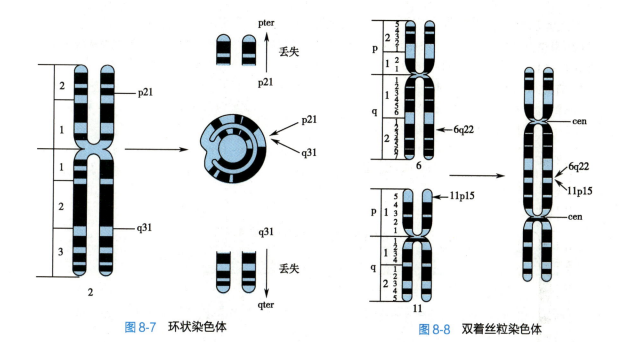

图 8-7 环状染色体

图 8-8 双着丝粒染色体

7. 等臂染色体 一条染色体的两个臂在形态和遗传结构上完全相同，称为等臂染色体（isochromosome, i）。等臂染色体的形成原因是着丝粒分裂异常，即在细胞分裂期，连接两条姐妹染色单体的着丝粒未能进行正常的纵裂，而是发生了异常横裂，从而形成一条具有两个短臂和一条具有两个长臂的等臂染色体。如图 8-9 所示，X 染色体的着丝粒发生异常横裂，形成只具有短臂和只具有长臂的单体，再复制后形成由两个完整短臂或两个完整长臂组成的衍生染色体。

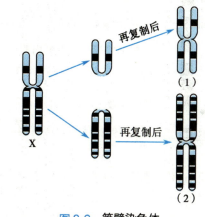

（1）具有两个 X 短臂的等臂染色体

简式：46,X,i(X)(p10)

详式：46,X,i(X)(pter→p10::p10→pter)

（2）具有两个 X 长臂的等臂染色体

简式：46,X,i(X)(q10)

详式：46,X,i(X)(qter→q10::q10→qter)

图 8-9 等臂染色体
（1）X 短臂等臂染色体；（2）X 长臂等臂染色体。

第二节 | 染色体病

染色体数目异常或结构畸变所引起的疾病称为染色体病（chromosome disease）。因染色体畸变常涉及成群基因的改变，受累个体往往表现出累及不同器官系统的一系列临床症状，故染色体病又称为染色体异常综合征（chromosome aberration syndrome）。根据累及的染色体不同，染色体病可分为常染色体病（autosomal disease）和性染色体病（sex chromosomal disease）。

一、常染色体病

常染色体病，即常染色体异常综合征，是由常染色体数目异常或结构畸变引起的疾病，约占染色体病的 2/3。常染色体病共同的临床特点包括智力低下、生长发育迟缓、多发畸形等。临床上常见的常染色体病包括 21 三体综合征、18 三体综合征、13 三体综合征和猫叫综合征等。

（一）21三体综合征

21三体综合征（trisomy 21 syndrome）又称唐氏综合征或先天愚型，是人类第一个被发现的染色体病，也是最常见的染色体病。1866年，英国医生唐（Down）首先对此病进行了系统的描述，故命名为唐氏综合征（Down syndrome）。1959年，法国细胞遗传学家勒热纳（Lejeune）确定此病的病因是多了一条21号染色体。目前已证实与21三体综合征表型相关的主要区域是21q22.13-q22.2，称为21三体综合征关键区域（Down syndrome critical region，DSCR）。

1. **临床特征** 新生儿中21三体综合征的发病率约为1/800~1/600，男女均可发病。发病率随母亲生育年龄的升高而增高，尤其当母亲年龄大于35岁时，发病率明显增高。患者的主要临床表现见表8-1。

表8-1 21三体综合征患者的临床表现

发生部位	具体表现
一般情况	生长发育迟缓，出生时身长、体重低于正常婴儿
特殊面容	小头，眼裂小，眼距宽，外眼角上斜，内眦赘皮，鼻梁低平，耳位低，口常张开，舌大外伸和流涎
神经系统	智力低下，智商在20~25之间，肌张力低，早发痴呆
心血管系统	先天性心脏病，如房间隔缺损、室间隔缺损、动脉导管未闭
消化系统	十二指肠狭窄/闭锁，先天性巨结肠
骨骼系统	关节松弛，髂骨翼发育不良，髋臼浅
四肢	手短而宽，第5指变短内弯，第1、2趾间距增宽（草鞋足）
皮肤纹理	通贯手，三叉点t高位（t'），atd角增大，第5指只有一条褶纹，脚踇趾球区胫侧弓形纹
生殖系统	男性患者无生育能力，50%隐睾；女性患者偶有生育能力
其他	免疫力低下，易患呼吸道感染，白血病的发生率增高

2. **遗传学基础** 根据患者的核型组成不同，21三体综合征分为三体型、嵌合型和易位型三种遗传学类型。

（1）三体型：即标准型，是21三体综合征患者中最常见的类型，约占全部患者的95%，具有典型的临床症状。患者的核型为47,XX,+21或47,XY,+21。这种核型的形成原因是减数分裂期21号染色体不分离，不分离多发生在减数分裂Ⅰ，约95%的染色体不分离属于母源性的，父源性的染色体不分离仅占5%。

（2）嵌合型：较少见，约占全部患者的2%。患者的核型为47,XX,+21/46,XX或47,XY,+21/46,XY。这种核型的形成原因是受精卵在有丝分裂期发生21号染色体不分离。嵌合型患者的临床症状轻于三体型患者，表型的严重程度取决于异常细胞系所占的比例。

（3）易位型：约占全部患者的4%，具有典型的临床症状，额外的21号染色体并非独立存在，而是易位到另一条近端着丝粒染色体上。最常见的是D/G易位（即D组染色体和G组染色体易位），如14号染色体和21号染色体之间的罗伯逊易位，核型为46,XX,der(14;21)(q10;q10),+21或46,XY,der(14;21)(q10;q10),+21。其次为G/G易位（即G组染色体之间易位），如两条21号染色体之间的罗伯逊易位，核型为46,XX,der(21;21)(q10;q10),+21或46,XY,der(21;21)(q10;q10),+21。易位型21三体核型产生的原因有两种，一种是源于新发生的罗伯逊易位，另一种是由亲代传递，即双亲之一为表型正常的罗伯逊平衡易位携带者。

若双亲之一为14/21平衡易位携带者，理论上经减数分裂可产生6种配子，受精后形成6种核型的合子：①正常；②14/21 平衡易位携带者；③21 单体；④易位型 21 三体；⑤易位型 14 三体；⑥14 单体（图 8-10）。其中，21 单体、易位型 14 三体和 14 单体常发生自然流产或死胎。因此，14/21 平衡易位携带者所生的子女中，1/3 为正常人，1/3 为 14/21 平衡易位携带者，1/3 为易位型 21 三体综合征患者。

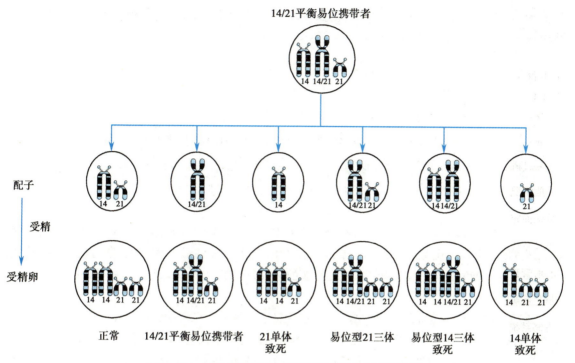

图 8-10 14/21 平衡易位携带者及其子女核型示意图

若双亲之一为 21/21 平衡易位携带者，易位的 21/21 染色体经减数分裂进入到一个配子，正常受精后，1/2 的胎儿是易位型 21 三体，1/2 的胎儿因核型为 21 单体而流产（图 8-11）。因此，21/21 平衡易位携带者所生的子女，100% 为易位型 21 三体综合征患者。

（二）18 三体综合征

18 三体综合征（trisomy 18 syndrome）是仅次于 21 三体综合征的第二位常见三体综合征。1960 年，爱德华兹（Edwards）首次报道此病，并发现其病因是多了一条 E 组染色体，故命名为爱德华兹综合征（Edwards syndrome）。1961 年，帕塔（Patau）证实额外多出的 E 组染色体为 18 号染色体。

1. **临床特征** 新生儿中 18 三体综合征的发病率约为 1/5 000~1/4 000，女婴发病率高于男婴（3∶1）。患者的主要临床表现见表 8-2。

2. **遗传学基础** 根据患者的核型组成不同，18 三体综合征分为三体型、嵌合型和多重三体型三种遗传学类型。

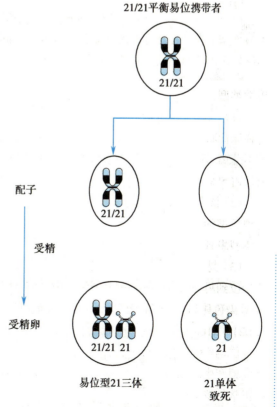

图 8-11 21/21 平衡易位携带者及其子女核型示意图

表8-2　18三体综合征患者的临床表现

发生部位	具体表现
一般情况	生长发育障碍，出生体重低，平均体重仅为2 243g，30%死于生后1个月内，50%死于生后2个月内，90%死于生后12个月内
特殊面容	小眼球，眼裂小，眼距宽，内眦赘皮，耳位低，小口，小颌，偶有唇裂和/或腭裂
神经系统	智力低下，肌张力亢进，小脑发育不良，胼胝体发育不良，偶有癫痫发作
心血管系统	先天性心脏病，如室间隔缺损、动脉导管未闭
消化系统	食管闭锁伴气管食管瘘，幽门狭窄，肠息肉
骨骼系统	胸骨短小，肋骨细，小骨盆
四肢	特殊握拳姿势（第3、4指紧贴掌心，第2、5指重叠其上），摇椅样足，足内翻
皮肤纹理	30%有通贯手，指弓形纹增多
泌尿生殖系统	肾畸形，男性患者常见隐睾，女性患者常见大阴唇或阴蒂发育不良

（1）三体型：即标准型，是18三体综合征患者中最常见的类型，约占全部患者的80%，具有典型的临床症状。患者的核型为47,XX,+18或47,XY,+18。这种核型的形成原因是减数分裂期18号染色体不分离。约97%的染色体不分离发生在母源的减数分裂期，70%为卵细胞在减数分裂Ⅱ姐妹染色单体不分离。

（2）嵌合型：约占全部患者的10%，临床症状轻于三体型。患者的核型为47,XX,+18/46,XX或47,XY,+18/46,XY。这种核型的形成原因是受精卵在有丝分裂期发生18号染色体不分离。

（3）多重三体型：少见，在全部患者中占比<10%，患者的核型为48,XYY,+18，但具体遗传学机制不详。

（三）13三体综合征

13三体综合征（trisomy 13 syndrome）是帕塔（Patau）在1960年首先报道并确定其病因是多了一条D组染色体，故命名为帕塔综合征（Patau syndrome）。1966年，犹尼斯（Yunis）等运用显带技术证实额外多出的D组染色体为13号染色体。

1. 临床特征　新生儿中13三体综合征的发病率约为1/7 000~1/5 000，女婴发病率高于男婴。患者的主要临床表现见表8-3，畸形比21三体综合征和18三体综合征患者严重。

表8-3　13三体综合征患者的临床表现

发生部位	具体表现
一般情况	重度生长发育迟滞，出生体重低于正常婴儿，50%死于生后1个月内，75%死于生后6个月内，90%死于生后12个月内
特殊面容	小眼或无眼，虹膜缺损，眼距宽，内眦赘皮，耳位低，耳郭畸形，唇裂和/或腭裂
神经系统	严重智力低下，肌张力异常，前脑发育缺陷，无嗅脑，可伴有癫痫样发作
心血管系统	先天性心脏病，如室间隔缺损、房间隔缺损、动脉导管未闭
泌尿生殖系统	多囊肾，肾盂积水，男性患者常见隐睾，女性患者常见双阴道、双角子宫、阴蒂肥大等
四肢	特殊握拳姿势和摇椅样足（与18三体综合征相同），多指/趾，足内翻
皮肤纹理	通贯手，atd角增大，指弓形纹增多
消化系统	胃肠道畸形，脐疝
骨骼系统	肋骨后端细或伴缺失，骨盆发育异常

2. **遗传学基础** 根据患者的核型组成不同,13 三体综合征分为三体型、易位型和嵌合型三种遗传学类型。

(1)三体型:即标准型,是 13 三体综合征患者中最常见的类型,约占全部患者的 80%,具有典型的临床症状。患者的核型为 47,XX,+13 或 47,XY,+13,额外的 13 号染色体大多数(约占 90%)来自母方减数分裂 I 的染色体不分离。

(2)易位型:约占全部患者的 14%,具有典型的临床症状,额外的 13 号染色体易位到另一条 D 组染色体上。最常见的易位是 13 号染色体和 14 号染色体之间的罗伯逊易位,核型为 46,XX,der(13;14)(q10;q10),+13 或 46,XY,der(13;14)(q10;q10),+13。易位型 13 三体可以是新发生的,也可能由亲代平衡易位携带者遗传而得。

(3)嵌合型:约占全部患者的 6%,临床症状轻。患者的核型为 47,XX,+13/46,XX 或 47,XY,+13/46,XY。这种核型的形成原因是受精卵在有丝分裂期发生 13 号染色体不分离。

(四)猫叫综合征

猫叫综合征(cri du chat syndrome)是最常见的染色体部分缺失综合征。1963 年,勒热纳(Lejeune)等首先报道此病,因患儿哭声与猫叫声相似,故称为猫叫综合征。1964 年,研究者证实该病的病因是 5 号染色体短臂末端部分缺失,故又称为 5p 缺失综合征。

1. **临床特征** 猫叫综合征在新生儿中的发病率约为 1/50 000~1/20 000,占重度智力障碍患者的 1% 左右,女性发病率略高于男性(4:3)。患者的主要临床表现见表 8-4。

表 8-4 猫叫综合征患者的临床表现

发生部位	具体表现
一般情况	生长发育迟缓,低体重,喂养困难
特殊面容	婴儿期脸圆如满月,青春期后变成长脸,鼻梁低平,眼距宽,内眦赘皮,外眼角下斜,口角下垂,耳位低,小颌,小头
神经系统	智力低下,婴儿期肌张力低而成年后肌张力亢进,因喉肌发育不良,出现哭声尖细、音质单调、声波异常,似猫叫
心血管系统	先天性心脏病,如室间隔缺损、动脉导管未闭
骨骼系统	脊柱侧凸,肋骨畸形
四肢	手足小,第 5 指短且内弯
皮肤纹理	通贯手,指弓形纹增多
泌尿生殖系统	肾畸形,尿道下裂,隐睾

2. **遗传学基础** 猫叫综合征的遗传学基础是 5 号染色体短臂末端部分缺失,关键缺失区域位于 5p15,大小为 10~45Mb,但染色体缺失通常延伸至端粒区。患者的核型为 46,XX,del(5)(p15)或 46,XY,del(5)(p15)。约 80% 患者为新发缺失突变,10%~15% 患者的父母为平衡易位携带者或臂间倒位携带者,其余患者为罕见的染色体重排。

二、性染色体病

性染色体病,即性染色体异常综合征,是由性染色体(X 染色体或 Y 染色体)数目异常或结构畸变引起的疾病,约占染色体病的 1/3。因 X 染色体失活以及 Y 染色体基因少,故性染色体遗传物质失衡造成的表型没有常染色体病严重。性染色体病共同的临床特点包括生殖系统发育不全或两性畸形,部分患者进入青春期后症状逐渐加重,但有些患者仅表现为生殖能力下降、继发闭经、行为异常等。临床上常见的性染色体病包括特纳综合征、克兰费尔特综合征、XYY 综合征和 XXX 综合征等。

（一）特纳综合征

特纳综合征（Turner syndrome）又称先天性卵巢发育不全综合征。1938年，特纳（Turner）首先对此病进行了系统的描述。1954年，波拉尼（Polani）发现患者细胞核X染色质阴性。1959年，福特（Ford）证实此病的病因是女性患者少了一条X染色体，核型为45,X，故也称为45,X综合征。

1. 临床特征　特纳综合征在新生女婴中的发病率约为1/5 000~1/2 500，但在自发流产胎儿中可高达15%~20%。患者的典型特征是生殖系统发育异常、身材矮小、颈蹼和肘外翻，主要的临床表现见表8-5。

表8-5　特纳综合征患者的临床表现

发生部位	具体表现
一般情况	外观女性，出生时体重轻，生长发育迟缓，身材矮小，成人身高约为120~140cm
头颈部	内眦赘皮，上睑下垂，小颌，后发际低，颈短，颈蹼
生殖系统	卵巢发育不良，呈条索状；子宫小，幼稚子宫；外生殖器发育不良，成年后仍呈幼稚状态
第二性征	乳房不发育，阴毛、腋毛稀少或者缺如
骨骼系统	胸部平而宽，盾状胸，乳距宽，髋骨移位
四肢	肘外翻，新生儿期手足呈淋巴水肿，第4、5指/趾骨与掌跖骨短或畸形
皮肤纹理	皮肤松弛，色素痣增多，指纹中斗形纹比例高，三叉点t高位（t'）
心血管系统	先天性心脏病，如主动脉狭窄、房间隔缺损、肺动脉狭窄
神经系统	智力可正常或者轻度障碍
泌尿系统	马蹄肾
其他	雌激素水平低，促卵泡激素和黄体生成素水平增高，原发性闭经，不孕

2. 遗传学基础

（1）单体型：是特纳综合征患者中最常见的类型，约占全部患者的55%，具有典型的临床症状。患者的核型为45,X。这种核型的形成原因是减数分裂期性染色体不分离。母源的性染色体不分离约占30%，而父源的性染色体不分离约占70%。

（2）嵌合型：患者的核型为45,X/46,XX、45,X/47,XXX或45,X/47,XXX/46,XX，主要是由受精卵在有丝分裂期发生X染色体丢失或者不分离所致。临床症状的轻重取决于正常细胞和异常细胞的比例。若45,X细胞系占绝对优势，则表现为典型的特纳综合征；反之，临床症状轻，可能有生育能力。

（3）结构异常：主要包括①X长臂等臂，患者核型为46,X,i（X）（q10），临床表现近似于单体型，包括身材矮小、第二性征发育不良、原发性闭经、肘外翻，但颈蹼少见；②X短臂等臂，患者核型为46,X,i（X）（p10），临床表现近似于单体型，包括条索状性腺、第二性征发育不良、原发性闭经，但身高正常；③X长臂缺失，患者核型为46,X,del（X）（q10），临床表现近似于X短臂等臂患者，身高正常；④X短臂缺失，患者核型为46,X,del（X）（p10），具有特纳综合征的各种症状，身材矮小；⑤环状染色体，患者核型为46,X,r（X），临床表现近似于单体型，染色体环大者表型可近似于正常女性。

（二）克兰费尔特综合征

克兰费尔特综合征（Klinefelter syndrome）又称先天性睾丸发育不全综合征，是引起男性性功能低下的最常见疾病。1942年，克兰费尔特（Klinefelter）首先对此病进行了临床报道。1956年，布拉德伯里（Bradbury）等发现患者体细胞间期细胞核内有一个X小体。1959年，雅各布（Jacob）和斯特朗（Strong）确定该病的核型为47,XXY，故也称为XXY综合征。

1. 临床特征　克兰费尔特综合征在男性新生儿中的发病率约为1/1 000~1/500，在男性不育症个体中约占1/10。患者的典型特征是生殖系统发育异常、身材高大和不育，主要的临床表现见表8-6。

表8-6 克兰费尔特综合征患者的临床表现

发生部位	具体表现
一般情况	外观男性,儿童期无明显异常,青春期后才出现症状,身材高大,四肢细长
生殖系统	睾丸不发育,睾丸小或者隐睾,生精小管萎缩并呈玻璃样变性
第二性征	乳房发育女性化,无喉结,胡须、阴毛、腋毛稀少或缺如,阴毛呈女性分布,皮肤细嫩
神经系统	可有智力低下和精神异常
其他	无精子形成,不育,睾酮水平低而雌激素水平高,促卵泡激素和黄体生成素水平增高,少数患者可伴有先天性心脏病、糖尿病、甲状腺疾病等

2. 遗传学基础

（1）XXY型：是克兰费尔特综合征患者中最常见的类型,约占全部患者的80%~85%,具有典型的临床症状。患者的核型为47,XXY。这种核型的形成原因为减数分裂期性染色体不分离。性染色体不分离既可以是父源性的（约占46%）,也可以是母源性的（约占54%）。父源性的性染色体不分离全部发生在减数分裂Ⅰ,而母源性的性染色体不分离可发生在减数分裂Ⅰ（约占3/4）和减数分裂Ⅱ（约占1/4）。

（2）嵌合型：约占全部患者的15%,临床症状轻于XXY型。患者的核型为47,XXY/46,XY。这种核型的形成原因是有丝分裂期X染色体不分离。

（3）其他：少见的核型包括48,XXXY和49,XXXXY,前者的性染色体不分离可发生在父方和母方的减数分裂期（各占50%）,后者的性染色体不分离几乎都发生在母方的减数分裂期。X染色体越多,临床症状越重,主要表现在智力的下降和畸形的严重程度。核型为48,XXXY的患者除了具有全部的典型临床症状之外,还伴有严重的智力低下、小头、腭裂和脊柱畸形等。核型为49,XXXXY的患者则表现为缺乏生精细胞、内外生殖器发育差和智力极度低下,合并小头、短颈、颈蹼、眼距宽、近/斜视、内眦赘皮、腭裂、桡尺骨连合、肘/膝外翻、脊柱畸形以及动脉导管未闭等。

（三）XYY综合征

XYY综合征（XYY syndrome）又称超雄综合征,由桑德伯格（Sandberg）等于1961年首次报道。

1. 临床特征 XYY综合征在男性中的发病率约为1/1 000,发病率随身高的增长而增高。

患者表型为男性,智力正常,身材高大,轻微的漏斗胸,但多数性格粗鲁、暴躁、易怒,常有攻击行为。大部分患者有生育能力并能生育正常后代,偶有生育XYY综合征后代。少数患者睾丸发育不良或隐睾,阴茎短小,生精障碍,生育能力下降。

2. 遗传学基础 XYY综合征患者的主要核型为47,XYY,这种核型的形成原因是父方减数分裂Ⅱ时Y染色体不分离。少数患者的核型为48,XYYY或49,XYYYY。

（四）XXX综合征

XXX综合征（XXX syndrome）又称X三体综合征,由雅各布（Jacob）等于1959年首次报道。

1. 临床特征 XXX综合征在女性新生儿中的发病率约为1/1 000,在女性精神病患者中则高达1/250。

患者表型为女性,外观正常,身高略高于正常女性的平均身高,但智力低下,精神抑郁,有轻度的学习、语言和行动障碍。大部分患者内、外生殖器发育正常,具有生育能力。少数患者卵巢功能异常,乳腺发育不良,月经失调,继发性闭经或者闭经早,可导致不孕。

2. 遗传学基础 XXX综合征患者的主要核型为47,XXX。这种核型的形成原因是减数分裂期X染色体不分离。X染色体不分离既可以是父源性的（约占10%）,也可以是母源性的（约占90%）。父源性X染色体不分离仅发生在减数分裂Ⅱ,而母源性X染色体不分离可发生在减数分裂Ⅰ（约占80%）和减数分裂Ⅱ（约占20%）。

少数患者的核型为 48,XXXX 或 49,XXXXX，也称 X 多体综合征。X 染色体越多，临床症状越重。

三、染色体微缺失 / 微重复综合征

染色体微缺失 / 微重复综合征（chromosomal microdeletion or microduplication syndrome）是由微小的（一般小于 5Mb）、经传统细胞遗传学分析难以发现的染色体畸变（缺失或重复）导致的具有复杂临床表现的一类疾病，遗传特点为显性发病，新发突变约占 85%~95%，家族性遗传约占 5%~10%。目前已发现 300 余种染色体微缺失 / 微重复综合征，综合发病率接近 1/600。这类疾病常见的临床表现包括生长发育异常、智力发育迟缓、内脏器官畸形、特殊面容、内分泌异常、精神行为改变和肿瘤等。表 8-7 列举了一些常见的染色体微缺失 / 微重复综合征。

表 8-7　常见的染色体微缺失 / 微重复综合征

疾病名称	缺失 / 重复区域	典型临床特征
染色体微缺失综合征		
Wolf-Hirschhorn 综合征	4p16.3	生长发育迟缓，智力低下，特殊面容（小头、"希腊勇士头盔"样鼻子、内眦赘皮、高拱形眉毛、人中短、前发际线高、小颌、唇腭裂），肌张力低，骨骼异常，心脏畸形，癫痫
Williams-Beuren 综合征	7q11.23	生长发育迟缓，轻中度智力障碍，特殊面容（前额宽阔、鼻头短宽、双颊饱满、口唇宽满），心血管畸形，骨骼 / 牙齿异常，结缔组织发育不良，肠憩室，行为 / 精神异常，高钙血症
Langer-Giedion 综合征	8q24.1	异常面容（小头、圆鼻、人中长且平、上唇薄），皮肤松弛，毛发稀疏，多发性骨疣，智力障碍
Beckwith-Wiedemann 综合征	11p15.5	巨人症，舌肥大，内脏大，脐疝，脐膨出，腹壁缺损，偏侧肢体增生，耳特殊折痕，低血糖，胚胎性恶性肿瘤
WAGR 综合征	11p13-p15	智力低下，虹膜缺如，先天性白内障，小头，小颌，尿道下裂，肾母细胞瘤（Wilms tumor）
Angelman 综合征	15q11-q13	生长发育迟缓，严重的智力障碍，语言能力丧失，面孔似"快乐木偶"，无意识发笑，共济失调，癫痫，肌张力减退
Prader-Willi 综合征	15q11-q13	肌张力减退，轻中度智力低下，性腺功能减退，贪食，肥胖，身材矮小，四肢短，头面部轻度畸形，运动及认知障碍
Rubinstein-Taybi 综合征	16p13.3	智力障碍，生长发育迟缓，拇指 / 踇趾宽而短，身材矮小，特殊面容（前额突出、眼距宽、弓状眉、上睑下垂、宽鼻梁、拱状腭），脊椎和胸骨异常，心脏缺陷
Smith-Magenis 综合征	17p11.2	发育滞后，智力障碍，畸形面容（小头、唇外翻、下颌前突、耳位低、斜 / 近视、小角膜），语言障碍，听力丧失，行为异常，肥胖，癫痫发作，先天性心脏病，睡眠障碍
Miller-Dieker 综合征	17p13.3	先天性无脑回，脑室扩大，胼胝体发育不良，特殊面容（前额突出、双颞凹陷、鼻口朝天样矮鼻子、面部扁平、宽厚的上嘴唇和薄唇缘、小颌），智力和发育障碍，心脏畸形
Alagille 综合征	20p11.2	新生儿黄疸，"蝴蝶"椎骨（脊椎前弓裂开、不融合、无脊柱侧凸），肺动脉瓣狭窄，学习困难，身体和智力发育滞后，皮肤黄瘤，异常面容（前额突出、眼与鼻的距离大）
DiGeorge 综合征	22q11.2	轻中度智力低下，先天性心脏病，严重低血钙，低钙性抽搐，胸腺发育异常，细胞免疫缺陷

疾病名称	缺失/重复区域	典型临床特征
腭心面综合征	22q11.2	轻度智力低下，腭裂，咽腭发育不良，心血管缺陷，手指细长，特殊面容（小头、长脸、灯泡样鼻伴鼻根窄小、小鼻翼、小颌）
圆锥动脉干畸形面部综合征	22q11.2	轻度发育迟滞，特殊面容（眼距宽、内外眦距短、杏仁样眼睑裂、低鼻梁、小耳、小颌），心脏流出道畸形，甲状腺功能减退
染色体微重复综合征		
3q29微重复综合征	3q29	小头，圆脸，球状鼻，眼裂短，眼睑下垂，手部褶皱过多，平足
Somerville-van der Aa综合征	7q11.23	智力障碍，认知缺陷，言语延迟，自闭，轻度颅面异常（前额宽、眼深陷、宽鼻尖、拱形腭、小颌），心脏缺陷，膈疝，隐睾
Potocki-Lupski综合征	17p11.2	智力低下，发育障碍，肌张力减退，喂养困难，畸形面容（三角脸、前额宽、眼睑下垂、长鼻尖、拱形腭、大嘴、小颌、牙齿咬合不良），心脏缺陷，睡眠呼吸暂停，胃食管反流，脊柱侧凸
Charcot-Marie-Tooth综合征1A型	17p12	肌无力，缓慢进行性肌萎缩，"跨步"步态，脊柱后凸，爪形手，锤状趾，"鹳腿"
22q11.2微重复综合征	22q11.2	生长发育迟缓，智力障碍，特殊面容（小头、眼睑下斜或伴下垂、低位耳、宽扁鼻、小颌、长脸），腭咽发育不全，腭裂，讲话鼻音重，心脏畸形，胸腺缺如，脾脏缺如，听力障碍，认知障碍

小结

　　染色体畸变包括数目畸变和结构畸变。数目畸变分为整倍体和非整倍体两种类型，前者的形成机制有双雄受精、双雌受精、核内复制和核内有丝分裂，后者的形成机制有染色体不分离和染色体丢失。结构畸变的基础是染色体断裂及随后的异常重接。常见的结构畸变包括缺失、重复、倒位、易位、环状染色体、双着丝粒染色体和等臂染色体。染色体畸变所引起的疾病称为染色体病，分为常染色体病和性染色体病。常染色体病的共同临床特点是智力低下、生长发育迟缓和多发畸形，而性染色体病的共同临床特点是生殖系统发育不全或两性畸形。染色体微缺失/微重复综合征具有复杂的临床表现，显性发病，但染色体畸变一般小于5Mb。

（邱广蓉）

本章数字资源

本章思维导图

第九章 | 单基因遗传与疾病

遗传学三大定律"孟德尔第一定律"(分离定律)、"孟德尔第二定律"(自由组合定律)和"遗传学第三定律"(连锁互换定律)奠定了现代遗传学基础。1902 年英国著名的内科医生加罗德(Garrod)通过多年研究发现,尿黑酸尿症(alkaptonuria,AKU)的一系列性状符合孟德尔遗传的隐性遗传性状。之后诸多研究发现,人类的许多性状或疾病受一对等位基因控制,遵循孟德尔遗传的方式,例如人类达尔文结节的有无、发旋、能否卷舌、短指和苯丙酮尿症等。

第一节 | 单基因遗传概述

由一对等位基因单独决定性状或疾病的遗传方式称为单基因遗传(monogenic inheritance),而受一对等位基因控制而发生的疾病,称为单基因遗传病(monogenic disease)。它的遗传遵循孟德尔定律,所以也称为孟德尔式遗传病。

经典的孟德尔遗传学研究方法主要是通过植物间或动物间杂交实验,统计由不同亲代杂交产生后代的数目和性状,以此来进行判断和分析,研究其遗传规律。人类性状或疾病传递遗传规律研究中最常用的方法是系谱分析。系谱(pedigree)是指从先证者入手,追溯调查其家系所有成员的亲属关系,以某种遗传性状或遗传病为依据,按一定格式绘制成的图解。绘制系谱常用的符号见图 9-1。系谱中不仅包括患病个体,也包括全部健康的家系成员。系谱分析(pedigree analysis)是通过某种性状或疾病的基因在该家系中的遗传方式来推断传递概率的一种分析方法。系谱分析的基本程序是首先对家系中各成员出现的某种性状或遗传病的情况进行详细的调查,然后绘制系谱,最后根据孟德尔定律对各成员的表现型和基因型进行分析。系谱分析往往是从先证者入手,所谓先证者(proband)是指家系中首先被医生或遗传研究者确诊的罹患某种遗传病的患者或者具有某种遗传性状的成员。

在系谱分析时应注意:①绘制系谱要求调查 3 代以上所有的家系成员,包括已经死亡成员,调查人数越多越好;②绘制的系谱需要反映真实可靠的发病情况,不能单凭患者或亲属汇报的信息,应进

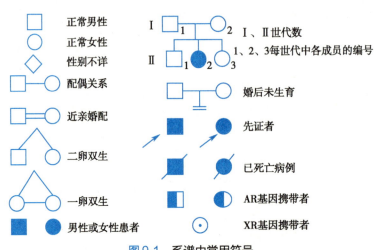

图 9-1 系谱中常用符号

行调查核实,避免误报、隐瞒或漏报;③调查信息时应注意患病个体的年龄、病情、死亡原因和近亲结婚等情况;④系谱分析还应考虑外显率、表现度、遗传早现、遗传异质性、表型模拟、遗传印记等非典型孟德尔遗传。通过系谱分析,不仅可以对家系发病情况进行回顾性分析,还可以通过系谱对某一遗传病家系进行前瞻性遗传咨询,评估某一家庭成员的患病风险或再发风险。

第二节 ｜ 常见的人类单基因遗传病

在单基因遗传病中,根据决定该疾病的基因是在常染色体上还是性染色体上,以及该基因决定的性状是显性的还是隐性的,可将单基因遗传病分为常染色体显性遗传病、常染色体隐性遗传病、X连锁显性遗传病、X连锁隐性遗传病以及Y连锁遗传病等5种不同的遗传病。

一、常染色体显性遗传病

控制人类一种疾病的致病基因位于1~22号染色体上,在杂合子(Aa)的情况下表现为疾病,这类疾病称为常染色体显性(autosomal dominant, AD)遗传病。

(一)常染色体显性遗传病的遗传特点

假设用A代表决定某种显性疾病的基因,用a代表相应的正常隐性基因,则患者的基因型为AA或Aa,正常人的基因型为aa。人类的致病基因最初是由野生型基因(正常基因)突变而来的,所以在群体中致病基因频率很低,对AD遗传病来讲,患者往往是杂合子(Aa)发病,很少见到纯合子患者(AA)。

在AD遗传病家系中,最常见的是杂合子患者(Aa)和正常人(aa)之间的婚配,在子代中约1/2是患者(Aa),1/2为正常人(aa)(图9-2)。若一种AD遗传病的发病率较高,则可能见到两个杂合子患者(Aa)之间的婚配。此时,子代中约有1/4为正常人(aa),1/2为杂合子患者(Aa),1/4为纯合子患者(AA)(图9-3)。

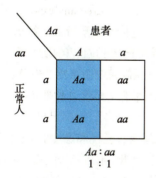

图9-2　AD遗传病杂合子患者与正常人婚配图解

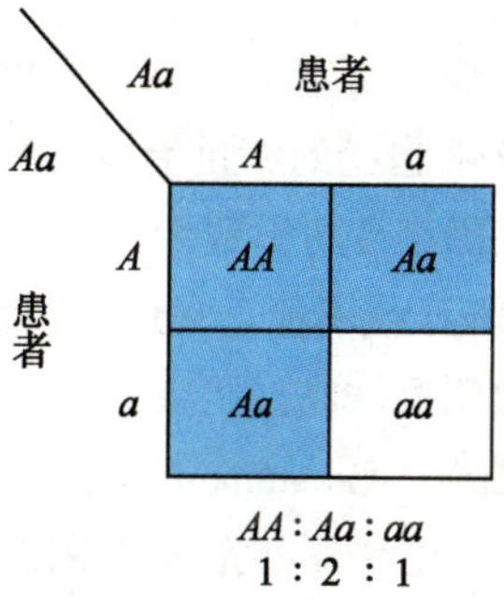

图9-3　AD遗传病两个杂合子患者婚配图解

图9-4是一个典型的AD遗传病家系的系谱。在这个家系中,Ⅰ、Ⅱ、Ⅲ代均有患者,即连续遗传,先证者Ⅱ₃的双亲中父亲Ⅰ₁是患者,同胞中Ⅱ₂为患者、Ⅱ₅为正常人。Ⅱ₅的后代中没有患者,而Ⅱ₃和Ⅱ₂的7个子女中3人为患者,患病概率约为1/2。男性和女性均有患者,发病与性别无关。

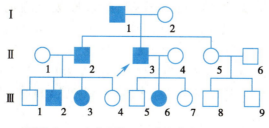

图9-4　一个典型的AD遗传病家系的系谱

通过婚配类型分析及典型系谱举例，AD 遗传病的系谱特征总结如下：①每代都有患者，即连续遗传。②由于致病基因位于常染色体上，因此致病基因的遗传与性别无关，即男女发病概率相等。③患者双亲中如果有一方患病，致病基因由亲代传来。如果双亲都无病，则有可能是新发生的突变所致，一些突变率较高的病种有时可以见到这种情况。④患者同胞中将有 1/2 概率患病。患者的正常同胞，从亲代未得到致病基因，其后代将都会正常。⑤患者后代中将有 1/2 概率患病，也可以说患者每生育一次，都有 1/2 的风险生出该病患儿。

（二）常见的常染色体显性遗传的类型

1. 完全显性（complete dominance） 纯合子（AA）和杂合子（Aa）患者在表型上无差别，称为完全显性。

并指 I 型［OMIM#185900］是一种常染色体完全显性遗传病，由于指/趾间骨性或软组织融合而形成肢端畸形，在新生儿中的发病率约为 2/10 000~3/10 000。患者的主要临床特征为手的第 3、4 指间有蹼，其末节指骨愈合，足的第 2、3 趾间有蹼。

该遗传病是由定位于 2q34-q36 的 IHH 基因［OMIM*600726］遗传性缺陷所致。IHH 基因编码产物属于刺猬蛋白家族成员，参与骨的生长与分化。由于拷贝数变异（copy number variation，CNV）导致的 IHH 基因表达异常造成指/趾发育调控网络异常，从而表现为并指/趾畸形。

2. 不完全显性（incomplete dominance）**或半显性**（semidominance） 杂合子患者（Aa）的表型介于纯合子患者（AA）与纯合隐性的正常人（aa）之间，即纯合子患者（AA）病情重，杂合子患者（Aa）病情轻，称为不完全显性或半显性。

家族性高胆固醇血症［OMIM#143890］是一种比较常见的 AD 遗传病，在人群中杂合子发病率约为 1/500，纯合子患者的概率约为 1/1 000 000。杂合子患者（Aa）的主要临床特征为血清中胆固醇（7.70~15.41mmol/L）和低密度脂蛋白（> 5.13mmol/L）增高，大约 50% 的患者由于伸肌腱的胆固醇沉积而出现黄瘤，较早出现角膜弓（老人环）和心血管动脉粥样硬化，40~60 岁可发生冠心病。纯合子患者（AA）血清胆固醇非常高（15.41~30.05mmol/L），可在儿童期发生冠心病，通常在 20~30 岁死于心肌梗死或猝死。

该遗传病是由定位于 19p13.2 的 LDLR 基因［OMIM*606945］遗传性缺陷所致。LDLR 基因编码产物为嵌入细胞膜的跨膜蛋白，可与低密度脂蛋白结合，参与维持机体胆固醇体内平衡。不同位置的 LDLR 基因突变可导致无功能性 mRNA 和蛋白质的产生，或阻断低密度脂蛋白受体从内质网向高尔基体的转运，或不能正常地结合配体，或表现为内在化和再循环缺陷，导致患者血清中胆固醇和低密度脂蛋白明显增高。

3. 共显性（codominance） 一对不同形式等位基因，彼此之间没有显性和隐性的区别，在杂合状态下两种基因的作用都完全表现出来，即等位基因分别表达其基因产物，形成相应表型，称为共显性。

ABO 血型系统（ABO blood group system）［OMIM#616093］包括 A、B、O、AB 四种血型，以红细胞膜上抗原来分类，由定位于 9q34 的一组复等位基因 I^A、I^B 和 i 所控制。所谓复等位基因（multiple allele）是指一对等位基因座位上，在群体中有两个以上的等位基因，但每个个体只能有其中的两个。复等位基因实质上是一个基因发生多次独立突变所致，是基因突变多向性的表现。I^A 和 I^B 基因的编码区长 1 062bp，它们之间的差异仅在 294、523、654、700、793、800、927 位碱基，因而编码的糖基转移酶有所不同。i 基因则有 258 位碱基 G 的缺失，导致移码突变，形成无功能的蛋白质。

I^A 决定 A 抗原，I^B 决定 B 抗原，I^A 和 I^B 对 i 为显性，因而，I^AI^A 和 I^Ai 基因型个体的红细胞膜上有 A 抗原，表型为 A 型；同理 I^BI^B、I^Bi 基因型个体的红细胞膜上有 B 抗原，表型为 B 型；ii 基因型个体的红细胞膜上既无 A 抗原，又无 B 抗原，表型为 O 型；当基因型为 I^AI^B 时，I^A 和 I^B 之间无显隐性，I^A 和 I^B 等位基因作用都完全表现出来，因此 I^AI^B 基因型个体的红细胞膜上既有 A 抗原，也有 B 抗原，表型为 AB 型。

A 抗原和 B 抗原的合成是以 H 抗原存在为前提的。在 ABO 血型物质合成过程中，首先是 FUT1

基因编码岩藻糖基转移酶的合成,这种酶可将岩藻糖加在前体物质的半乳糖上,形成 H 抗原。I^A 基因编码乙酰半乳糖胺转移酶的合成,这种酶能将半乳糖胺加在 H 抗原的半乳糖残基上,形成 A 抗原;I^B 基因编码半乳糖基转移酶的合成,这种酶可将半乳糖加在 H 抗原的半乳糖残基上,形成 B 抗原;i 基因为无效等位基因,不能合成糖基转移酶,因此 O 型血个体的红细胞膜上只有 H 抗原。在印度孟买有一种特殊的 O 型血,基因型为 hh,不能形成 H 抗原,即使有 I^A 和 / 或 I^B 基因,也无法形成 A 抗原和 / 或 B 抗原,因此红细胞膜上既无 A 抗原或 B 抗原,也无 H 抗原。

已知双亲 ABO 血型,就可推测子女可能有的和不可能有的 ABO 血型。已知母亲和子女的 ABO 血型,也可以推测父亲可能有的和不可能有的 ABO 血型。这在法医学的亲权认定上有一定意义(表9-1)。

表9-1　双亲与子女之间 ABO 血型的传递关系

双亲血型	子女中可能有的血型	子女中一般不可能有的血型
A × A	A、O	B、AB
A × O	A、O	B、AB
A × B	A、B、AB、O	—
A × AB	A、B、AB	O
B × B	B、O	A、AB
B × O	B、O	A、AB
B × AB	A、B、AB	O
AB × O	A、B	AB、O
AB × AB	A、B、AB	O
O × O	O	A、B、AB

4. 不规则显性(irregular dominance)　杂合子个体(Aa)在不同内外环境作用下可以表现为显性,即表达出相应表型,也可以不表达出相应的表型,而且表现为显性的程度也可以不同,这种显性的传递方式有些不规则,称为不规则显性。

不规则显性最常见的原因之一是外显率(penetrance)降低。外显率是指在一个群体中带有某一致病基因的个体,表现出相应疾病表型的比率,一般用百分率来表示。假设带有致病基因 A 的杂合子 50 人中有 40 人表现出相应疾病表型,那么该病的外显率为 80%,称为不完全外显(incomplete penetrance)。如果带有致病基因的杂合子个体(Aa)100% 表现出相应疾病表型,就称为完全外显(complete penetrance)。对一个个体来讲,外显率表现为"全或无"。携带显性致病基因的个体可能不表现疾病(未外显),称为顿挫型。顿挫型个体虽表型正常但可将致病基因传递给后代,出现隔代遗传现象。

不规则显性的另一个原因为表现度(expressivity)不一致。表现度是指致病基因在不同个体的表达程度,即患病的严重程度。在一个家系中患病的不同个体即使得到相同的致病基因,但他们的病情程度有重度、中度、轻度的不同。疾病表型不仅由突变基因的基因型所决定,而且受环境因素和遗传背景的影响。决定表型的主基因之外,基因组内其他基因对该主基因而言是遗传背景。遗传背景中,修饰基因对主基因、对表型形成有显著的效应,有的修饰基因能增强主基因的作用,使主基因的表型形成完全;有的修饰基因能减弱主基因的作用,使主基因的表型形成不完全,从而出现不同的表现度。

马方综合征[OMIM#154700]是一个表现度不一致的典型例子。它是一种累及全身结缔组织的 AD 遗传病,主要累及骨骼系统、眼和心血管系统,发病率约为 1/5 000。患者的主要临床特征为身材高、体瘦、四肢细长、脊柱侧凸、鸡胸或漏斗胸、蜘蛛指/趾。眼的典型损害为晶状体脱位，也可出现高度近视、白内障等。心血管系统常见二尖瓣等瓣膜功能障碍和主动脉瘤，有时主动脉瘤破裂可引起猝死。马方综合征患者表现度非常广泛，轻型可以只累及一个器官系统，重型可以出现骨骼、眼、心血管系统的严重损害。即使同一家系内携带相同致病基因突变的不同患者也可表现出发病年龄、累及器官以及严重程度的不同，即表现度不一致。

该遗传病是由定位于 15q21.1 的 *FBN1* 基因[OMIM*134797]遗传性缺陷所致。*FBN1* 基因编码产物为原纤维蛋白，广泛分布于全身结缔组织，是细胞外微纤维的主要成分。*FBN1* 基因缺陷存在明显的差异，包括外显子缺失、错义突变、终止密码突变等，造成原纤维蛋白结构缺陷，影响眼晶状体韧带、骨关节韧带、关节囊、瓣膜等组织器官的结缔组织组成成分，进而表现为骨骼系统、眼和心血管系统受累。

外显率和表现度是两个不同的概念，前者说明的是基因表达与否，是群体概念，是"质"的问题；后者说明的是在基因的作用下表达的程度如何，是个体概念，是"量"的问题。

5. 延迟显性（delayed dominance） 一些 AD 遗传病，在生命的早期致病基因并不表达，而是达到一定的年龄后才表现出疾病，称为延迟显性。

亨廷顿病[OMIM#143100]是延迟显性的典型例子。它是一种进行性神经病变，累及大脑基底神经节变性，主要损害在尾状核、壳核和额叶，发病率约为 4/100 000~7/100 000。患者的主要临床特征为进行性不自主的舞蹈样运动，动作快，常累及躯干和四肢肌肉，以下肢最常见，可合并肌强直。随着病情加重，可出现精神症状如抑郁症，并伴有智力减退，最终成为痴呆。常于 30~40 岁发病，但也有 10 多岁或 60 岁以后发病的病例，平均发病年龄在 35 岁。

该遗传病是由定位于 4p16.3 的 *HTT* 基因[OMIM*613004]遗传性缺陷所致。*HTT* 基因 5′ 端编码区（第 1 外显子内）存在（CAG）$_n$ 三核苷酸重复，正常人重复拷贝数范围为 9~34 次，患者的重复拷贝数扩展到 37~100 次。因此，亨廷顿病是由于动态突变引起的疾病，（CAG）$_n$ 三核苷酸重复序列异常扩增产生一段长度不等的多聚谷氨酰胺连于亨廷顿蛋白（huntingtin）氨基端。突变型亨廷顿蛋白异常聚集可能通过影响基因转录、激活细胞凋亡等过程导致神经元变性，尤其尾状核和壳核神经元出现区域特异性神经脱落。本病的致病基因如果是从父亲传来，则患者发病早，可在 20 岁发病且病情严重；如果是从母亲传来，则患者发病晚，多在 40 岁以后发病且病情轻。这种由于基因来自父方或母方而产生不同表型的现象就称为遗传印记（genetic imprinting）。

遗传印记是不同于孟德尔遗传规律的遗传现象。按照孟德尔遗传规律，等位基因无论来自父方或母方，对表型效应的影响是相同的。但在哺乳动物中，有一部分基因仅父源或母源的拷贝有功能，即双亲的基因或染色体存在功能上的差别。因此，同一基因或染色体的改变由不同性别的亲代传给子女时，可以引起不同的表型。这种现象可能与基因在生殖细胞分化过程中受到不同修饰（如 DNA 甲基化）有关，因此，遗传印记是一种依赖于配子起源的某些等位基因的修饰现象。

6. 遗传早现（anticipation） 一些遗传病（通常为显性遗传病）在连续世代传递过程中，患者发病年龄逐代提前，且病情严重程度逐代加重，这种现象称为遗传早现。其分子基础为动态突变，即基因编码序列或侧翼序列的三核苷酸重复次数随世代交替的传递而呈现逐代递增的累加突变效应。

强直性肌营养不良[OMIM#160900]是一个典型的遗传早现的例子。它是一种比较常见的累及成年人的肌营养不良，发病率约为 1/8 000。患者的主要临床特征为肌无力，从面部开始，然后是颈、手，并逐渐遍及全身，从肌无力或肌强直到肌肉收缩松弛；也可累及心肌和平滑肌，与早期白内障、免疫球蛋白异常有关，并常有轻度智力低下。

该遗传病是由定位于 19q13.3 的 *DMPK* 基因[OMIM*605377]遗传性缺陷所致。*DMPK* 基因 3′ 端非编码区存在（CTG）$_n$ 三核苷酸重复，正常人重复拷贝数变异范围为 5~35 次，患者的重复拷贝数扩展到 50~150 次，有时达到 1 000 次以上。患者的发病年龄、病情程度与（CTG）$_n$ 三核苷酸重复的拷贝数相关，拷贝数越多，发病年龄越早，病情越严重，而且不稳定性就越明显。罕见的先天性强直性肌营养不良婴儿的特征为肌张力严重减退和智力低下，(CTG)$_n$ 三核苷酸重复拷贝数超过 2 000 次，且多由患病母亲传递，即在女性减数分裂中重复拷贝数目增加最多。

7. 从性遗传（sex-influenced inheritance）　一些 AD 遗传病，杂合子（Aa）的表达受性别的影响，在某一性别表达出相应表型，而另一性别不表达相应表型，或者在某一性别的发病率高于另一性别，称为从性遗传。

雄激素性脱发［OMIM%109200］是从性遗传的典型例子。该病主要是由于毛发生长期缩短、毛囊萎缩所致。患者的主要临床特征为脱发，一般自 35 岁开始，从头顶中心向周围，头发进行性、弥漫性、对称性脱落，枕部及两侧颞部仍保留正常头发。男性杂合子（Aa）表现为典型的秃顶，女性杂合子（Aa）仅表现为头发稀疏、无秃顶，只有女性纯合子（AA）才表现为秃顶。这种表型差异受性别的影响，可能与男女体内雄性激素水平的差异有关。如果女性杂合子体内雄性激素水平升高，也可出现秃顶症状。

该遗传病与 3q26 基因座紧密连锁，但致病基因尚未克隆。

二、常染色体隐性遗传病

控制人类一种疾病的致病基因位于 1~22 号染色体上，在杂合子（Aa）时并不发病，只有隐性纯合子（aa）即突变基因的纯合子个体才表现为疾病，这类疾病就称为常染色体隐性（autosomal recessive，AR）遗传病。

（一）常染色体隐性遗传病的遗传特点

假设用 a 代表决定某种隐性疾病的基因，用 A 代表相应的正常显性基因，则患者的基因型为 aa，正常人的基因型为 AA。杂合子（Aa）表型正常，但携带隐性致病基因，且能把致病基因传递给下一代，称为携带者（carrier），即带有致病基因而表型正常的个体。

在 AR 遗传病家系中，最常见的是两个携带者（Aa）之间的婚配，在子代中约有 1/4 是患者（aa），表型正常的子女中有 2/3 是携带者（Aa），即每一个正常子女有 2/3 的可能性是携带者（图 9-5）。若一种 AR 遗传病的发病率较高，则可能见到患者（aa）与携带者（Aa）之间的婚配。此时，子代中约有 1/2 为患者（aa），1/2 为携带者（Aa）（图 9-6）。当 AR 遗传病患者（aa）和正常人（AA）婚配时，子代全部是表型正常的携带者（Aa）。当 AR 遗传病两个患者（aa）相互婚配时，子代全部是患者（aa），但这种婚配的可能性极小，只有在发病率高的 AR 遗传病中才能见到。

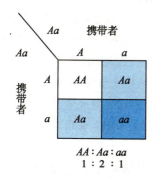

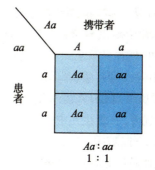

图 9-5　AR 遗传病两个携带者婚配图解　　图 9-6　AR 遗传病患者与携带者婚配图解

图 9-7 是一个典型的 AR 遗传病家系的系谱。在这个家系中，先证者 IV$_1$ 的双亲 III$_5$ 和 III$_6$ 为表兄妹婚配，且表型正常。II$_2$ 为患者（aa），致病基因（a）由 I$_1$ 和 I$_2$ 传来，I$_1$ 和 I$_2$ 为本病的肯定携带者（Aa），并将致病基因（a）传给 II$_3$ 和 II$_5$，III$_5$ 和 III$_6$ 又分别从 II$_3$ 和 II$_5$ 获得致病基因（a），两者婚配后又同时将致病基因（a）传递给 IV$_1$，结果 IV$_1$ 获得一对纯合致病基因（aa）而发病。在这个系谱中，无连续传递现象，而且男性和女性患病概率是相同的。

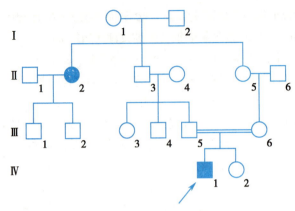

图 9-7　一个典型的 AR 遗传病家系的系谱

通过婚配类型分析及典型系谱举例，AR 遗传病的系谱特征总结如下：①系谱中往往是散发的病例，通常看不到连续遗传，甚至有时只有先证者一个患者。②由于致病基因位于常染色体上，因此致病基因的遗传与性别无关，即男女发病概率相等。③患者的双亲都不患病，但都是肯定携带者。④患者的同胞中将有 1/4 概率患病，而患者表型正常的同胞中 2/3 可能为携带者。实际上，患者同胞发病风险的统计往往比理论上的 1/4 高，这是由于抽样偏倚所致。⑤患者的后代一般不发病，但都是肯定携带者。⑥近亲婚配时子女中发病风险明显增高，而且致病基因频率越低的疾病，近亲婚配后子女患病的相对风险越高。这是由于近亲之间存在共同祖先，他们可能由共同祖先分别传递而得到共同基因，后代中发生致病等位基因纯合的可能性明显增加。

（二）常见的常染色体隐性遗传病

1. 苯丙酮尿症　苯丙酮尿症［OMIM#261600］是一种 AR 遗传的代谢病，我国的群体发病率约为 1/16 500，杂合携带者的频率约为 1/65。患者的主要临床特征为严重的智力低下、特殊的尿臭味以及皮肤色素缺乏等。患儿出生时毛发淡黄，皮肤白皙，虹膜发黄，尿有特殊的鼠臭味。生后 5~6 天血液中苯丙氨酸明显升高。3~4 个月开始出现智力发育障碍，肌张力高，常有痉挛发作。

该遗传病是由定位于 12q23.2 的 *PAH* 基因［OMIM*612349］遗传性缺陷所致。*PAH* 基因编码产物为苯丙氨酸羟化酶，催化苯丙氨酸转化为酪氨酸。*PAH* 基因突变导致苯丙氨酸羟化酶活性降低或丧失，苯丙氨酸不能正常转化为酪氨酸而在体内积累，血中苯丙氨酸浓度明显升高（可达 1~3mmol/L）。过量的苯丙氨酸抑制酪氨酸酶活性，减少黑色素合成，患者出现毛发、皮肤色浅；抑制酪氨酸脱羧酶、L- 谷氨酸脱羧酶和 5- 羟色胺脱羧酶活性，分别影响去甲肾上腺素、γ- 氨基丁酸和 5- 羟色胺的合成，从而影响中枢神经系统的发育，导致患者智力发育障碍。高浓度的苯丙氨酸使旁路代谢途径活跃，产生苯丙酮酸、苯乙酸、苯乳酸等，这些代谢旁路产物从汗液和尿液中大量排出，具有特殊的鼠臭味。

2. 先天性耳聋ⅠA 型　先天性耳聋Ⅰ A 型［OMIM#220290］是由内耳完全未发育导致的耳聋，表现为 AR 遗传，在新生儿中的发病率约为 1/1 000。患者的主要临床特征为双耳感音神经性聋、听力丧失，前庭功能障碍。

该遗传病是由定位于 13q12 的 *GJB2* 基因［OMIM*121011］遗传性缺陷所致。*GJB2* 基因编码产物是缝隙连接蛋白 26（Connexin 26），其功能为调控细胞间信号传递。*GJB2* 基因突变造成突变型 Connexin 26 蛋白不能形成完整的缝隙连接或者组成无功能的缝隙连接，内耳淋巴循环障碍，导致感觉神经性听力丧失。

由于先天性耳聋发病率较高，有时可见到两个患者之间的婚配，依据 AR 遗传病的遗传特点，后代都应是耳聋患者，但有时所有子女均为正常人。这是一种遗传异质性的表现。遗传异质性（genetic heterogeneity）是指相同或相似的表型可以由不同的遗传基础所决定。遗传异质性可进一步分为等位基因异质性（allelic heterogeneity）和基因座异质性（locus heterogeneity），前者是指同一基因的不同突变引起相同或相似的表型,后者是指不同基因座上的不同基因突变引起相同或相似的表型。两个先天性耳聋患者婚配生育正常人是基因座异质性的很好的例子。实际上,已确定的与先天性耳聋相关的基因位点达 120 多个。

有一部分先天性耳聋患者并非遗传因素造成的,而是由于环境因素的影响所致,例如妊娠早期感染风疹病毒、流感病毒等,或者药物使用不当(如链霉素),与 AR 遗传所致的先天性耳聋有相同的表型,这是一种表型模拟的表现。表型模拟(phenocopy)又称拟表型,是指由于环境因素的作用使个体的表型与某一特定基因所产生的表型相同或相似。表型模拟是由于环境因素的影响,并非生殖细胞中基因本身发生的改变所致,故不遗传给后代。

三、X 连锁显性遗传病

控制人类一种疾病的致病基因位于 X 染色体上,致病基因的杂合子女性和半合子男性可表现为疾病,这类疾病就称为 X 连锁显性(X-linked dominant,XD)遗传病。

(一)X 连锁显性遗传病的遗传特点

假设用 X^B 代表决定某种显性疾病的基因,用 X^b 代表相应的正常隐性基因,则男性患者的基因型为 X^BY,女性患者的基因型为 X^BX^B 或 X^BX^b;正常男性的基因型为 X^bY,正常女性的基因型为 X^bX^b。女性是致病基因的纯合子(X^BX^B)和杂合子(X^BX^b)都表现为疾病,但在群体中致病基因(X^B)的频率很低,女性的两条 X 染色体都携带致病基因(X^B)的概率很小,因此女性一般是杂合子(X^BX^b)发病。

在 XD 遗传病家系中,比较常见的是女性杂合子患者(X^BX^b)与正常男性(X^bY)之间的婚配,子女中各有 1/2 的概率为患者(图 9-8)。男性患者(X^BY)与正常女性(X^bX^b)婚配后,子女中女儿全部是患者,儿子则都正常(图 9-9)。

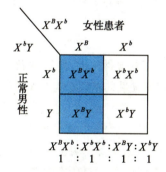

图 9-8 XD 遗传病女性杂合子患者与正常男性婚配图解

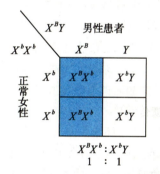

图 9-9 XD 遗传病男性患者与正常女性婚配图解

图 9-10 是一个典型的 XD 遗传病家系的系谱。在这个家系中,Ⅰ、Ⅱ、Ⅲ代均有患者,表现为连续遗传。先证者Ⅲ₄ 的双亲中母亲Ⅱ₄ 是患者,家系中其他患者的双亲之一患病。女性患者的后代中女儿和儿子均患病,男性患者的后代中女儿全部患病而儿子全部正常。在整个系谱中女性患者 5 名,男性患者 2 名,女性发病率高。

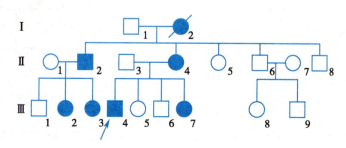

图 9-10 一个典型的 XD 遗传病家系的系谱

通过婚配类型分析及典型系谱举例,XD遗传病的系谱特征总结如下:①群体中女性患者多于男性患者,通常约为男性患者的2倍,且女性患者一般病情较轻。②患者的双亲中,必有一方是该病患者。③由于交叉遗传,男性患者的女儿全部患病,儿子则全部正常;女性患者(杂合子)的子女各有1/2的概率患病。④家系中可见到连续遗传现象。

(二)常见的X连锁显性遗传病

抗维生素D佝偻病[OMIM#307800]又称低磷酸血症性佝偻病,患者由于肾小管对磷酸盐再吸收障碍而导致尿磷增多,血磷下降,肠道对磷、钙的吸收不良而影响骨质钙化和骨骼发育,引起佝偻病。发病率约为1/20 000,遗传方式为XD。患者的主要临床特征为自1岁左右发病,出现骨骼发育畸形、生长发育迟缓、身材矮小等佝偻病的种种症状和体征,但不会出现抽搐、低钙血症和肌病。血液学检查可见血磷含量明显降低而血钙含量正常,血清1,25-$(OH)_2$-D_3含量降低而碱性磷酸酶含量升高,伴有甲状旁腺激素含量轻度升高。常规剂量的维生素D治疗无效,只有大剂量地补充维生素D和磷酸才能见效。女性患者的病情一般较轻,有时只有低磷酸血症而无佝偻病的骨骼异常,这可能与女性患者多为杂合子、另一条X染色体上的正常等位基因仍发挥一定作用有关。

该遗传病是由定位于Xp22的 *PHEX* 基因[OMIM*300550]遗传性缺陷所致。*PHEX* 基因编码产物属于金属肽酶家族,参与成骨细胞介导的骨盐沉积过程。*PHEX* 基因单个碱基置换和缺失是引起疾病的主要原因,多为功能失去突变(loss-of-function mutation),导致肾小管对磷酸盐再吸收障碍和骨盐沉积异常,患者出现低磷酸血症和佝偻病。

四、X连锁隐性遗传病

控制人类一种疾病的致病基因位于X染色体上,且致病基因的性质是隐性的,杂合时并不发病,只有致病基因的纯合子女性和半合子男性才表现为疾病,这类疾病就称为X连锁隐性(X-linked recessive,XR)遗传病。

(一)X连锁隐性遗传病的遗传特点

假设用X^b代表决定某种隐性疾病的基因,用X^B代表相应的正常显性基因,则男性患者的基因型为X^bY,女性患者的基因型为X^bX^b;正常男性的基因型为X^BY,正常女性的基因型为X^BX^B,女性携带者的基因型为X^BX^b。

在XR遗传病家系中,比较常见的是男性患者(X^bY)与正常女性(X^BX^B)之间的婚配,在子代中所有子女均表型正常,但由于交叉遗传,所有女儿均为携带者(图9-11)。女性携带者(X^BX^b)与正常男性(X^BY)婚配后,儿子中1/2患病,1/2为正常,而所有女儿表型都正常,但1/2为携带者(图9-12)。如果一种XR遗传病的发病率较高,则可能见到男性患者(X^bY)与女性携带者(X^BX^b)之间的婚配。此时,子代中女儿1/2为携带者,1/2为患者;儿子1/2为正常人,1/2为患者(图9-13)。

图9-14是一个典型的XR遗传病家系的系谱。在这个家系中,只有男性患者,且致病基因都是由携带者母亲传来的,患者之间是舅父和外甥、姨表兄弟的关系。

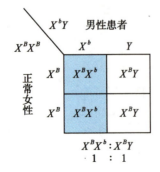

图9-11 XR遗传病男性患者与正常女性婚配图解

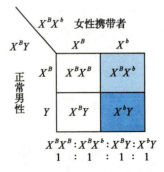

图9-12 XR遗传病女性携带者与正常男性婚配图解

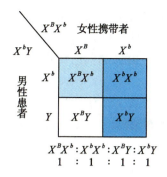

图 9-13　XR 遗传病男性患者与女性携带者婚配图解

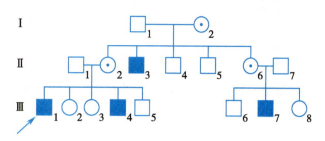

图 9-14　一个典型的 XR 遗传病家系的系谱

通过婚配类型分析及典型系谱举例，XR 遗传病的系谱特征总结如下：①人群中男性患者远多于女性患者，在一些致病基因频率低的 XR 遗传病中，很少看到女性患者，往往只有男性患者；②男性患者的致病基因由携带者母亲传来（新生突变除外），其母亲再生育，儿子 1/2 概率患病，女儿表型正常，但 1/2 的概率是携带者；③由于交叉遗传，患者之间往往是兄弟、姨表兄弟、舅父与外甥、外祖父与外孙等关系。

（二）常见的 X 连锁隐性遗传病

1. 甲型血友病　甲型血友病［OMIM#306700］是一类遗传性凝血功能障碍的出血性疾病，遗传方式为 XR，发病率约为男性的 1/10 000~1/5 000。患者的主要临床特征为反复自发性或者轻微外伤后出血不止，以及出血引起的压迫症状和并发症，如形成皮下血肿，关节、肌肉反复出血引起关节强直、活动受限，可丧失劳动力，颅内出血可致命。血液学检查可见活化部分凝血活酶时间（APTT）延长，凝血因子Ⅷ活性降低。

该遗传病是由定位于 Xq28 的 *F8* 基因［OMIM*300841］遗传性缺陷所致。*F8* 基因编码产物为凝血因子Ⅷ，作为辅因子参与内源性凝血机制中凝血因子Ⅹ的激活。甲型血友病患者 *F8* 基因缺陷性质复杂多样，无明显的突变热点区，突变类型包括大的缺失、点突变、小的插入或缺失、重复、倒位等，其中约 40% 的重型甲型血友病患者是由于第 22 内含子的倒位所致。*F8* 基因缺陷造成凝血因子Ⅷ结构异常、含量缺乏、活性降低，导致凝血功能障碍而表现为出血不止。

2. 进行性假肥大性肌营养不良　进行性假肥大性肌营养不良（DMD）［OMIM#310200］是假肥大性肌营养不良症的主要类型，属于严重致死性神经肌肉系统 XR 遗传病，发病率约为出生男婴的 1/3 500。患者的主要临床特征为自开始走路就显现出肌肉无力，多在 5~6 岁时症状明显，表现为双下肢无力，走路鸭形步态，上下楼困难，患者从卧位到站立表现为高尔征（Gower sign）阳性，腓肠肌假性肥大。患儿的肌萎缩进行性加重，到 10 岁左右下肢瘫痪不能自主走路，只能生活在轮椅上，有心肌受损，一般 20 岁之前死于呼吸衰竭及循环衰竭，部分患儿伴有不同程度的智力低下。辅助检查可见血清肌酸激酶明显升高，肌电图提示肌源性损害。

该遗传病是由定位于 Xp21 的 *DMD* 基因［OMIM*300377］遗传性缺陷所致。*DMD* 基因编码产物为抗肌萎缩蛋白（dystrophin），起细胞支架作用，维持肌纤维完整性和抗牵拉功能。55%~65% DMD 患者的基因缺陷是 *DMD* 基因 1 个或多个外显子缺失，缺失热点区域为基因的 5′ 端（外显子 2-19）和外显子 44-52。在部分 DMD 患者中存在 *DMD* 基因的点突变、重复等。*DMD* 基因缺陷造成抗肌萎缩蛋白不表达或者表达无功能的蛋白质，导致肌萎缩、肌无力。

五、Y 连锁遗传病

如果决定某种性状或疾病的基因位于 Y 染色体上，它必将随 Y 染色体而在上下代之间传递，那么这种性状或疾病的传递方式称为 Y 连锁遗传（Y-linked inheritance）。由于 Y 染色体只存在于男性个体,故 Y 连锁遗传的传递规律只能由父亲传递给儿子,再由儿子传递给孙子,因此这种遗传方式又称为限雄遗传(holandric inheritance)。

Y 染色体是一条很小的染色体,携带的基因数量是所有染色体中最少的,目前已知的 Y 连锁性状或遗传病也比较少。

图 9-15 是一个典型的 Y 连锁遗传病家系的系谱。在这个家系中,患者全部为男性,所有女性均为正常人。男性患者的致病基因由父亲传来,再传递给儿子,表现为限雄遗传。

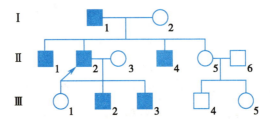

图 9-15　一个典型的 Y 连锁遗传病家系的系谱

外耳多毛症[OMIM 425500]是 Y 连锁遗传病,在印度人中发病率较高,患者全部为男性。患者的主要临床特征为外耳道生长成簇的黑色硬毛,长度超过 2.0cm,最长可达 4.5cm。常表现为双侧对称性,多毛的部位常常见于外耳道口、耳轮缘和耳屏。目前,引起疾病的具体分子基础尚不清楚。

小结

　　单基因遗传病受一对等位基因控制,遵循孟德尔遗传定律,包括常染色体显性遗传病、常染色体隐性遗传病、X 连锁显性遗传病、X 连锁隐性遗传病以及 Y 连锁遗传病。常染色体显性遗传病与常染色体隐性遗传病发病与性别无关,男女发病概率相等,但前者表现为连续遗传,后者表现为散发隔代遗传。X 连锁显性遗传病和 X 连锁隐性遗传病均具有交叉遗传的特点,且发病概率与性别有关,前者表现为女性患者约为男性患者的 2 倍,而后者表现为男性患者远多于女性患者。Y 连锁遗传病无显性和隐性区别,患者全部为男性,表现为限雄遗传。对单基因遗传病进行系谱分析,能够确定疾病遗传方式和评估发病风险。系谱分析还应考虑外显率、表现度、遗传早现、遗传异质性、表型模拟、遗传印记等非典型孟德尔遗传。

(杨慈清)

第十章 | 线粒体遗传与疾病

线粒体（mitochondrion）是真核细胞内重要的细胞器，参与了很多基本的细胞生命活动。它是能量代谢中心，为人体细胞提供了约 95% 三磷酸腺苷（ATP），被称为细胞的氧化中心和动力工厂。它还参与了调控细胞的死亡，例如细胞凋亡。此外，线粒体含有自己特有的遗传物质——线粒体 DNA（mitochondrial DNA，mtDNA）。1963 年，纳斯（Nass）首次在鸡卵母细胞中发现线粒体 DNA。1987 年，华莱士（Wallace）等通过研究 mtDNA 突变和莱伯遗传性视神经病变之间的关系，明确提出 mtDNA 异常可引起人类疾病。由此，人类开启了对线粒体遗传及其相关疾病的研究。

第一节 | 线粒体的遗传特征

一、mtDNA 的结构特征

在动物细胞中，大部分 DNA 位于细胞核内，其他的 DNA 分布在线粒体内。人类核基因组有 22 种常染色体，X 和 Y 两种性染色体，共 24 种染色体，因此线粒体基因组被称为人类的第 25 号染色体或 M 染色体。自从 1981 年剑桥大学的安德森（Anderson）等发表了完整的人类 mtDNA 序列后，人们对人类 mtDNA 结构有了更深入的认识。

人类 mtDNA 是含有 16 569 碱基对（bp）的双链闭合环状分子，长度约有 5μm（图 10-1）。根据离心时浮力密度的差异，双链分为重链（H）和轻链（L），重链位于外环，轻链位于内环。在碱基组成上，重链富含 G 而轻链富含 C，重链 G：C 之比为 2.377，而轻链 G：C 之比为 0.420 7。

人类 mtDNA 共有 37 个基因，编码 13 种多肽链、22 种 tRNA 和 2 种 rRNA。其中，H 链编码 12 种多肽链（ND1、ND2、ND3、ND4、ND4L、ND5、COX I、COX II、COX III、ATPase6、ATPase8、Cyt b）、2 种 rRNA（12S rRNA、16S rRNA）和 14 种 tRNA（tRNA^{Phe}、tRNA^{Val}、tRNA$^{Leu(UUR)}$、tRNA^{Ile}、tRNA^{Met}、tRNA^{Trp}、tRNA^{Asp}、tRNA^{Lys}、tRNA^{Gly}、tRNA^{Arg}、tRNA^{His}、tRNA$^{Ser(AGY)}$、tRNA$^{leu(CUN)}$、tRNA^{Thr}）。L 链编码 1 种多肽链（ND6）和 8 种 tRNA（tRNA^{Gln}、tRNA^{Ala}、tRNA^{Asn}、tRNA^{Cys}、tRNA^{Tyr}、tRNA$^{Ser(UCN)}$、tRNA^{Glu}、tRNA^{Pro}）。

mtDNA 有一个长约 1 100bp 的非编码区，因含有调控 mtDNA 复制和转录的元件，称为控制区（control region，CR），也称为 D 环（displacement loop，D-loop）。该非编码区包含 mtDNA 的重链复制起始点、轻链和重链转录的启动子以及 3 个高度保守的序列。mtDNA 有两个复制起始点相隔较远，分别起始复制 H 链和 L 链。D 环区是线粒体基因组进化速度最快的 DNA 序列，同源性低，表现出很高的多态性。在 D 环区有两个区域的核苷酸组成具有高度多态性，分别称为高变区 I（hypervariable region I，HV I）和高变区 II（hypervariable region II，HV II）。

mtDNA 在很多方面不同于核内 DNA，呈现出特有的特点：①在分子结构上，mtDNA 为双链闭合环状；②在基因结构上，mtDNA 上的基因排列紧凑，缺乏内含子，部分基因有重叠现象；③在数量上，每个细胞线粒体数量可达数百个，每个线粒体内含有 2~10 个拷贝的 mtDNA，例如人类一个细胞中的 mtDNA 数量可以达到数百、数千甚至更多，从而构成细胞中 mtDNA 异质性的分子基础；④线粒体中的 DNA 损伤修复系统比核内 DNA 损伤修复系统简单，是导致 mtDNA 突变率高于核 DNA 的一个原因；⑤ mtDNA 通常被认为是裸露的，无核苷酸结合蛋白，缺少组蛋白的保护，是导致 mtDNA 突变率高于核 DNA 的另一个原因。但新的研究发现，mtDNA 能与一些蛋白质结合，形成拟核（nucleoid），并与线粒体内膜相连。这些与 mtDNA 结合的蛋白质参与 mtDNA 的复制、转录、修复和组装。例如，拟核中一种重要的蛋白质线粒体转录因子 A（mitochondrial transcription factor A）能帮助 mtDNA 组装成拟核，同时也是参与 mtDNA 转录的转录因子。

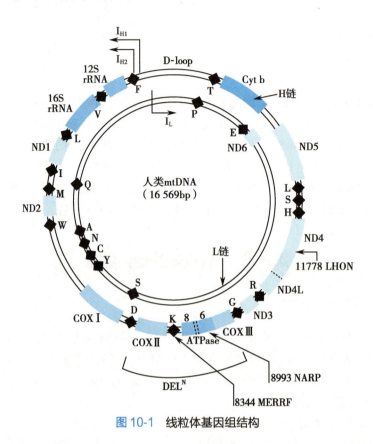

图 10-1　线粒体基因组结构

二、mtDNA 的遗传特征

线粒体有自己的 DNA，其中包含有重要的遗传信息，影响着细胞的生命活动。在细胞分裂和个体生殖过程中，线粒体中的遗传信息需要传递给下一代，因此，了解线粒体的遗传规律可以深入地认识线粒体疾病的病因学与发病机制。

（一）半自主性

线粒体有自己的 DNA，而且 mtDNA 能够复制、转录，此外线粒体利用自己的核糖体进行翻译，因此表现出一定程度的自主性。但是，构成线粒体的大部分蛋白质是由核 DNA 编码，在细胞质中合成，转运到线粒体内，所以线粒体的功能受到细胞核以及细胞内其他组分的调控。线粒体不能完全独立于细胞核、细胞而自主实现其功能，因此线粒体的自主性是有限的。在这个意义上，线粒体被看作是半自主性的细胞器。

（二）遗传密码

线粒体的遗传密码和通用密码大部分是一致的，仅有少数不一致。例如，核基因组中 UGA 为终止密码子，但在哺乳动物 mtDNA 中 UGA 编码色氨酸（Trp）；AUA 在核基因组编码异亮氨酸（Ile），而在哺乳动物线粒体中编码甲硫氨酸（Met）；AGA 和 AGG 不仅表现在线粒体的遗传密码和核基因组遗传密码不一致，并且表现出物种的特异性，即在核基因组均编码精氨酸（Arg），在哺乳动物的线粒体中都是终止密码子，而在果蝇的线粒体中均编码丝氨酸（Ser）。因此，在哺乳动物线粒体遗传密码中有 4 个终止密码子（UAA、UAG、AGA 和 AGG）。

另外,线粒体的 tRNA 简并性较强,仅用 22 个 tRNA 就可识别多达 48 个密码子。

(三)母系遗传

受精卵中的 mtDNA 来自卵细胞,即来自母系,这种遗传方式称为母系遗传(maternal inheritance)。和其他哺乳动物一样,人类的线粒体也遵循母系遗传。母亲能将自己的 mtDNA 传递给子女,父亲则不能,在他们的下一代中,只有女儿能将遗传得到的 mtDNA 传递给后代,而他们的儿子则不能(图 10-2),因此由 mtDNA 异常引起的人类遗传病常常追溯到患者的母亲。但是有部分研究认为,遵循母系遗传的动物并不能完全排除有父亲的 mtDNA 遗传给后代,这种现象发生的概率非常低。2018年,有研究发现在人类的三个不同家庭中存在父亲的 mtDNA 传递给了后代的现象。

父亲的 mtDNA 不能传递给子女,通常认为在精子与卵子融合过程,精子的尾部不进入受精卵,而精子的线粒体就位于尾部,因此精子的线粒体不能进入受精卵。最新的研究发现,大多数的哺乳动物(包括人类)的精子线粒体能进入受精卵,但后来被清除了或是被稀释了,甚至有的研究认为 mtDNA 的降解发生在精子线粒体被清除之前。

线粒体位于细胞质中,因此 mtDNA 的遗传遵循细胞质遗传规律而不符合孟德尔遗传。例如细胞内有两种 mtDNA,在细胞分裂一次后,两个子细胞中这两种 mtDNA 的数量不一定是相同的,随着细胞分裂不断进行,后代细胞中这两种 mtDNA 的数量可能出现明显差异。这可以解释一个家族中不同成员在同一线粒体疾病表现程度上的差异。

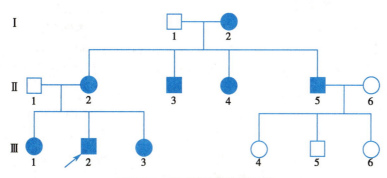

图 10-2 母系遗传的典型系谱

(四)遗传瓶颈

线粒体 DNA 在减数分裂和有丝分裂期间都要经过复制分离(replicative segregation)。人类卵母细胞中虽含有 10 多万个线粒体,但在卵母细胞成熟中绝大多数线粒体会丧失,数目减至 10~100 个。这种在卵细胞成熟中线粒体数目从 10 多万个锐减到少于 100 个的过程即是遗传瓶颈(genetic bottleneck),从而使得只有少数线粒体真正传给后代,这也是造成亲代与子代之间差异的原因。此后,经过早期胚胎细胞分裂,线粒体通过自我复制,使数目达到每个细胞含有 10 多万个或更多。如果通过遗传瓶颈保留下来的一个线粒体碰巧携带一种突变基因,那么这个突变基因就可能在发育完成之后的个体中占有一定的比例。由于在胚胎发生和组织形成的细胞分裂过程中,线粒体可经过复制分离随机进入子细胞,因此一些子细胞可能接受大量携带突变基因的线粒体,形成了含有高比例突变基因线粒体的成体组织细胞。

(五)异质性与阈值效应

人类每个细胞中含有数百、数千个乃至 10 多万个 mtDNA 分子。同质性(homoplasmy)是指一个细胞或组织中所有的线粒体具有相同的基因组,即都是野生型,或者都是突变型。异质性(heteroplasmy)则表示一个细胞或组织既含有野生型,又含有突变型线粒体基因组。导致出现 mtDNA 异质性的根本原因是 mtDNA 的突变,特别是 mtDNA 的高突变率。野生型和突变型 mtDNA 比例的变化还受到其他因素影响,例如线粒体属于细胞质遗传,这不能保证野生型和突变型等比例分配到子细胞中;不同 mtDNA 复制频率的差异会导致二者的比例发生改变。

在异质性细胞中,突变型与野生型 mtDNA 的比例影响细胞合成 ATP 的能力。如果携带突变型 mtDNA 比例较低,则细胞产能不会受到明显影响。相反,如果突变型 mtDNA 比例升高,则细胞产能降低,不足以维持细胞、组织的正常功能,导致出现异常的性状。也就是说,当突变的 mtDNA 达到一定的比例时,才有受损的表型出现,这就是阈值效应(threshold effect)。不同组织对能量的需求程度不同,其阈值效应也表现相应的差异。例如,肝脏中突变 mtDNA 含量达到 80% 也不会出现症状,但同样比例的突变 mtDNA 出现在肌肉或脑组织中就会引起病理症状。此外,同一个组织在不同时间内对能量需求有差异,因此对相同线粒体功能损伤的反应不一样。例如,在刚出生时,肌肉对能量需要不高,细胞中 mtDNA 突变虽然导致线粒体产能能力较低,但不表现异常症状,但随着个体生长,肌肉对能量的需求增加,突变线粒体产能无法满足组织的需要时,就会表现出肌病。因此,高需能的组织和器官,如脑、骨骼肌和心脏等更容易受到 mtDNA 突变的影响,并且最先受损的是中枢神经系统,其次为肌肉、心脏、胰腺、肾脏和肝脏。

(六) mtDNA 数量的动态变化

细胞内 mtDNA 数量不是一成不变的,而是受到多种因素调控,以适应细胞的生理需求。例如,人类卵细胞在发育过程中,mtDNA 数量就发生急剧变化;当细胞逐渐衰老,细胞内 mtDNA 数量随之降低。不同组织、细胞的 mtDNA 拷贝数差异很大,高需能的细胞(例如神经、肌肉细胞)的 mtDNA 数量远多于低能耗细胞(例如胰腺细胞)含有的 mtDNA 数量。

(七) mtDNA 的高突变率

mtDNA 的突变率是核内 DNA 的 10~20 倍。这种高突变率造成个体及群体中 mtDNA 序列差异较大。比较任何两个人的 mtDNA,平均每 1 000 个碱基对中就有 4 个不同。人群中含有多种中性到中度有害的 mtDNA 突变,高度有害的 mtDNA 突变也会不断增多。不过有害的突变会由于选择而被消除,故突变的 mtDNA 基因虽然很普遍,但线粒体遗传病却并不常见。

多种因素导致了 mtDNA 的突变率很高,主要包括:①线粒体是细胞内产生活性氧(reactive oxygen species,ROS)的重要场所,ROS 可以引起 mtDNA 突变;②线粒体的 DNA 修复系统比核 DNA 修复系统简单,容易导致 mtDNA 积累突变;③线粒体中没有组蛋白的保护,容易受到其他分子影响,形成突变;④细胞内 mtDNA 数量多,复制频繁,也容易积累突变。

第二节 ｜ 线粒体遗传病

广义上,由 mtDNA 或核 DNA(nDNA)突变导致线粒体功能障碍,最终引起的疾病被称为线粒体病(mitochondrial disease)或线粒体遗传病。狭义上的线粒体遗传病是指 mtDNA 突变所致的线粒体功能障碍而引起的疾病。1962 年,勒夫特(Luft)发现一位年轻的瑞典妇女基础代谢率异常增高,同时伴有线粒体结构异常和氧化磷酸化功能异常。这是人类首次认识到线粒体与人类疾病的发生有关。1987 年,华莱士(Wallace)报道了首例由 mtDNA 突变引起的人类疾病——莱伯遗传性视神经病变,明确了 mtDNA 突变可引起人类疾病。此后,研究者发现了大量 mtDNA 突变与人类的线粒体遗传病有关。mtDNA 突变可以发生在编码蛋白质的基因,也可以发生在编码 tRNA 或 rRNA 的基因。

一、线粒体基因突变的类型

mtDNA 突变类型主要有碱基突变,缺失、插入突变和 mtDNA 拷贝数目突变。

(一) 碱基突变

1. mRNA 基因的碱基替换　mtDNA 的 mRNA 基因的碱基替换,绝大多数都是错义突变,即某一密码子突变前编码一种氨基酸,突变后编码另一种氨基酸。故错义突变又称氨基酸替换突变。例如,莱伯遗传性视神经病变通常是由于 G11778A 突变所致,该突变使原来编码的精氨酸转变成组氨酸。

2. tRNA 基因的碱基替换　tRNA 是肽链合成时运输氨基酸的工具,tRNA 基因碱基替换导致其结构异常,必然影响线粒体的蛋白质合成,从而导致线粒体遗传病。目前,mtDNA 的 tRNA 基因碱基替换与线粒体遗传病发生的机制尚未明了。同一 tRNA 基因碱基替换可有不同的临床表现,如 A3243G 突变,可表现为线粒体肌病伴乳酸性酸中毒及卒中样发作综合征、慢性进行性眼外肌麻痹、心肌病或糖尿病伴耳聋;而同一种临床症状,如糖尿病伴耳聋又可由不同的 tRNA 基因碱基替换引起,如 A3243G、C12258A 等。

3. rRNA 基因的碱基替换　mtDNA 有两个 rRNA 基因,分别编码 12S rRNA 和 16S rRNA,它们是线粒体核糖体的重要组成部分。A1555G 突变是 12S rRNA 基因碱基替换,有这种碱基替换的个体,在使用氨基糖苷类抗生素时可导致耳聋。C3093G 和 G3196A 突变是 16S rRNA 基因碱基替换,前者可导致线粒体肌病伴乳酸性酸中毒及卒中样发作综合征,后者则导致帕金森病。

4. 调控序列的碱基替换　位于 mtDNA 的 D 环区域的调控序列发生碱基替换,也与线粒体遗传病相关,例如,T16189C 突变可导致 2 型糖尿病。

(二)缺失、插入突变

mtDNA 以缺失突变更为多见。这类线粒体疾病往往无家族史,散发。导致 mtDNA 缺失的原因多为 mtDNA 的异常重组或在复制过程中的异常滑动。大片段的缺失往往涉及多个基因,可导致线粒体氧化磷酸化功能的下降,ATP 减少,从而影响组织和器官功能。最常见的缺失是 8483~13459 位之间 5kb 的片段。该缺失约占全部缺失患者的 1/3,故称为"常见缺失",涉及 *MT-ATP8*、*MT-CO3*、*MT-ND3*、*MT-ND4L*、*MT-ND4*、*MT-ND5* 及部分 tRNA 基因的丢失,造成氧化磷酸化过程中某些多肽不能合成,ATP 生成减少,多见于卡恩斯 - 塞尔综合征(Kearns-Sayre syndrome, KSS)、缺血性心脏病等。另一个较常见的缺失是 8637~16073 位之间 7.4kb 的片段,涉及 *MT-ATP6*、*MT-CO2*、*MT-ND3*、*MT-ND4L*、*MT-ND4*、*MT-ND5*、*MT-ND6*、*MT-CYB*、部分 tRNA 和 D 环区序列的丢失,多见于与衰老有关的退行性疾病。第三种常见的缺失是 4389~14812 位之间 10.4kb 的片段,由于涉及大部分基因丢失,能量代谢受到严重破坏。

(三)mtDNA 拷贝数目突变

拷贝数目突变是指 mtDNA 拷贝数显著低于正常。这种突变较少,仅见于一些致死性婴儿呼吸障碍、乳酸中毒或肌肉病变及肝、肾衰竭的病例。

二、常见线粒体遗传病

线粒体遗传病源自 mtDNA 和 nDNA 的突变,故其遗传方式包括母系遗传和孟德尔遗传两种,即 mtDNA 突变引起的线粒体遗传病符合母系遗传特点而 nDNA 突变引起的线粒体遗传病符合孟德尔遗传特点。

线粒体遗传病发病机制复杂,mtDNA 突变形成的基因型与表型之间没有直接的相关性,即突变位点和临床表型之间不是简单的一一对应关系,主要表现在:①同一突变可引起不同的综合征,例如,tRNA^Leu 基因 *MT-TL1*(UUA/G)的变异可能导致 MELAS 综合征、慢性进行性眼外肌麻痹、非综合征性耳聋(non-syndromic hearing loss);②不同突变可引起相同的综合征,例如,*MT-TL1*、*MT-ND1*、*MT-TQ* 和 *MT-TM* 基因突变均可导致 MELAS 综合征。

线粒体遗传病表型差异大,原因在于线粒体是母系遗传,卵细胞中线粒体的数目非常丰富,而突变并非涉及所有的线粒体。在一个线粒体遗传病家系中,由于突变型线粒体在线粒体总数中所占比例不同,家族成员的临床表型可以从正常表型到非常严重的综合征并存,并且患者的发病年龄也不尽相同。只有细胞中突变型 mtDNA 超过一定的阈值,产能无法满足需求,细胞才会丧失其正常的功能。

线粒体遗传病还具有明显的组织特异性。不同组织对氧化磷酸化依赖性的差异是线粒体遗传病组织特异性的基础。高度依赖于氧化磷酸化的高需能组织器官如神经系统,在 mtDNA 发生突变时遭受的损害更严重。

根据病变累及的器官系统,线粒体遗传病主要分为三类:①线粒体脑病,病变以中枢神经系统为主;②线粒体肌病,病变以骨骼肌为主;③线粒体脑肌病,病变同时累及中枢神经系统和骨骼肌。

(一)莱伯遗传性视神经病变

莱伯遗传性视神经病变(Leber hereditary optic neuropathy,LHON)[OMIM#535000]最早由德国眼科医师莱伯(Leber)发现,是一种符合母系遗传的视网膜神经节细胞和轴突退化性疾病,导致急性或亚急性的中心视觉丧失。典型的 LHON 首发症状为视物模糊,随后在几个月之内出现无痛性、完全或接近完全的失明。通常是两眼同时受累,或在一只眼睛失明不久,另一只眼睛也很快失明。视神经和视网膜神经元的退行性变是 LHON 的主要病理特征,另外还包括周围神经的衰退、震颤、心脏传导阻滞和肌张力降低。LHON 从儿童时期一直到 70 多岁都可能发病,但通常在 20~30 岁时发病,患者多为成年男性。

在 9 种编码线粒体蛋白的基因(MT-$ND1$、MT-$ND2$、MT-$CO1$、MT-$ATP6$、MT-$CO3$、MT-$ND4$、MT-$ND5$、MT-$ND6$ 和 MT-CYB)中至少有 18 种错义突变可直接或间接导致 LHON 表型的出现。LHON 分为 2 种类型:①单个线粒体突变导致的 LHON 表型;②少见的、需要二次突变或其他变异才能产生的临床表型,但其发病的生物学基础尚不完全清楚。对于第一种类型的 LHON 而言,90% 以上的病例中存在 3 种突变(MTND1*LHON3460A、MTND4*LHON11778A、MTND6*LHON14484C),其中 11778A 突变占 50%~80%。在这类 LHON 家族中,常见 mtDNA 同质性。在异质性 LHON 家族中,突变 mtDNA 的阈值水平≥70%。

11778A 突变使得电子呼吸链酶复合体Ⅰ的 ND4 亚单位(NADH 脱氢酶)基因第 11778 位 G 突变为 A,导致高度保守的精氨酸转换为组氨酸,降低了 NAD 关联底物氧化作用效率。3460A 突变和 14484C 突变也降低了复合体Ⅰ的活性。因复合体Ⅰ在光诱导的神经传导通路中具有非常重要的作用,故这三种主要的 LHON 突变都不同程度地影响了呼吸链的作用。

LHON 的致病性突变会影响线粒体氧化磷酸化作用和产生 ATP 的能力,最主要的受累对象是那些高度依赖氧化磷酸化的组织。因此,线粒体成分的缺陷只对某些特定组织产生影响,而不会出现多组织器官受累的综合征表型。中枢神经系统(包括脑和视神经)对氧化代谢的需求非常高,这与 mtDNA 突变导致 LHON 的首发临床表现为失明相一致。

(二)MERRF 综合征

MERRF(myoclonic epilepsy with ragged red fiber)综合征即肌阵挛癫痫伴破碎红纤维综合征[OMIM#545000],是一种罕见的、异质性线粒体疾病,有明显的母系遗传特点,具有多系统紊乱的症状,包括肌阵挛性癫痫的短暂发作、不能协调肌肉运动(共济失调)、肌细胞减少(肌病)、轻度痴呆、耳聋、脊髓神经的退化等。破碎红纤维(ragged red fiber)是指大量的团块状异常线粒体聚集在肌细胞中,电子传导链中复合体Ⅱ的特异性染料能将其染成红色。一般来讲,MERRF 综合征是线粒体脑肌病的一种,包括线粒体缺陷和大脑与肌肉功能的变化。严重 MERRF 综合征患者的大脑卵圆核和齿状核中发现神经元的缺失,在小脑、脑干和脊髓等部位也可观察到上述病变。MERRF 综合征一般在童年初次发病,病情可持续若干年。

在大部分 MERRF 综合征患者中,线粒体基因组 tRNA^{Lys} 基因点突变的结果是 A8344G。这个突变正式的名称为 MTTK*MERRF8344G。线粒体碱基替换疾病的命名包括三部分:第一部分是确定的位点,MTTK 中的 MT 表示线粒体基因突变,第二个 T 代表 tRNA 基因,K 代表赖氨酸,发生在 tRNA^{Lys} 基因上。第二部分是在星号之后使用了描述临床特征的疾病字母缩略词 MERRF,这些临床特征与特定核苷酸位点的碱基突变密切相关。第三部分的术语 8344G 表示在核苷酸 8344 位置的鸟苷酸(G)的变异。

如果神经和肌肉细胞中 90% 存在 MTTK*MERRF8344G 突变,就会出现典型的 MERRF 症状,当突变的线粒体占所有线粒体比例较少时,MERRF 的特征也随之减轻。这种 MERRF 突变减少了线粒体蛋白的整体合成水平,产生了一系列 MERRF 特定的翻译产物,而且除了复合体Ⅱ,所有氧化磷酸化成分的含量均降低。

（三）MELAS 综合征

MELAS（mitochondrial encephalomyopathy with lactic acidosis and stroke-like episode）综合征［OMIM#540000］又称为线粒体脑肌病伴高乳酸血症和卒中样发作，是最常见的一种母系遗传线粒体疾病，由 Pavlakis 于 1984 年首次发现并报道。临床特点包括：40 岁以前开始的复发性休克、肌病、共济失调、肌痉挛、痴呆和耳聋；少数患者出现反复呕吐、周期性偏头痛、糖尿病、眼外肌无力或麻痹，从而使眼的水平运动受阻，出现慢性进行性眼外肌麻痹，并伴有眼睑下垂、肌无力、身材矮小等特征。乳酸性酸中毒则归因于乳酸浓度的增高导致血液 pH 下降和缓冲能力降低。在 MELAS 患者中，异常的线粒体不能够代谢丙酮酸，导致大量丙酮酸生成乳酸，使后者在血液和体液中累积。MELAS 患者的一个特征性病理改变就是在脑和肌肉的小动脉和毛细血管管壁中出现大量形态异常的线粒体聚集。

在 MELAS 患者中，MTTL1*MELAS3243G 突变发生率超过了 80%，碱基突变发生在两个 tRNA^{Leu} 基因之一。发生在 tRNA$^{Leu(UUR)}$ 基因上的 A3243G 突变中，UUR 代表亮氨酸 tRNA 密码子，前两个位置是尿嘧啶，第三个位置（R）为嘌呤。一般情况下，MTTL1*MELAS3243G 是异质性的，当肌肉组织中突变的 mtDNA≥90% 时，复发性休克、痴呆、癫痫和共济失调的发病风险就会增加。当 A3243G 突变的异质性达到 40%~50% 的时候，就会出现慢性进行性眼外肌麻痹、肌病和耳聋。此外，MELAS 基因突变还可发生在 tRNA$^{Leu(UUR)}$ 基因内 3252、3271 和 3291 位点上，以及线粒体 tRNA^{Val}（MT-TV）与 MT-CO3 基因上。

不同种类线粒体突变所导致的临床表现是复杂多变的。除了 MELAS，MT-TL1 基因中的各种核苷酸突变也能够产生复杂多变的线粒体遗传病表型。在一些有 A3243G 突变的个体中，唯一的表型是糖尿病和耳聋；而在携带 3250、3251、3302、3303 和 3260 位点突变的患者中，肌病是其主要的特点；心肌病则是 3260 和 3303 位点碱基替换患者的主要症状；存在 C3256T 突变患者则表现出 MELAS 和 MERRF 两种疾病的共同症状。总而言之，不同的线粒体 tRNA 基因突变可引起不同的功能紊乱，一些线粒体 tRNA 基因突变能产生相似的临床症状，而同一 tRNA 基因不同位点突变又能导致不同的临床表型。

（四）氨基糖苷类抗生素致聋

链霉素、庆大霉素、卡那霉素等氨基糖苷类抗生素致聋（aminoglycoside antibiotics induced deafness，AAID）［OMIM*561000］，其分子机制一直不清。线粒体 12S rRNA 由 mtDNA 648~1601 编码。氨基糖苷类抗生素的"天然靶标"是进化上相关的细菌核糖体，而线粒体核糖体与细菌核糖体结构相近。12S rRNA 造成耳蜗细胞线粒体核糖体与氨基糖苷类抗生素的结合，从而导致耳聋。此外，氨基糖苷类抗生素的耳毒性直接与其在内耳淋巴液中药物浓度较高有关。

1993 年，Prezant 等首次通过对三个母系遗传的氨基糖苷类抗生素引起的耳聋家系研究，报道了患者 mtDNA 12S rRNA 基因内 A1555G 的突变。在正常人群中这一位点的突变频率小于 1/20。Hutchin 等于 1993 年推测：这一突变扩大了氨基糖苷类抗生素与核糖体结合的"口袋"，并使氨基糖苷类抗生素结合更加紧密，从而使耳蜗受到攻击。

在 mtDNA 的 12S rRNA 基因中，A1555G 纯质性突变引起的听力丧失程度差异很大，包括先天性耳聋、中年发病的进行性耳聋以及表型完全正常的携带者。相关病因也很复杂。有证据表明，细胞核内存在影响 A1555G 突变致聋的修饰基因。目前研究者较为一致的看法是：核基因组与线粒体基因组相互作用致患者耳聋，即 mtDNA 的 A1555G 突变是否导致耳聋，取决于核基因组中参与调控线粒体的修饰基因。

（五）卡恩斯-塞尔综合征

卡恩斯-塞尔综合征（Kearns-Sayre syndrome，KSS）［OMIM# 530000］是慢性进行性眼外肌麻痹（CPEO）的一个亚类，因此症状包括进行性眼外肌麻痹和视网膜色素变性。KSS 的表现还包括心肌传导异常、小脑性共济失调、近端肌无力、耳聋、糖尿病、生长素缺乏、甲状旁腺功能减退症或其他的内分泌病。KSS 肌肉病变最初为单侧，但是通常发展为双侧病变，病程呈进展性，发病年龄一般低于

20 岁,大多数患者在确诊后几年内死亡。

KSS 并不表现出特定的母系或核基因遗传方式,但其症状表明这是一种线粒体疾病。KSS 患者的 mtDNA 在结构上有改变,包括大片段缺失(>1 000bp)和某些 DNA 片段重复。使用线粒体特异性 DNA 探针进行 DNA 杂交可以确定受累线粒体中存在的重复或缺失,而后借助序列分析可明确 mtDNA 结构异常的性质和程度。大约 1/3 的 KSS 病例与 4 977bp 缺失有关,该缺失的断裂点位于 *MT-ATP8* 和 *MT-ND5* 基因内,并伴随间隔结构和编码 tRNA 基因缺失。大多数的 KSS 病例是散发的,但不排除有无症状的母系遗传的可能性。

KSS 的病情严重性是由异质性的程度和 DNA 结构发生改变的线粒体基因的组织分布所决定。当肌细胞中突变的线粒体基因比例大于 85% 时,可出现 KSS 所有的临床特征。在异质性处于较低水平时,主要症状是进行性眼外肌麻痹。当缺失和 / 或复制的线粒体基因在造血干细胞中大量存在时,就会表现出一种致命且早发的疾病,称皮尔逊骨髓 - 胰腺综合征(Pearson marrow-pancreas syndrome),主要特点是红细胞不能利用铁进行血红蛋白的合成,从而引起缺铁性贫血。

当存在缺失的线粒体 DNA 分子在某一组织中的含量非常高时,由于线粒体部分 DNA(包括 tRNA 基因)的缺失,能量的产生会急剧下降。同样,当含有复制的线粒体基因增加时,线粒体基因(包括 tRNA 基因)的过度表达将会导致氧化磷酸化亚基的失衡,从而影响呼吸链中蛋白复合物的组装。

(六)母系遗传性糖尿病和耳聋

母系遗传性糖尿病和耳聋(maternally inherited diabetes and deafness,MIDD)[OMIM#520000]发病原因极其复杂,多数是由基因异常和环境因素共同作用引起的,但有一种糖尿病 - 耳聋综合征是由 mtDNA 缺失或碱基替换所致。

1992 年,巴林杰(Ballinger)报道了一个符合母系遗传的家系,患者表现为糖尿病伴有耳聋,患者 mtDNA 中有 10.4kb 大片段缺失。1996 年,马森(Maassen)和门胁(Kadowaki)发现一个母系糖尿病 - 耳聋综合征是由于 mtDNA 的 8469~13447 之间 4 979bp 的片段缺失所致。

1992 年,里尔登(Reardon)等发现在一个糖尿病伴耳聋家系中,7 例患者都有 A3243G 突变,该突变导致线粒体的亮氨酸 tRNA 异常。1996 年,奥维兰(Ouweland)等报道了另一个有类似症状的家系,符合母系遗传,患者也携带 mtDNA 的 tRNA$^{Leu(UUR)}$ 的碱基替换(A3243G 突变)。

小结

线粒体是真核细胞能量代谢中心。人类 mtDNA 是长约 16 569bp 的双链闭合环状分子,含有 37 个基因,编码 13 种多肽链、22 种 tRNA 和 2 种 rRNA。mtDNA 的 D 环含有调控 mtDNA 复制和转录的元件。动物细胞中每个线粒体中有 2~10 个 mtDNA,每个细胞中 mtDNA 可达数千个,甚至更多。

线粒体是半自主性的细胞器,能够进行 DNA 复制、RNA 转录和蛋白质翻译。mtDNA 的遗传特征表现为具有半自主性,遗传密码有特殊性,遵循母系遗传和细胞质遗传,有遗传瓶颈,突变率高,有异质性和阈值效应。

线粒体遗传病是由 mtDNA 和 nDNA 突变引起线粒体功能障碍导致的,其遗传方式包括母系遗传和孟德尔遗传两种方式。mtDNA 突变可以发生在编码蛋白质的基因,也可能发生在编码 tRNA 或 rRNA 的基因。mtDNA 突变类型主要有碱基突变,缺失、插入突变和 mtDNA 拷贝数目突变。

(杨 军)

第十一章 | 多基因遗传与疾病

本章思维导图

人类的许多性状、疾病和畸形是两对或两对以上的等位基因和多种环境因子相互作用的结果，这类性状或疾病被称为多基因遗传性状或多基因遗传病。身高、肤色、智力、血压、性格等是多基因遗传性状；一些慢性疾病和常见疾病，如原发性高血压、糖尿病、帕金森综合征、冠心病、精神分裂症、哮喘、消化性溃疡、痛风、癫痫和风湿性关节炎等属于多基因遗传病；脊柱裂、无脑儿、唇裂、腭裂、先天性心脏病、先天性幽门狭窄和髋关节脱位等疾病属于与多基因遗传性状或疾病相关的先天性畸形。

由于受到环境因子的影响，多基因遗传性状或遗传病又称多因子遗传性状或疾病，也称为复杂性状或疾病。

第一节 | 多基因遗传概述

一、质量性状与数量性状

生物体的遗传性状可分为两类：质量性状（qualitative character）和数量性状（quantitative character）。

（一）质量性状
指同一性状不同表型之间的差异有着本质的区别，非此即彼，呈现中断性的变化。截然不同的区别可以用语言进行描述，无法度量。

（二）数量性状
指同一性状不同表型之间的变化是连续的，只有量的变化，没有质的区别。个体间的差别很难描述，需要通过测量等方法进行定量，并且无法明确归类，只能人为地加以分组。

（三）质量性状和数量性状的区别
1. **基因的数目** 质量性状多由一对或少数几对基因所决定，而数量性状由多对等位基因所控制，所以也称多基因遗传性状。

2. **基因作用的大小** 控制质量性状的等位基因在表型上有明显的可见效应。控制数量性状的每个基因的作用微小，称微效基因（minor gene），但作用可以累加，多对微效基因累加起来形成明显的表型效应，称累加效应（additive effect）。所以微效基因又被称为累加基因。

3. **环境变化的影响** 质量性状受环境因素的影响较小，而数量性状容易受环境因素的影响，存在着由环境差异而引起的表型差异。

4. **分析方法** 质量性状一般采用系谱和概率分析的方法，侧重于家系研究。数量性状需用统计学方法进行分析，估算出遗传群体的均值、方差等参数。

5. **群体中变异的分布** 质量性状的变异在群体中的分布是间断的，在某一个群体中可分为具有和不具有该性状的 2~3 个群，不连续的 2~3 个群之间的差异有统计学意义。如图 11-1（1）所示，对于垂体性侏儒而言，人群中要么就是侏儒患者（aa），平均身高约 120cm；要么就是正常人（AA 或 Aa），平均身高约 165cm，因此人群被分成了 2 个群，身高变异分布是不连续的。再如图 11-1（2）所示，正常人（BB）的苯丙氨酸羟化酶（PAH）活性为 100%，携带者（Bb）的 PAH 活性为 45%~50%，患者（bb）

的 PAH 活性为 0~5%，3 种基因型构成的 3 个群的变异分布是不连续的。

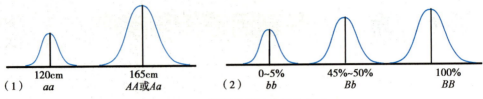

图 11-1　质量性状的变异分布图
（1）垂体性侏儒和正常人的身高（完全显性）；（2）PKU 患者、PKU 携带者、正常人 PAH 的活性。

　　数量性状的变异在群体中的分布是连续的，近似于正态分布，大部分都属于中间类型，极端的个体很少，人群中每个个体之间的差别只有量的变化。如图 11-2 所示，人的身高在群体中表现为连续的正态分布。

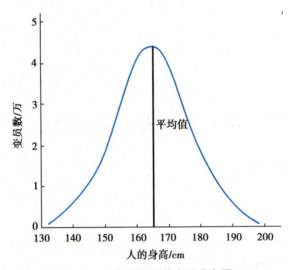

图 11-2　数量性状的变异分布图

　　正态分布（normal distribution）是围绕两个参数（均数 μ 和标准差 σ）连续型随机变量的概率函数，呈左右对称的钟形曲线。均数 μ 即变量的集中趋势，决定正态曲线的中心位置，是曲线的最高峰；标准差 σ 决定正态曲线的陡峭或扁平程度，正态曲线与横轴间的面积恒等于 1。横轴区间 $\mu \pm \sigma$ 范围内的面积占曲线内总面积的 68.28%，左右两边各占 15.86%；横轴区间 $\mu \pm 2\sigma$ 范围内的面积占曲线内总面积的 95.46%，左右两边各占 2.27%；横轴区间 $\mu \pm 3\sigma$ 范围内的面积占曲线内总面积的 99.74%，左右两边各占 0.13%（图 11-3）。

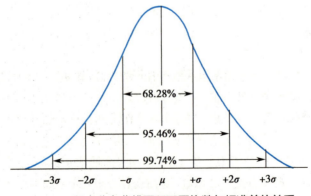

图 11-3　正态分布曲线面积下平均数与标准差的关系

二、多基因假说

1909年，瑞典学者尼尔逊·埃尔（Nilsson-Ehle）在研究小麦种皮颜色的遗传时，发现了数量性状遗传的现象。他用红粒小麦与白粒小麦杂交，若干个红粒小麦与白粒小麦的杂交组合有以下三种情况：

1. 第一个杂交组合实验

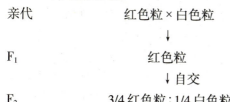

亲代	红色粒 × 白色粒
	↓
F_1	红色粒
	↓自交
F_2	3/4 红色粒：1/4 白色粒

2. 第二个杂交组合实验

亲代	红色粒 × 白色粒
	↓
F_1	红色粒
	↓自交
F_2	15/16 红色粒：1/16 白色粒

3. 第三个杂交组合实验

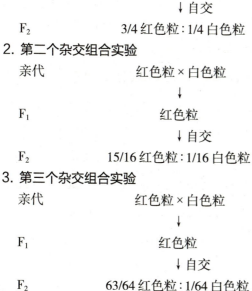

亲代	红色粒 × 白色粒
	↓
F_1	红色粒
	↓自交
F_2	63/64 红色粒：1/64 白色粒

尼尔逊·埃尔进一步发现：①在小麦和燕麦中，存在3对独立的与籽粒颜色有关、种类不同但作用相同的基因，任何一对单独分离时出现 3/4：1/4 的比率，当3对基因分别分离时，产生了 63/64：1/64 的比率。②上述杂交组合中的红色籽粒呈现出各种程度的红色。第一个组合 F_2 代中 1/4 中红色粒：2/4 淡红色粒：1/4 白色粒；第二个组合 F_2 代中 1/16 中深红色粒：4/16 深红色粒：6/16 中红色粒：4/16 淡红色粒：1/16 白色粒；第三个组合 F_2 代中 1/64 最暗红色粒：6/64 暗红色粒：15/64 中深红色粒：20/64 深红色粒：15/64 中红色粒：6/64 淡红色粒：1/16 白色粒。③红色籽粒的深浅程度差异与决定"红色"的基因数目有关。分离出来的红色程度不同，各有差别。尼尔逊·埃尔认为这些结果都符合孟德尔遗传定律。

根据上述实验结果，尼尔逊·埃尔提出了数量性状的多基因假说（polygene hypothesis）。

（1）数量性状受一系列微效基因的支配，但是仍符合基本遗传规律。

（2）多基因之间不存在显隐性关系，是共显性的。F_1 代大多数表现为两个亲本类型的中间类型。

（3）多基因的效应相等，彼此间的作用可以累加（加性效应），后代的分离表现为连续变异。

（4）多基因对环境变化敏感。

（5）数量性状受主基因的支配，还受到微效基因的修饰，使性状表现的程度受到修饰。

多基因假说阐明了数量性状遗传的一些现象，但是实际上多基因之间的效应并不是完全相等的，还存在基因之间的连锁遗传，以及基因之间的相互作用等，一般只能从基因的总效应去分析数量性状遗传的规律。

三、多基因遗传（数量遗传）的特点

人的身高是多基因遗传性状，假设受三对共显性的等位基因控制（位于不同的同源染色体上的非连锁基因），分别用 A、A'、B、B' 和 C、C' 表示。A、B、C 分别可使身高在平均身高 165cm（假定）的基础上增加 5cm，且作用相等；A'、B' 和 C' 分别可使身高在平均身高的基础上降低 5cm，且作用相等。平均身高 165cm 个体的基因型是 $AA'BB'CC'$；极高个体（身高 195cm）的基因型是 $AABBCC$；极矮个体（身高 135cm）的基因型是 $A'A'B'B'C'C'$。

　　假如一个极高个体和一个极矮个体婚配，F_1 代从遗传角度上来看都是中等身高（165cm）。若考虑环境因素的影响，身高会在 165cm 的基础上有所波动。如果 F_1 代的个体间婚配，若不考虑环境因素的影响，由于基因的分离与自由组合规律，F_1 代双亲均可产生 8 种不同类型的配子，随机结合后 F_2 代有 64 种基因组合，形成 27 种基因型（表 11-1），大部分个体仍为中等平均身高，但变异范围更广泛，将会出现与亲代相同的极高个体和极矮个体（图 11-4）。当然，环境因素也会对 F_2 代的身高变异产生一定的影响。

表 11-1　假设人身高受三对等位基因控制的 F_2 代基因型

配子	ABC	$A'BC$	$AB'C$	ABC'	$A'B'C$	$AB'C'$	$A'BC'$	$A'B'C'$
ABC	$AABBCC$	$AA'BBCC$	$AABB'CC$	$AABBCC'$	$AA'BB'CC$	$AABB'CC'$	$AA'BBCC'$	$AA'BB'CC'$
$A'BC$	$AA'BBCC$	$A'A'BBCC$	$AA'BB'CC$	$AA'BBCC'$	$A'A'BB'CC$	$AA'BB'CC'$	$A'A'BBCC'$	$A'A'BB'CC'$
$AB'C$	$AABB'CC$	$AA'BB'CC$	$AAB'B'CCB'B$	$AABB'CC'$	$AA'B'B'CC$	$AAB'B'CC'$	$AA'BB'CC'$	$AA'B'B'CC'$
ABC'	$AABBCC'$	$AA'BBCC'$	$AABB'CC'$	$AABBC'C'$	$AA'BB'CC'$	$AABB'C'C'$	$AA'BBC'C'$	$AA'BB'C'C'$
$A'B'C$	$AA'BB'CC$	$A'A'BB'CC$	$AA'B'B'CC$	$AA'BB'CC'$	$A'A'B'B'CC$	$AA'B'B'CC'$	$A'A'BB'CC'$	$A'A'B'B'CC'$
$AB'C'$	$AABB'CC'$	$AA'BB'CC'$	$AAB'B'CC'$	$AABB'C'C'$	$AA'B'B'CC'$	$AAB'B'C'C'$	$AA'BB'C'C'$	$AA'B'B'C'C'$
$A'BC'$	$AA'BBCC'$	$A'A'BBCC'$	$AA'BB'CC'$	$AA'BBC'C'$	$A'A'BB'CC'$	$AA'BB'C'C'$	$A'A'BBC'C'$	$A'A'BB'C'C'$
$A'B'C'$	$AA'BB'CC'$	$A'A'BB'CC'$	$AA'B'B'CC'$	$AA'BB'C'C'$	$A'A'B'B'CC'$	$AA'B'B'C'C'$	$A'A'BB'C'C'$	$A'A'B'B'C'C'$

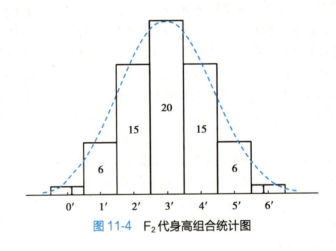

图 11-4　F_2 代身高组合统计图

　　实际上，决定身高这个数量性状的远远不止三对基因，全基因组关联分析已经确定了 12 111 个影响一个人身高的候选基因，再加上环境因素的作用，身高变异在群体中的分布可以形成一个连续的正态分布曲线图。

　　根据身高变异的遗传特点，可以归纳出数量性状遗传或多基因遗传的特点：①两个极端变异的个体杂交，子 1 代均为中间类型；②两个中间类型的子 1 代个体杂交，子 2 代大多为中间类型，但是其变异范围比子 1 代更为广泛，会出现少数极端个体；③在一随机交配群体中，变异范围很广泛，大多数还是中间类型，极端变异个体很少。在变异的产生上，多对基因以及环境都在起作用。

四、超亲遗传现象与回归现象

超亲遗传（transgressive inheritance）现象指亲代不是极端变异类型，但其子代由于基因分离和自由组合以及环境因素的影响，在某种性状上出现超越亲本的极端个体的现象。

1889 年，英国统计学家高尔顿（Galton）在研究祖先与后代身高之间的关系时发现：父母身材较高，他们的孩子也较高，但这些孩子的平均身高一般都低于他们父母的平均身高；父母身高较矮，他们的孩子也较矮，但这些孩子的平均身高却高于他们的父母的平均身高。这种子代向人群的平均值靠拢的现象称为回归现象。

第二节 ｜ 多基因遗传病的发病风险

一、易感性、易患性与发病阈值

（一）易感性

多基因遗传病中，若干个作用微小但具累加效应的致病基因构成了个体患病的遗传因素，这种由遗传基础决定一个个体患某种多基因遗传病的风险称为易感性（susceptibility）。易感性即个体患病的遗传基础，所涉及的致病基因称为易感基因。带有多个易感基因但尚未发病的人群称为易感人群（susceptible population）。

（二）易患性

多基因遗传病的发生是遗传基础和环境因素的共同作用决定的，一个个体在遗传基础和环境因素的共同作用下易患某种疾病的可能性称为易患性（liability）。这是多基因遗传病中的一个特定的概念，由英国数量遗传学家福尔克纳（Falconer）提出，反映一个个体患病可能性的大小。个体的易患性低，患病的可能性小；个体的易患性高，患病的可能性大。

在一定条件下，易患性代表个体所积累致病基因数量的多少。易患性大小的变异在群体中也呈正态分布，在一个随机分布的群体中，大部分个体的易患性都接近平均值，易患性很低或很高的个体数量很少。

（三）发病阈值

当一些个体的易患性达到一定限度时，这些个体就表现出症状而成为患者，此易患性的最低限度称为发病阈值（threshold）（图 11-5）。发病阈值代表在一定环境条件下患病所必需的、最低的相关易感基因的数量。通过发病阈值可将连续分布的易患性变异划分为两个部分，即患者和非患者，曲线左侧大部分是正常个体，曲线右侧小部分为患者，这就是所谓的阈值学说（threshold hypothesis），同样是由英国数量遗传学家福尔克纳在 1965 年提出。阈值是人为划定的标准，虽然将群体划分为正常和患者截然不同的两个部分，但不影响易患性在群体中的连续分布。

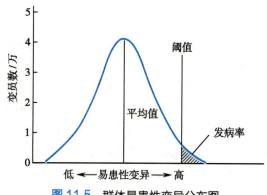

图 11-5　群体易患性变异分布图

（四）易患性变异与群体患病率

一个个体易患性的高低无法测量，只能根据家庭成员中所生子女的发病情况做粗略的估计。一个群体的易患性平均值高低可通过该群体的患病率进行估计。

根据多基因遗传病的群体易患性呈正态分布的特点，正态分布曲线下的面积代表人群总数，其易患性变异超过阈值的那部分面积代表患者所占的百分数（即患病率）。所以，从一个群体的患病率可以推知发病阈值与易患性平均值间的距离（即相当于几个标准差）。

例如，一个群体中某多基因遗传病的患病率大约为 2.27%，该群体易患性阈值与平均值之间的距离相距 2 个 σ；如果一个群体中某多基因遗传病的患病率大约为 0.13%，该群体易患性阈值与平均值之间的距离相距 3 个 σ（图 11-6）。

由此可见，多基因遗传病的群体患病率越高，群体中引起该病的基因数量就越多，群体易患性平均值就越高，易患性阈值距离平均值就越近；反之，多基因遗传病的群体患病率越低，群体中引起该病的基因数量就越少，群体易患性平均值就越低，易患性阈值距离平均值就越远。

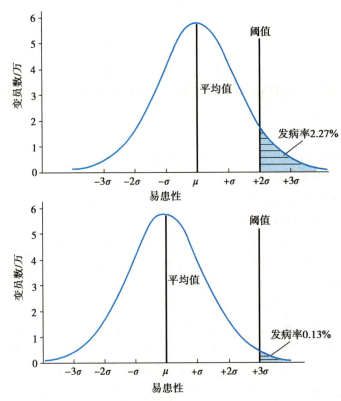

图 11-6　群体患病率、阈值与易患性平均值之间的关系

二、遗传率

（一）遗传率的概念

在数量性状的遗传分析中必须借助于一个重要的遗传参数——遗传率（heritability）。遗传率是在多基因决定的遗传性状或疾病中，遗传因素所起作用的程度，一般用百分率（%）来表示。假如某一性状的遗传率为 50%，即认为该性状的总变异中，有 50% 与遗传因素有关，50% 与环境因素有关；而不是说某一个体出现该性状一半是由遗传因素决定的，另一半是由环境因素决定的。遗传率是对特定环境下的人群患病率的估计，对其他环境和其他人群不适用。

在多基因遗传病中，易患性的高低受遗传基础和环境因素的双重影响。当遗传率达 70%~80% 时，为较高遗传率；遗传率在 50% 左右时，为中等遗传率；遗传率是 30%~40% 或更低时，为较低遗传率。如果遗传率是 100%，表明易患性完全由遗传基础决定，此时基本不属于多基因遗传病，主要见于单基因遗传病；如果遗传率是 0，表明易患性完全由环境基础决定，与遗传因素无关。

通常，与生物适应性无关的性状往往比与生物适应性有关的性状的遗传率要高一些。表 11-2 列举出人类的一些正常性状和多基因遗传病的遗传率，以供参考。

表 11-2　人类的一些正常性状和多基因遗传病的遗传率参考值

性状	遗传率 /%	疾病	遗传率 /%
指纹总嵴数	90	精神分裂症	85
身高	81	哮喘、先天性巨结肠	80
Otis IQ	80	唇裂 + 腭裂	76
体重	78	先天性幽门狭窄、糖尿病（青少年型）	75
语言能力、Binet IQ	68	先天性髋关节脱位、强直性脊柱炎	70
总胆固醇	60	先天性畸形足	68
出生时体重	50	原发性高血压	62
文史天赋	45	无脑畸形、脊柱裂、冠心病	60
理科天赋	34	消化道溃疡	37
数学天赋	12	先天性心脏病（各型）	35

注：Otis IQ，奥提斯智力测验；Binet IQ，比奈智力测验。

（二）遗传率与发病风险

当一个家庭中出现了某种多基因遗传病患者，如何估计出家庭中其他成员患同种多基因遗传病的可能性或再发风险？多基因遗传病涉及多种遗传因素和环境因素，发病原因复杂，不能够像对单基因遗传病那样，准确推算出可能的发病风险。

多基因遗传病的发病风险与遗传率和群体患病率的高低有密切关系。如何利用遗传率对患者的一级亲属的发病风险进行估计，有以下两种情况。

1. 用 Edwards 公式估计患者一级亲属发病率　如果群体患病率在 0.1%~1.0% 之间，遗传率为 70%~80% 时，可用 Edwards 公式（1960）来估计发病风险。

$$f=\sqrt{p}$$

f：患者一级亲属的发病率；p：群体患病率。

例如：先天性唇裂的群体患病率为 0.17%、遗传率为 76%，代入以上公式后，患者一级亲属的发病率 $f=\sqrt{0.001\,7}\approx4\%$。

2. 通过查图解估计患者一级亲属发病率　如果群体患病率不是在 0.1%~1.0% 之间，遗传率不在 70%~80% 时，可以查图来估计。群体患病率、遗传率和患者一级亲属的发病率关系见图 11-7。

以原发性高血压为例，该病的群体患病率约为 6%，遗传率为 62%，在图 11-7 的横坐标（群体患病率）上查出 6% 一点，经过该点作一向上的垂直线，在图中找出遗传率为 62% 的斜线，该斜线与经过 6% 的垂直线相交于一点，再从该点作一向左的横线与纵轴相交，即患者一级亲属的发病率。可以看出接近 16%，所以患者一级亲属的发病率为 16%。

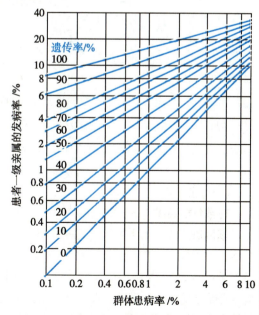

图 11-7　群体患病率、遗传率和患者一级亲属的发病率的关系图解

三、多基因遗传病的发病特点

（一）群体的患病率高

多基因遗传病的群体患病率大都高于 1/1 000（表 11-3），明显高于单基因遗传病和染色体病。

表 11-3 不同类型遗传病的群体患病率

单位：‰

类型	出生发病率	25 岁发病率	群体患病率
基因突变和染色体病	6.0	1.8	3.8
单基因遗传病	10.0	3.6	20.0
多基因遗传病	~50.0	~50.0	~600.0

数据来自：Rimoin D L，Connor J M，Pyeritz R E：Emery and Rimoin's Principles and Practice of Medical Genetics，3rd，1997.

（二）发病有家族聚集倾向

多基因遗传病有家族聚集倾向，患者亲属的发病率明显高于群体患病率，患者一级亲属的发病率为 1%~10%。低于通常单基因遗传病患者一级亲属 1/2（显性遗传病）或 1/4（隐性遗传病）的发病风险。

（三）近亲婚配使发病风险增高

近亲婚配时，子女的患病风险增高，高于随机婚配时子女的发病风险，但不如常染色体隐性遗传病那么显著，这与多对微效基因的累加效应有关。

（四）发病率与患者亲属级别（亲缘系数）有关

与患者亲缘系数相同的亲属（如患者的双亲、同胞、子女）有相同的发病风险。随着亲属级别的降低，患者亲属的发病风险迅速降低，向群体患病率靠近。在群体患病率越低的多基因遗传病中，这种下降的趋势越明显。例如唇裂＋腭裂的发病风险，一级亲属（4%）＞二级亲属（0.7%）＞三级亲属（0.3%）＞群体（0.17%）（表 11-4，图 11-8）。

表 11-4 一些先天性畸形患者不同级别亲属的发病风险比较

病名	群体患病率 /%	患者亲属的发病风险			
		单卵双生	一级亲属	二级亲属	三级亲属
唇裂（＋腭裂）	0.001 0	0.400 0（×400）	0.040 0（×40）	0.007 0（×7）	0.003 0（×3）
畸形足	0.001 0	0.300 0（×300）	0.025 0（×25）	0.005 0（×5）	0.002 0（×2）
先天性髋关节脱位	0.002 0	0.400 0（×200）	0.050 0（×25）	0.006 0（×3）	0.004 0（×2）
先天性幽门狭窄（仅男性）	0.005 0	0.400 0（×80）	0.050 0（×10）	0.025 0（×5）	0.007 5（×1.5）
神经管缺陷	0.002 0		0.016 0（×8）		

（五）发病率与家庭中患病的人数有关

多基因遗传病的再发风险与家庭中患病人数呈正相关。一个家庭中患某种多基因遗传病的人数越多，说明该家庭带有易患性基因越多，由于基因的累加效应，易患性的平均值越高，该病的再发风险越大。例如，人群中一对表型正常的夫妇婚配，生第一胎罹患唇裂的风险是 0.17%；如果他们已生有一个唇裂患儿，说明两人携带有一定数量的此种畸形的易感基因，再生育时孩子发生唇裂的风险提高到 4%；如果前两胎均为唇裂患儿，说明他们携带有更多数量的易感基因，易患性更接近于发病阈值，第三胎孩子发生唇裂的再发风险急剧上升至 10%。查表 11-5（Smith，1971）可以根据双亲和同胞中已患病的人数估计疾病的再发风险。

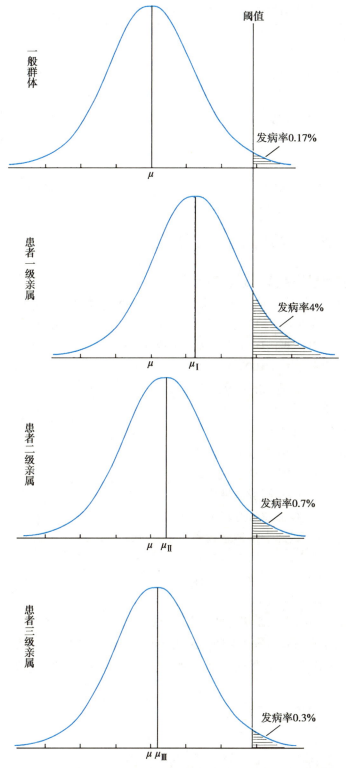

图 11-8　群体和患者不同级别亲属关系的发病风险比较分布图
μ、μ_I、μ_{II}、μ_{III}分别为群体、一级亲属、二级亲属、三级亲属易患性平均值。

（六）发病率与患者病情严重程度有关

与病情较轻的患者比较，病情严重的患者带有较多的易感基因（致病基因），其父母也一样，因而他们的易患性更接近于阈值，再次生育时的再发风险也相应提高。以唇裂和腭裂为例，一位只有单侧唇裂的患者，其同胞的再发病风险为 2.46%；一位单侧唇裂合并腭裂的患者，其同胞的再发病风险为 4.21%；一位双侧唇裂合并腭裂的患者，其同胞的再发病风险可高达 5.74%。

表 11-5　根据双亲和同胞已患病人数估计多基因病的再发风险

患病双亲数		0			1			2		
群体患病率 /%	遗传率 /%	患病同胞数								
		0	1	2	0	1	2	0	1	2
1.0	100	1	7	14	11	24	34	63	65	67
	80	1	6	14	8	18	28	41	47	52
	50	1	4	8	4	9	15	15	21	26
0.1	100	0.1	4	11	5	16	26	62	63	64
	80	0.1	3	10	4	14	23	60	61	62
	50	0.1	1	3	1	3	9	7	11	15

（七）发病率有明显的种族（或民族）差异

由于遗传基础或基因库的差异,多基因遗传病在不同的种族(或民族)的患病率有明显的差异。例如唇裂 + 腭裂在美国高加索人种的患病率是 1/700,在亚裔美国人的患病率是 1/500,而在美国黑人的患病率只有约 1/2 000。再例如,2 型糖尿病患病率在各地不一,欧洲人只有 2/100,非裔美国人为 13/100,中南美裔美国人为 17/100。美国亚利桑那州皮马 - 印第安人的糖尿病患病率达 50/100,几乎居全球种族之冠。

（八）发病率与性别有关

一种多基因遗传病的群体患病率存在两性差异,表明不同性别的易患性阈值不同。此时,亲属再发风险与性别有关,即群体患病率高的性别阈值低,如果患病,必然带有较少的致病基因,其子女的再发风险低;群体患病率低的性别阈值高,如果患病,必然带有较多的致病基因,其子女的再发风险高。这种现象称作 Carter 效应(Carter effect)(图 11-9)。

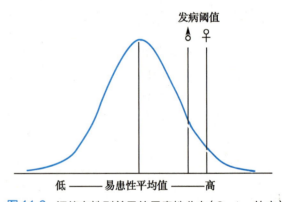

图 11-9　阈值有性别差异的易患性分布（Carter 效应）

例如,先天性幽门狭窄,某人群男性的患病率为 0.5%,女性的患病率为 0.1%,即男性发病阈值低,女性发病阈值高,表明女性带有更多的易患性基因。男性患者的儿子的发病率为 5.5%,女儿的发病率为 2.4%;女性患者的儿子的发病率为 19.4%,女儿的发病率为 7.3%(图 11-10)。

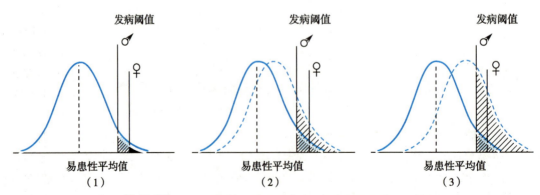

图 11-10　先天性幽门狭窄中阈值有性别差异的易患性分布

(1)群体易患性变异分布;(2)男性先证者易患性变异分布;(3)女性先证者易患性变异分布。

第三节 │ 常见的人类多基因遗传病

多基因遗传病又称复杂疾病，涉及多个基因及环境因素复杂的参与和相互作用。多基因遗传病不遵循孟德尔遗传定律，用一般的家系连锁分析难以取得突破性进展。多基因遗传病基因的研究主要从两个方面探讨：一是获得疾病家系材料，依靠统计学方法分类分析、优势对数计分法连锁分析、受累同胞对分析、群体关联分析等证实起主控作用的主基因的存在；二是用候选基因检测法或遗传标记定位主基因，用定位克隆法和全基因组关联分析等鉴定主基因。

通过以上方法和技术，一些常见多基因遗传病，如高血压、糖尿病、先天性唇腭裂、先天性心脏病、帕金森病、支气管哮喘、精神分裂症等易感基因定位和发病机制研究取得了新进展。

一、原发性高血压

（一）疾病概述

原发性高血压（essential hypertension，EH）[OMIM#145500]是以体循环动脉压升高为主要表现的心血管综合征，是导致多种心脑血管疾病的最重要的危险因素。高血压或血压的升高显著增加了卒中、充血性心力衰竭、心脏病、终末期肾脏疾病等的发病风险。血压是一个具备渐进性特点的遗传表型，2019年全球30~79岁高血压成年人人数为12.8亿人，我国成人高血压患者已达2.45亿，流行率为24%。只有1%高血压病例是符合孟德尔遗传规律的遗传性高血压，占高血压患者总数95%的原发性高血压为多基因遗传病，具有明显的家族聚集性。

（二）发病生物学机制

1. 遗传因素 目前公认的EH遗传率为50%~60%。我国不同民族EH遗传率不同，以藏族最高，汉族稍低。遗传因素在EH发病中发挥重要作用，高血压候选基因涉及肾素-血管紧张素-醛固酮系统、交感神经系统、内皮细胞功能、信号转导、离子通道或转运体等，包括血管紧张素基因（*AGT*）、血管紧张素转换酶基因（*ACE*）、血管紧张素Ⅱ受体基因（*AGTR*）、β₂-肾上腺素受体基因（*ADRB2*）、α-内收蛋白基因（*ADD1*）和G-蛋白β₃-亚单位基因（*GNB3*）。全基因组关联分析（genome-wide association study，GWAS）在全基因组水平获得了一系列与高血压密切相关的基因和遗传高危区段：①与收缩压相关的基因及位点包括*MTHFR*、*CYP17A1*、*PLCD3*和*ATP2B1*。*MTHFR*编码亚甲基四氢叶酸还原酶，是叶酸代谢过程中的关键酶，该酶活性异常可造成高同型半胱氨酸血症；*CYP17A1*编码类固醇17α-羟化酶，该酶是类固醇合成途径中的一种关键酶；*PLCD3*是磷脂酶C家族成员，是血管平滑肌细胞血管紧张素及内皮素激活信号途径重要分子；*ATP2B1*编码PMCA1，一种浆膜钙/钙调蛋白依赖性的ATP酶，在血管内膜表达，参与钙从细胞质向细胞外转运。②与舒张压相关的基因及位点包括*PRDM8*、*FGF5*、*SH2B3*、*CSK*、锌指蛋白652（*ZNF652*）和*CACNB2*。*FGF5*编码蛋白系成纤维细胞生长因子家族成员之一，能刺激多种细胞包括心肌细胞的生长和增殖；*SH2B3*编码的蛋白为血管内皮细胞炎症通路重要的负性调控因子，是血压调控及动脉粥样硬化过程的中心环节之一；*CSK*是c-Src酪氨酸激酶内含子；ZNF652是一个转录抑制因子，具有DNA结合转录因子的活性；*CACNB2*编码电压门控钙通道的β亚单位，是电压门控钙通道基因家族成员，该家族多个基因参与血压调控，是钙通道拮抗剂靶点。③与高血压表型相关的基因与位点包括*MTHFR*、*CYP17A1*、*PRDM8*、*FGF5*、*CSK*及*ATP2B1*等。

2. 环境因素 高血压是多因素、多环节、多阶段和个体差异较大的疾病，影响血压的环境因素包括：①饮食，钠盐平均摄入量、高蛋白摄入、饮酒量等与血压水平相关。②精神应激，如从事脑力劳动、从事精神紧张度高的职业、长期处于噪声环境等使高血压患病率增高。③吸烟，吸烟可使交感神经末梢释放去甲肾上腺素增加而使血压升高。④其他因素，如肥胖、药物（避孕药、麻黄碱、非甾体抗炎药等）和睡眠呼吸暂停低通气综合征。

二、糖尿病

（一）疾病概述

糖尿病（diabetes mellitus，DM）（1 型 DM［OMIM%222100］；2 型 DM［OMIM#125853］）是临床表现以慢性血糖升高为特征的碳水化合物、蛋白质、脂肪代谢紊乱的综合征，可引起多系统损害，导致眼、肾、神经、心脏和血管等组织器官慢性进行性病变。2021 年，世界范围内成年糖尿病患者人数已高达 5.37 亿；我国糖尿病患病人数约 1.4 亿，占全球报告患者总人数的 26.2%。95% 以上的糖尿病属于多基因遗传病。

1 型 DM 发生于青少年，起病急，症状重，为自身免疫性疾病，由于胰岛 β 细胞膜上 HLA-Ⅱ类基因异常表达，使 β 细胞膜成为抗原递呈细胞，在环境因素作用下，免疫反应被激活，产生自身抗体，导致胰岛细胞炎症，演变为 DM。2 型 DM 多发生于中老年，起病慢，症状轻，是由于胰岛素抵抗产生代谢紊乱，出现的慢性并发症可有自主神经功能紊乱。随年龄增长，患者出现胰岛 β 细胞数目减少，胰岛素分泌缺陷或终末器官对胰岛素产生抗性，导致糖尿病。2 型 DM 占 90%~95%。

（二）发病生物学机制

1. 遗传因素 DM 的遗传率为 75%，同卵双生子中 1 型 DM 发病一致率为 30%~40%，2 型 DM 发病一致率接近 100%。近年来，全基因组关联分析和数以万计的病例对照研究发现了许多对糖尿病的发生起作用的基因。在对 1 型 DM 易感基因的筛查中发现，人类白细胞抗原（HLA）（定位于 6q21.3）多态性对 *IDDM1* 基因座有强烈的易感效应，同时又查出了两个可信的、新的基因座位：*IDDM4* 和 *IDDM5*。2 型 DM 是异质性很强的多基因遗传病。采用候选基因法和基因组扫描为基础的克隆法对易感基因进行研究，已研究过 250 多种候选基因。这些基因定位于人类的多条染色体上，如钙蛋白酶 10 基因（*CAPN10*，2q37.3）、葡萄糖转运子 10 基因（*SLC2A10*，20q13.1）、胰岛素受体基因（*INSR*，19q13.2）、胰岛素受体底物基因（*IRS1*，2q36；*IRS2*，13q34）、胰岛素抵抗因子基因（*RETN*，19q13.2）、脂联素基因（*ADIPOQ*，3q27.3）和解偶联蛋白 2 基因（*UCP2*，11q13），等等。不同地域和不同种族间的易感基因谱是有区别的，因为环境因素的差异，不同种族的遗传背景不同。

2. 环境因素 与 1 型 DM 发病有关的病毒包括风疹病毒、腮腺炎病毒、柯萨奇病毒、脑心肌炎病毒和巨细胞病毒，病毒感染破坏 β 细胞，使其发生微细变化，数量减少。病毒感染损伤 β 细胞而暴露其抗原成分，进而启动自身免疫反应。与 2 型 DM 发病有关的环境因素包括年龄增长、现代生活方式、营养过剩、体力活动不足以及应激、化学毒物等。

三、先天性唇腭裂

（一）疾病概述

先天性唇腭裂（congenital cleft lip and palate，CLP）［OMIM%119530，OMIM#600625，OMIM#600987］是口腔颌面外科最常见的先天性出生缺陷性疾病，患病率约为 1.7/10 000，随着地区、种族及社会经济状况的不同而呈现差异。我国有 250 万唇腭裂患者，平均每出生 550 个婴儿中就有 1 个患唇腭裂。患病率高达 1.82/1 000，在出生缺陷的发生率中占第一或第二位，男性略多于女性。临床表现为患儿单侧或双侧唇裂，以单侧常见，单侧与双侧之比为 6∶1。包括完全性唇裂和不完全性唇裂，前者通常伴有腭裂。本病可通过手术矫正，唇裂一般应在 6 个月内实施唇裂整复术。

根据全身是否伴发其他畸形，唇腭裂可以分为非综合征性唇腭裂（non-syndromic cleft lip or palate，NSCL/P）和综合征性唇腭裂（syndromic cleft lip or palate，SCL/P）。大约有 20% 的唇腭裂与已经发现的近 500 种综合征有关，通常临床上所讲的唇腭裂主要是指 NSCL/P。非综合征性唇腭裂多被认为是一种多基因遗传病，由遗传和环境因素相互作用引起，具有显著的遗传异质性。

（二）发病生物学机制

1. 遗传因素 先天性唇腭裂由多基因遗传因素造成，遗传率为 77.5%，一、二、三级亲属的发病风险分别为 4.00%、0.90% 和 0.35%。

国内外大多数学者采用连锁和关联的分析方法研究,陆续报道了多个与 NSCL/P 有关的候选易感基因和染色体区域,其中 1q32(*IRF6*)、1p36.22(*MTHFR*)、1p36.33-p36.32(*SKI*)、2p13(*TGFA*)、2q33(*SUMO1*)、4p16(*MSX1*)、11q23.3-q24.1(*NECTIN1*)、17q21(*RARA*)、19q13(*BCL3*、*TGFB1*)、Xq21.1(*TBX22*)等得到了较多研究的支持。*IRF6* 基因是迄今为止发现的与 NSCL/P 最为相关的基因。GWAS 目前已经成为研究常见复杂疾病遗传易感性的主要手段,其在 NSCL/P 遗传病因学研究领域得到了很好的应用。应用 GWAS 的方法对欧洲人群 NSCL/P 进行研究,发现在人类染色体 8q24.21 上的一个 640kb 区段包含多个 SNP 位点与 NSCL/P 具有显著相关性。对欧洲人群的 NSCL/P 进行 GWAS 分析,还发现了另外两个与 NSCL/P 发病相关的染色体区域,分别是 17q22 和 10q25.3。国内众多学者根据以上 3 个 GWAS 筛选候选基因,在前期研究的基础上,选择 *MAFB*、*ABCA4* 基因和 8q24.21、10q25.3、17q22 区域的 SNP 以及国际上研究的热点基因 *WNT3*、*SUMO1* 上的变异,在中国人群中进行验证,也证实了这些基因或染色体区域的变异与 NSCL/P 存在强相关性。尤其是 8q24 区域,在多个人群中证实与 NSCL/P 的发生密切相关。我国学者在第 16 号染色体 16p13.3 区域首次鉴定出一个与 NSCL/P 显著关联的位点,该 SNP 位点 rs8049367 位于 *CREBBP* 基因上游 50kb 和 *ADCY9* 基因下游的 32kb 处。尽管当前研究发现了这些与 NSCL/P 高度相关的易感基因,但由于该疾病病因的复杂性,NSCL/P 的发病机制仍未能完全揭示。

2. 环境因素 先天性唇腭裂与环境诱变因子有很大关系。流行病学调查和动物实验已证实胚胎早期的外环境,包括病毒感染、化学药物、毒物、放射线、环境污染、吸烟、酒精、维生素 A、抗癫痫药物、饲养宠物、缺氧、妊娠反应、营养不良、生育年龄、胎次、胎儿出生季节等均与唇腭裂的发生有关。环境因素必须在胚胎第 7 周左右发生影响才有可能造成唇腭裂的发生,过晚则不会影响唇弓发育。

四、先天性心脏病

(一)疾病概述

先天性心脏病(congenital heart disease,CHD)[OMIM#600001,OMIM#306955,OMIM%614954]是胎儿时期心脏血管发育异常导致的心血管畸形,是小儿最常见的心脏病。重症患者活动后有呼吸困难、发绀、晕厥等症状。活产儿的患病率为 6‰~8‰。我国每年约有 15 万新生婴儿患各种类型的 CHD。根据血流动力学变化,可分为无青紫型 / 无分流型(左、右两侧无分流),潜伏青紫型 / 左向右分流型(左侧动脉血通过左、右心腔或主、肺动脉间的异常通道进入右侧静脉血中),青紫型 / 右向左分流型(右心腔或肺动脉内压力异常增高,血流通过异常通道流入左心腔或主动脉)。

(二)发病生物学机制

1. 遗传因素 在分子生物学水平,CHD 的病因及发病机制可能涉及多个基因的改变。主要集中在 5q、7q、12q、15q、22q、6p、20p 等。

研究显示由于 *JAGGED1* 基因改变导致的肺动脉瓣狭窄,诱发无青紫型 CHD。房间隔对环境因素敏感、心房间隔缺损、心室间隔缺损是潜伏青紫型最常见的异常,而 *NKX2-5* 基因突变、*GATA4* 基因水平表达下降与房间隔缺损相关联。*ZFPM2/FOG2* 基因在正常心脏的瓣膜发育中有着举足轻重的作用,其突变可导致法洛四联症(TOF),TOF 是典型的青紫型 CHD。先天性心脏病易感基因 *NKX2-5*、*GATA4*、*ZFPM2* 与血清标志物 Lp(a)及血清脑利尿钠肽(BNP)的功能存在关联,而 Lp(a)、BNP 与 CHD 的发生相关。除此之外,关联的因素还有 *AKT1* 基因、*HOXC5* 基因、*CBS* 基因、*TBX1* 基因多态性,甲硫氨酸合酶(MS)、同型半胱氨酸、亚甲基四氢叶酸脱氢酶基因多态性,等等。

2. 环境因素 孕妇在怀孕期间接触农药、化肥等有毒物质、放射线、病毒感染者,羊膜的病变,胎儿受压等,可能会对胎儿的生长发育造成影响,从而出现先天性心脏病的情况。尤其是妊娠前 3 个月,有风疹病毒、柯萨奇病毒等接触史的,生出先天性心脏病婴儿的概率比较高。母体营养不良、糖尿病、年龄过大等都可能导致胎儿发生先天性心脏病。

五、帕金森病

（一）疾病概述

帕金森病（Parkinson disease，PD）[OMIM#605909，OMIM#168601，OMIM#600116，OMIM#615528，OMIM%602404，OMIM%606852，OMIM#605543，OMIM%300557，OMIM#168600，OMIM#607060，OMIM#556500]，又称震颤麻痹，是一种老年发病的运动失调症，有四肢震颤、运动迟缓且常出错误等症状，少数患者有痴呆症状。

（二）发病生物学机制

1. 遗传因素　近年来的研究表明有 20 多个基因连锁位点与 PD 的发病相关。如 *SNCA* 基因 A53T、A30P 和 E46K 的错义突变导致 α- 突触蛋白水平增加，导致了路易小体（一种特殊的异常蛋白小体，以帕金森病为代表的路易体病患者脑内的特征性标志物）的形成加快；*PARKIN*、*PINK1*、*PARK7*、*DJ-1* 和 *ATP13A2* 基因缺陷是引起早发型 PD 的主要原因。

患者脑组织特别是黑质中存在 mtDNA 缺失与 PD 发生有关。Ozawa 于 1990 年从患者样本检测到 mtDNA 中有长 4 977bp 的缺失，断裂点分别位于 *MT-ATP8* 基因和 *MT-ND5* 基因内，导致线粒体呼吸链功能异常，进而引起神经元功能障碍。在患者病变细胞中，mtDNA 缺失往往是杂质性的，正常人突变率仅为 0.3%，而患者高达 5%。

2. 环境因素　铁、铝、铜、铅、汞、锌等金属元素有可能诱发神经退行性改变。过量的铁对于神经系统具有明显的毒害作用，临床及动物实验表明，PD 患者脑黑质中铁元素的含量远高于正常人。铝可抑制人体内乙酰胆碱转移酶，增加乙酰胆碱酯酶的活性，破坏胆碱能神经、阻碍多巴胺吸收，导致神经退行性病变。从事含锰焊接的工人出现类似 PD 的神经综合征。二价铜离子可能会破坏一些肽和蛋白质的正确构象，研究发现，与铜、锰接触超过 20 年的工人，PD 患病率会明显增加。流行病学调查发现，经常接触农药的人群中 PD 患病率高于非暴露人群。农村使用的杀虫剂，如百草枯、鱼藤酮通过细胞质 α- 突触核蛋白的聚集促进黑质多巴胺能神经元变性，出现 PD 的典型症状。除此之外，年龄是帕金森病发生的一个明确危险因素。

六、支气管哮喘

（一）疾病概述

支气管哮喘（bronchial asthma）[OMIM#600807]简称哮喘，是一种以气管阻塞、气道炎症为特征的慢性炎症性疾病。全世界范围内患病率从 1%~16% 不等，我国约为 1.24%。支气管哮喘以儿童多见，男性略多于女性。目前我国是全球哮喘病死率最高的国家之一。

支气管哮喘临床上表现为反复发作的喘息、气急、胸闷或咳嗽等症状，常在夜间及凌晨发作或加重，多数患者可自行缓解或经治疗后缓解。长期反复发作哮喘可并发慢性支气管炎或肺气肿。外源性哮喘（extrinsic asthma）常于幼年发病，有明显的对变应原（anaphylactogen）的变态反应史。内源性哮喘（intrinsic asthma）常于成年发病，常年发作，较为严重。各型哮喘共同的支气管病理改变主要是支气管平滑肌痉挛、黏膜水肿、炎细胞浸润、管壁腺体过度分泌入管腔形成黏液栓，进而引起支气管栓塞。

（二）发病生物学机制

1. 遗传因素　哮喘的发病机制目前可概括为气道免疫 - 炎症机制、神经调节机制及其相互作用。哮喘具有多基因遗传倾向，亲缘关系越近，患病率越高，支气管哮喘的遗传率为 72%。通过全基因组扫描、候选基因技术和连锁分析等，确定哮喘的易感性基因有三大类：细胞因子基因簇、人类白细胞抗原基因多态性和膜受体基因多态性。已发现多个哮喘相关基因，定位集中在 5q、6p、11q、14q、17q、19q（表 11-6，图 11-11）。

位于 20p13 的 *ADAM33* 基因是哮喘的易感基因。对不同种族人群的流行病学调查发现，*ADAM33*

表 11-6　部分哮喘相关基因

染色体定位	哮喘相关基因	染色体定位	哮喘相关基因
5q	*IL13、ADRB2、SCGB3A2、IL4、IL5*	14q	*RNASE3、PTGDR、PTGER2*
6p	*PLA2G7、HLA-G、FKBP5、TNF*	17q	*TBX21、CCL11*
11q	*MS4A2*	19q	*APOE、FUT2、FTL、KLK3、RPL18、SEC1P、PRR12、DBP*

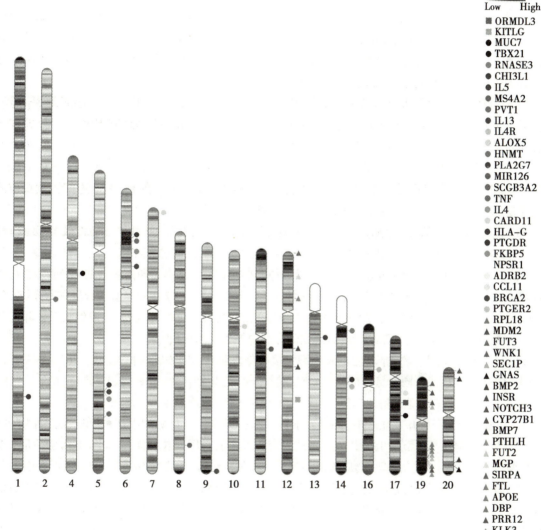
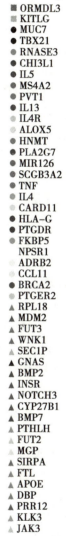

图 11-11　支气管哮喘相关基因染色体定位图

●基因相关性＞30；■基因相关性 10~30；▲基因相关性＜10。

基因靠近 3' 端的至少 13 种 SNP 与哮喘易感性有关，并且与哮喘的严重程度密切相关。*ADAM33* 在间质细胞的选择性表达，会导致气道平滑肌细胞和成纤维细胞功能的异常，增强气道重塑。

　　位于 17q21.1 的 *ORMDL3* 基因是儿童期哮喘起病的易感基因，且超过 1/3 的临床 7 岁以下哮喘患儿中 *ORMDL3* 基因表达存在差异。*ORMDL3* 基因编码一种位于内质网的跨膜蛋白。*ORMDL3* 可以与内质网的钙泵作用，通过功能抑制进而延长内质网钙库的失衡，加重未折叠蛋白反应，与哮喘发病过程中炎症反应密切相关。

　　2. 环境因素　环境因素包括变应原性因素，如室内变应原（尘螨、宠物、蟑螂）、室外变应原（花

图片

粉、草粉)、职业性变应原(油漆、饲料、活性染料)、食物(鱼、虾、蟹、蛋类、牛奶等)、药物(阿司匹林和抗生素等),还包括非变应原性因素,如大气污染、吸烟、运动、冷空气、烟草烟雾、肥胖等。

七、精神分裂症

(一)疾病概述

精神分裂症(schizophrenia,SZ)[OMIM#181500]是一种严重的精神疾病,是在思维、情感、行为等方面出现障碍,精神活动与周围环境不协调的精神疾病。通常患者意识清晰,智力正常,部分出现认知障碍。SZ在全世界的患病率为1%~4%。

(二)发病生物学机制

1. 遗传因素　精神分裂症属多基因遗传方式,遗传率为70%~85%,单卵双生子发病一致率为40%~60%,异卵双生子发病一致率为10%~16%。应用关联分析方法和全基因组扫描技术,发现几十种基因或位点是SZ的易感基因或候选区域。目前已知的相关基因至少有4大类:

(1)多巴胺受体基因(DRD):多巴胺是重要的神经递质,多巴胺过量是导致SZ的主要原因,所以多巴胺受体基因是SZ的候选基因。DRD2基因定位于11q23.2;DRD3基因定位于3q13.3,是SZ的重要候选基因;DRD4基因定位于11p15.5,与SZ有微弱关联。

(2)5-羟色胺受体2A基因(HTR2A):5-羟色胺是神经递质中的另一个重要的成分,HTR2A基因定位于13q14,其基因产物是471个氨基酸组成的G蛋白偶联受体,分布在带状核、嗅结节、新皮质I层与V层和嗅前体等。HTR2A基因可能与SZ的病理学变化有关。

(3)人类白细胞抗原基因(HLA):HLA基因定位于6p21.3,是人类基因组中多态性最丰富的基因群。有些SZ患者存在自身免疫现象。因而,HLA可能参与SZ的发病过程。

(4)KCNN3基因:人脑和小鼠脑存在编码一种较小的钙激活钾离子通道蛋白的cDNA家族,包括KCNN1、KCNN2和KCNN3。人KCNN3基因定位于1q21.3,编码731个氨基酸长度的肽链,在基因内靠近5′端的区域含有两个CAG三核苷酸重复序列。SZ患者较长CAG重复片段的频率显著高于正常人,KCNN3基因的CAG重复片段与SZ之间存在中等程度的正相关。

以上基因的多态性、突变或特定的基因型与精神分裂症有不同强度的相关性。22q11微缺失综合征中,约有25%的患者同时患有精神分裂症;精神分裂症患者中2%带有22q11缺失,在早发性精神分裂症中,可高达65%。但精神分裂症与染色体畸变之间的关系尚无明确结论。

2. 环境因素　产科并发症,孕产期营养不良,缺乏母乳喂养,妊娠期吸烟、饮酒、接触毒物、宫内感染,围产期损伤等可能影响胎儿神经系统发育。社会心理因素包括文化、职业和社会阶层、移民、孕期饥饿、社会隔离与心理社会应激事件等可能和SZ有关。大多数SZ患者的病前性格多表现为内向、孤僻、敏感多疑,可追溯到病前发生过相应的生活事件。

> **小结**
>
> 虽然很多疾病遵循简单的孟德尔遗传方式或者与染色体畸变有关,但是还有一些常见疾病(如原发性高血压、糖尿病、帕金森病、支气管哮喘、精神性疾病)和先天畸形(唇裂、腭裂和先天性心脏病等)不符合以上遗传方式。这些疾病涉及几个或多个基因位点的遗传变异的累积效应,每对基因对表型的作用相对较小。这些受很多不同对基因影响的性状或疾病为多基因遗传,是多对基因和多种环境因素相互作用的结果。多基因性状通常是数量性状,在群体中的分布是连续的。多基因阈值模型可以预测或估计受累先证者亲属的疾病或畸形的再发风险,其估计方法不同于孟德尔遗传规律分析。

(李继红)

第十二章 | 表观遗传与疾病

本章数字资源

经典遗传学认为基因型对表型有决定作用,基因型的差异在于 DNA 序列的不同。人们曾以为只要解读了 DNA 序列就能破解生命的全部奥秘,然而很多生命现象难以用经典遗传学理论解释。例如,在一个生物体内所有细胞的基因组几乎完全相同的前提下,为何会发育分化为不同类型的体细胞? 同卵双生子,即使是在同样的环境中长大,有时也会在性格、疾病易患性等方面出现较大的差异。再例如,马和驴杂交的后代马骡和驴骡会在体格、脾性等诸多方面表现出显著差异。上述事实提示,还存在一种不同于基因的遗传因素对表型发挥着重要的调控作用。但长期以来,人们并不清楚这些遗传因素究竟是什么? 所起的作用有多大? 在什么样的情况下起作用?

本章思维导图

20 世纪 60 年代以后,人们对于发育相关分子机制的深入研究,极大推动了一门崭新学科——表观遗传学(epigenetics)的诞生。表观遗传学一词最早由英国学者沃丁顿(Waddington)在 1939 年创造,系由"epigenesis"(后成论)和"genetics"(遗传学)组合而来,用来描述从基因型到表型的控制机制。20 世纪 70 年代,霍利迪(Holliday)等率先发现了第一个重要的表观遗传学调控机制,即 DNA 甲基化(DNA methylation)可以影响基因的表达。1990 年,霍利迪进一步提出了表观遗传继承(epigenetic inheritance)理论,将表观遗传学的定义进一步修订为"没有 DNA 序列变化的、可遗传的基因表达改变"。2007 年,Allis、Jenuwein 和 Reinberg 等将表观遗传学定义为"在同一基因组中建立并调控基因激活表达的染色质模式信号的总和"。目前,表观遗传学被定义为研究基因序列在不发生改变的情况下,基因表达发生了可遗传变化规律的科学。DNA 甲基化、组蛋白修饰、非编码 RNA、RNA 修饰、RNA 编辑等都是表观遗传学重要的调控机制。

第一节 | 表观遗传学修饰的分子机制

一、DNA 甲基化

DNA 甲基化是表观遗传学最为核心的调控机制之一。DNA 甲基化能引起染色质结构、DNA 构象、DNA 稳定性及 DNA 与转录因子等相互作用方式的改变,从而影响基因表达。DNA 甲基化异常也常常会导致胚胎发育异常、染色体不稳定、基因组印记异常等,并与肿瘤等疾病的发生发展有着极为密切的联系。

(一)DNA 甲基化概述

DNA 甲基化是指在 DNA 甲基转移酶(DNA methyltransferase, DNMT)的催化下,以 S- 腺苷甲硫氨酸(S-adenosyl methionine, SAM)作为甲基供体,将甲基共价结合到 DNA 序列特定碱基上的化学修饰过程(图 12-1)。在哺乳类动物中,DNA 的甲基化修饰主要发生在胞嘧啶的第 5 位碳原子,形成 5- 甲基胞嘧啶(5-methylcytosine, 5mC)。需要强调的是,哺乳动物中 DNA 甲基化主要发生在 CpG 二联核苷酸这种形式的胞嘧啶上。哺乳动物基因组中的 CpG 以散在分布和高度富集形式分布。高度富集 CpG 的区域,长度一般在 500~2 000bp 之间,被称为 CpG 岛(CpG island),多位于基因的转录调控区,如侧翼区、增强子等附近,也可以出现在基因内部。在哺乳动物中,60%~90% 的 CpG 岛可发生甲基化修饰。

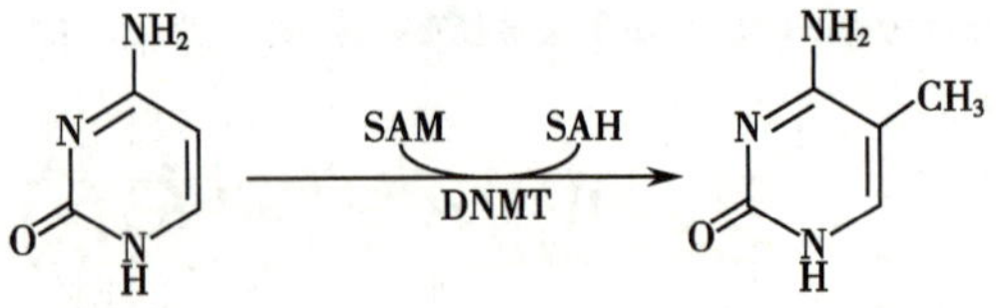

图 12-1　5- 甲基胞嘧啶的形成

SAH: S- 腺苷高半胱氨酸。

（二）DNA 甲基化分子机制

1. DNA 甲基转移酶　在哺乳动物体内，已发现 3 种有活性的 DNA 甲基转移酶，分别被命名为 DNMT1、DNMT3a 和 DNMT3b（表 12-1）。DNMT1 主要针对 DNA 双链中已经有一条发生甲基化而另一条未发生甲基化的情况，催化 DNA 复制双链中的新合成链发生甲基化，称为维持甲基化（maintenance methylation），也称保留甲基化。DNMT1 负责将 DNA 甲基化信息传递给子代细胞。DNMT3a 和 DNMT3b 主要负责修饰原本不存在甲基化修饰的 DNA 双链发生甲基化，称为从头甲基化（de novo methylation）。

表 12-1　DNA 甲基转移酶的功能

DNA 甲基转移酶	物种	酶活性	功能缺失后的表现
DNMT1	小鼠	维持 CpG 甲基化	基因组范围 DNA 甲基化丢失；发育第 9.5 天胚胎致死；印记基因表达异常；异位 X 染色体失活；已沉默反向转座子的激活；在肿瘤细胞中引起细胞周期阻滞和有丝分裂异常
DNMT3a	小鼠	CpG 从头甲基化	出生后 4~8 周死亡；雄性不育；生殖配子无法建立甲基化印记
DNMT3b	小鼠	CpG 从头甲基化	微卫星 DNA 去甲基化；发育第 14.5 天胚胎致死并伴随血管和肝脏缺陷
DNMT3b	人	CpG 从头甲基化	ICF 综合征；免疫缺陷；着丝粒不稳定；面部畸形；重复序列及近着丝粒异染色质发生去甲基化

（1）DNMT1：DNMT1 是最早被克隆的，也是哺乳类动物细胞中最为常见的 DNA 甲基转移酶。DNMT1 在生殖细胞和神经元中高表达，主要分布于细胞分裂周期 S 期的 DNA 复制叉中，与增殖细胞核抗原、组蛋白脱乙酰酶（histone deacetylase，HDAC）和 DNAP1（一种 DNMT1 相关蛋白）组成复合体，参与 CpG 序列甲基化的维持，将半甲基化的 CpG 完全甲基化，确保 DNA 甲基化信息被完整传递给子代细胞。

（2）DNMT3a 和 DNMT3b：DNMT3a 广泛表达，尤其在未分化的胚胎干细胞中高表达，而在已分化细胞中表达水平极低。DNMT3a 主要负责 CpG 上的甲基化，并具有甲基化序列依赖性。DNMT3a 的分子结构包含 1 个位于 N 端的调节结构和 1 个位于 C 端的催化结构，包绕在保守的 C5 DNA 甲基转移酶结构。DNMT3a 的 N 端调节结构主要包含有 1 个 PHD 结构域和 1 个 PWWP 结构域。其中，PHD 结构域富含半胱氨酸，能够结合锌离子，可以为各种转录因子、组蛋白乙酰化酶、组蛋白甲基转移酶等的结合和相互作用提供一个平台。PWWP 结构域含有保守的色氨酸 - 脯氨酸序列，能够特异性识别组蛋白尾部的 H3K36 三甲基标记，这种相互作用可以增强 DNMT3a 的活性，促进核小体 DNA 甲基化。DNMT3a 主要在胚胎发育发挥作用，胚胎干细胞缺失该酶可引起胚胎致死或胚胎发育畸形。

DNMT3b 与 DNMT3a 结构相似，功能有一定重叠。但 DNMT3b 区别于 DNMT3a 之处在于：DNMT3b 可参与着丝粒附近小卫星重复序列的甲基化；DNMT3b 缺失会导致基因组稳定性出现问题，主要表现在出现非整倍体和多倍体，或染色体断裂与融合。小鼠 *Dnmt3a* 和 *Dnmt3b* 同时缺失会引起胚胎在着床后无法启动从头甲基化而导致胚胎致死在第 9.5 天时间点。

需要强调的是,上述这些 DNA 甲基转移酶的作用并非孤立存在,而是彼此协作关系。DNMT1 和 DNMT3a 可以共同参与胚胎的植入与发育过程;DNMT3b 和 DNMT1 也可以一起参与胚胎细胞甲基化状态的维持。

2. 甲基化 DNA 结合蛋白　DNA 甲基化是基因转录抑制的重要机制,除了可直接阻止转录因子结合外,通过与甲基化 DNA 结合蛋白的结合并募集辅阻遏物也是引起基因表达受到抑制或者基因沉默的重要机制(图 12-2)。甲基化 DNA 结合蛋白是一类能够随 DNMT 一起被招募至 DNA 甲基化位点 CpG 的蛋白,因此也被称为甲基 -CpG 结合蛋白。

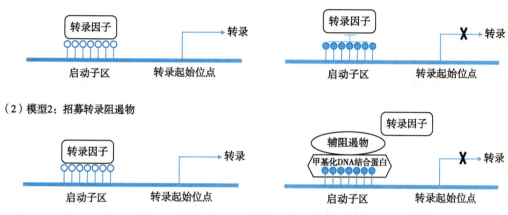

（1）模型1:DNA甲基化直接干扰转录因子与启动子的结合

（2）模型2:招募转录阻遏物

图 12-2　DNA 甲基化抑制基因表达的两种模式

哺乳动物中已被鉴定的甲基化 DNA 结合蛋白主要包括 MBD(methyl-CpG-binding domain)蛋白家族、KAISO 和 KAISO 样锌指蛋白家族、SRA(set and ring finger-associated)结构域蛋白三个家族。

（1）MBD 蛋白家族:MBD 蛋白家族包括 MBD1-6 和 MECP2(methyl-CpG-binding protein 2)共 7 个家族成员,这是一类含有 MBD 结构域的蛋白。其中,MBD1、MBD2、MBD4 和 MECP2 已被确证具有识别和结合甲基化 DNA 的功能,并具有序列识别特异性,其余三个 MBD 家族成员功能尚不明确。

MBD 家族成员在与 CpG 结合后会进一步招募辅阻遏物,如共抑制因子、组蛋白脱乙酰酶等来发挥转录抑制作用。MBD1 主要分布在哺乳类动物的肺和肝脏中,是 MBD 家族分子量最大的蛋白成员。MBD1 偏好在甲基化的 CpG 位点 +2 位置为 A 或者 −2 位置为 T 的 DNA 序列结合。MBD2 具有甘氨酸 - 精氨酸重复序列和卷曲螺旋结构域,主要分布在哺乳类动物的大脑纹状体中。MBD4 是一种胸腺嘧啶糖基酶,可以参与 DNA 错配修复,在肿瘤细胞中是维持启动子区高甲基化状态所必需的。MECP2 是第一个被鉴定的 MBD 蛋白,通过其 C 端的转录抑制结构域(transcription repression domain)招募辅阻遏物发挥作用。MECP2 对于甲基化 CpG 位点两侧富含 AT 的 DNA 序列具有高度亲和力。MECP2 主要分布于有丝分裂后期阶段的神经细胞中,对于神经系统的发育与功能发挥具有重要意义。

（2）KAISO 和 KAISO 样锌指蛋白家族:KAISO(也称 ZBTB33)蛋白是第一个被发现能结合甲基化 DNA 的 C2H2 型锌指蛋白,借助其 C 端的三个串联锌指结构可与至少 2 个甲基化 CpG 实现结合,并通过其 N 端的 BTB/POZ 结构域(broad complex,tramtrack,and bric-a-brac/poxvirus and zinc finger domain)来招募辅阻遏物。ZBTB4 和 ZBTB38 也是含有锌指结构的甲基 -CpG 结合蛋白,与 KAISO 结构和功能非常相类似,故将其归为 KAISO 样蛋白。需要强调的是,近年来又陆续发现了 ZFP57(zinc finger protein 57)(KRAB 型锌指蛋白)、KLF4(kruppel-like factor 4)、WT1(Wilms tumor 1)等具有结合甲基化 DNA 的其他类型锌指蛋白。

（3）SRA 结构域蛋白:SRA 结构域蛋白是一类结合于增强子区甲基化位点的转录抑制因子,包括 UHRF1 和 UHRF2。UHRF1 和 DNMT1 的功能密切相关,可在 DNA 复制时将 DNMT1 招募到半甲基化的 CpG 位点。UHRF1 的 SRA 结构域能通过碱基翻转机制识别并结合半甲基化的 CpG 位点。UHRF2

的 SRA 结构域能特异性识别 5- 羟甲基胞嘧啶（5hmC）。

3. DNA 去甲基化　DNA 去甲基化是一个将 DNA 上的 5- 甲基胞嘧啶还原为胞嘧啶，即移除甲基的过程。DNA 去甲基化有 2 种方式：①复制相关的 DNA 去甲基化，主要发生在 DNA 复制过程中，通过靶向干扰 DNMT1 并使之缺失或失活，引起新生成的 DNA 链不能被甲基化；②主动去甲基化，是指在一些特定情况下，甲基被迅速从 DNA 上移除的过程。目前关于这一现象背后的机制还不明确。

二、组蛋白修饰

组蛋白的翻译后修饰是表观遗传学调控的另外一种核心手段。核小体是染色体的基本结构组成单元，由 H2A、H2B、H3、H4 各 2 分子聚合为八聚体，八聚体上缠绕有 146bp 的 DNA 双链。这些核心组蛋白的 N 端通常形成裸露在八聚体外面的尾巴，呈松散状态，是组蛋白翻译后修饰的重要靶点。目前已发现组蛋白修饰至少包括乙酰化、甲基化、磷酸化、泛素化、乳酸化、SUMO 化、丙酰化、丁酰化、巴豆酰化、琥珀酰化、戊二酰化、二羟基异丁烯酰化、三羟基丁酰化、苯甲酰化等 20 多种修饰类型，其中以乙酰化、甲基化、磷酸化和泛素化等 4 种方式最为常见。组蛋白修饰形成的信号标记能够引起细胞精准的反应，被认为是一种组蛋白密码。

（一）组蛋白乙酰化与脱乙酰化

1. 组蛋白乙酰化与组蛋白乙酰转移酶　组蛋白乙酰化（histone acetylation）是指在组蛋白乙酰转移酶（histone acetyltransferase, HAT）催化作用下，将乙酰基从乙酰辅酶 A 上转移到组蛋白 N 端尾部较为保守的赖氨酸 ε 位氨基上的修饰过程。

组蛋白乙酰化修饰是研究最早的表观遗传修饰之一。组蛋白乙酰转移酶可以催化四种核心组蛋白。根据组蛋白乙酰转移酶的结构特征可分为三大类：① GNAT（Gcn5-related N-acetyltransferase）家族，其主要组蛋白底物为 H3；② MYST 家族，其主要组蛋白底物为 H4；③其他具有 HAT 活性的蛋白，如 p300/CBP（CREB-binding protein）、Rtt109、Nut1、TFIIIC、HAT4 等。p300/CBP 家族以组蛋白 H3 和 H4 为底物。Rtt109 主要在酵母中负责 H3K56 的乙酰化。

2. 组蛋白乙酰化的功能　组蛋白乙酰化修饰具有以下几方面功能（表 12-2）。

（1）激活基因转录与转录延伸：发生在组蛋白尾部赖氨酸上的乙酰化能够消除赖氨酸的正电荷，从而会削弱组蛋白尾巴与带负电荷 DNA 磷酸骨架的静电作用力，促进转录因子与 DNA 的结合（图 12-3）。

（2）增进组蛋白和 DNA 的结合，促进核小体的组装：新合成的组蛋白常会在 H3K56 以及 H4K5、H4K8 和 H4K12 位点发生乙酰化。这些乙酰化修饰会促进组蛋白与相关辅助因子的相互作用，进而增强组蛋白与 DNA 的结合，促进核小体的包装。

（3）抑制异染色质的形成：异染色质和常染色质在组蛋白乙酰化水平上存在显著差异，异染色质较常染色质的组蛋白乙酰化水平要低很多。

（4）参与 DNA 损伤修复和基因组稳定性的维持。

表 12-2　组蛋白乙酰化的主要位点及其功能

组蛋白	乙酰化位点	组蛋白乙酰化酶	主要功能
H2A	K5	Tip60, p300/CBP	转录激活
H2B	K5	p300, ATF2	转录激活
	K12	p300/CBP, ATF2	转录激活
	K15	p300/CBP, ATF2	转录激活
	K20	p300	转录激活
H3	K9	未知	组蛋白沉积
		Gcn5, SRC-1	转录激活

续表

组蛋白	乙酰化位点	组蛋白乙酰化酶	主要功能
	K14	Gcn5，PCAF	转录激活
		Esa1，Tip60	转录激活、DNA 修复
		SRC-1	转录激活
		Elp3	转录激活（延伸）
	K18	Gcn5	转录激活、DNA 修复
		p300/CBP	转录激活
	K23	Gcn5	转录激活、DNA 修复
		p300/CBP	转录激活、DNA 修复
	K27	Gcn5	转录激活
	K36	Gcn5	转录激活
H4	K5	Hat1	组蛋白沉积
		Esa1，Tip60	转录激活、DNA 修复
		ATF2	转录激活
		p300	转录激活
	K8	Gcn5，PCAF	转录激活
		Tip60	DNA 修复
		ATF2	转录激活
		Elp3	转录激活（延伸）
		p300	转录激活
	K12	Hat1	组蛋白沉积、端粒沉默
		Esa1，Tip60	转录激活、DNA 修复
		p300	转录激活
	K16	Gcn15	转录激活
		Esa1，Tip60	转录激活、DNA 修复
		ATF2	转录激活
		Sas2	常染色质化

注：K 为赖氨酸的简写符号。

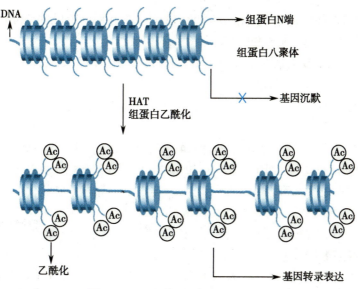

图 12-3　组蛋白乙酰化与基因表达

3. 组蛋白脱乙酰化与组蛋白脱乙酰酶 组蛋白脱乙酰酶是一类能够将乙酰基从组蛋白赖氨酸ε位氨基上移除的酶。目前已经鉴定的组蛋白脱乙酰酶共有 18 种,根据组蛋白脱乙酰酶的序列同源性、亚细胞定位以及酶活性,常被分为 4 大类。去除乙酰化的组蛋白与 DNA 的结合会因此而变得更为紧密,不利于转录因子及其辅助因子的结合,因此基因的转录表达被抑制。

(二)组蛋白甲基化

组蛋白甲基化(histone methylation)修饰是指在组蛋白甲基转移酶(histone methyltransferase,HMT)的催化作用下,将甲基转移到 H3 和 H4 组蛋白赖氨酸和精氨酸残基上的修饰过程。

目前发现存在 24 个组蛋白甲基化位点,17 个位于赖氨酸残基上,7 个位于精氨酸残基上。其中,赖氨酸残基上可发生单甲基化、二甲基化和三甲基化三个层次的修饰,而精氨酸残基上仅能发生单甲基化和二甲基化修饰。

1. 组蛋白赖氨酸甲基化 在组蛋白赖氨酸已知的 17 个甲基化位点中,有 6 个位点的研究最为深入,分别是 H3K4、H3K9、H3K27、H3K36、H3K79 和 H4K20。组蛋白赖氨酸甲基化主要由组蛋白赖氨酸甲基转移酶(lysine methyltransferase,KMT)催化,发生单甲基化、二甲基化或三甲基化。KMT 包括 6 种主要家族成员:①KMT1 家族在哺乳动物中至少包含 4 个成员,即 SUV39H1/2、G9a、GLP 和 SETDB1,主要负责 H3K9 甲基化;②KMT2 家族成员存在于大分子复合物中,称为与 Set1 相关的蛋白质复合物,负责在 H3K4 上进行单甲基化、二甲基化或三甲基化修饰;③KMT3 家族包括 NSD1-3 三个成员,主要负责 H3K36 甲基化;④KMT4 家族的唯一成员是 DOT1L,负责 H3K79 的甲基化;⑤KMT5 家族包括 PR-Set7 和 SUV4-20H1/2,负责 H4K20 单甲基化、二甲基或三甲基化修饰;⑥KMT6 家族包括 EZH1 和 EZH2,负责 H3K27 单甲基化、二甲基化或三甲基化修饰。

相对于乙酰化修饰,组蛋白赖氨酸甲基化修饰要复杂得多,主要表现在以下几个方面:①甲基化修饰具有多种截然不同的功能,既可以是转录激活(H3K20me3),也可以是转录抑制(H3K9me3),还可以参与转录延伸(H3K36me3)或 DNA 损伤修复(H4K9me3)过程;②同一个位点可以发生单甲基化、二甲基化和三甲基化三个层次的修饰;③发生在同一位点的不同层次的甲基化可以具有不同的功能;④组蛋白甲基化不能改变赖氨酸的电荷,故不能通过静电作用力来改变染色质与转录因子的结合。

2. 组蛋白精氨酸甲基化 组蛋白精氨酸甲基化是由蛋白质精氨酸甲基转移酶(protein arginine methyltransferase,PRMT)将 S- 腺苷甲硫氨酸的甲基转移至精氨酸(R)的胍基氮原子上的修饰过程。组蛋白精氨酸可通过甲基化形成单甲基精氨酸(monomethyl arginine,MMA)、对称二甲基精氨酸(symmetric dimethyl arginine,SDMA)和不对称二甲基精氨酸(asymmetric dimethyl arginine,ADMA)共 3 种甲基化修饰形式。

在组蛋白中已鉴定的精氨酸甲基化位点主要有 H3R2、H3R8、H3R17/26、H4R3 和 H2AR3/29 等。在哺乳动物中已发现的蛋白质精氨酸甲基转移酶共有 9 种。

组蛋白精氨酸发生甲基化修饰对基因的转录表达具有调控作用,因具体甲基化位点差异以及辅助因子的不同,既可以参与转录激活,也可能参与转录抑制。例如,组蛋白 H4R3 的甲基化可以促进基因转录,而组蛋白 H3R8 和 H4R3 的二甲基化修饰则可以抑制基因转录。此外,精氨酸甲基化还可参与 DNA 损伤修复等过程。

3. 组蛋白去甲基化 组蛋白赖氨酸和精氨酸上的甲基还可以被移除,此过程称为组蛋白去甲基化,也是一个酶催化的过程。组蛋白赖氨酸甲基的去除依靠组蛋白赖氨酸去甲基化酶催化完成,根据作用机制的不同,此类酶可以被分为两大类:一类是 FAD 依赖的胺氧化酶;另一类是亚铁离子 Fe^{2+} 和 α- 酮戊二酸盐依赖的双加氧酶。组蛋白精氨酸去甲基化则依靠肽基精氨酸脱亚胺酶(peptidyl arginine deiminase,PADI)家族成员,通过去除精氨酸上的一个氨基,将其转化为瓜氨酸。

(三)组蛋白磷酸化

组蛋白磷酸化主要发生在丝氨酸、苏氨酸、酪氨酸残基上,由磷酸激酶来催化,是一种瞬时、可诱导的修饰机制,主要出现在一些特定生理进程,如 DNA 损伤应答、染色体分离过程中(表 12-3)。

表 12-3　组蛋白磷酸化的主要位点及其功能

组蛋白	磷酸化位点	磷酸化修饰酶	主要功能
H2A	Ser1	MSK1	转录抑制
	Ser139	ATR、ATM、DNA-PK	DNA 修复
	Thr120	Bub1、VprBP	有丝分裂、转录抑制
	Thr142	WSTF	DNA 修复、细胞凋亡
H2B	Ser14	Mst1	细胞凋亡
	Ser36	AMPK	转录激活
H3	Ser10	Aurora-B 激酶	有丝分裂、减数分裂
		MSK1、MSK2	基因快速活化
		IKK-α	转录激活
		Snf1	转录激活
	Ser28	Aurora-B 激酶	有丝分裂
		MSK1、MSK2	基因快速活化
	Thr11	Dlk/Zip	有丝分裂
	Tyr41	JAK2	转录激活
H4	Tyr45	PKCδ	细胞凋亡
	Ser1	CK2	DNA 修复

（四）组蛋白泛素化

组蛋白泛素化是指组蛋白共价结合泛素（76 个氨基酸多肽）的过程，主要发生在 H2AK119 和 H2BK123 位点，一般为单泛素化。其中，H2A 泛素化修饰与基因转录抑制、基因沉默有关，而 H2B 泛素化修饰则与转录激活有关。发生在组蛋白上的单泛素化修饰是可逆的，可以被去泛素化酶移除。研究表明，组蛋白泛素化修饰在很多重要的生理过程中发挥着作用（表 12-4）。

表 12-4　组蛋白泛素化的主要位点及其功能

组蛋白	泛素化位点	泛素化修饰酶	主要功能
H2A	K119	Ring2	精子的发生
H2A	K127/K129	BRAD1	DNA 损伤修复反应
H2A	K13/K15	RNF168	DNA 损伤修复反应
H2B	K120	UbcH6	减数分裂
H2B	K120	RNF20	胚胎干细胞分化

三、非编码 RNA

非编码 RNA 是对于那些不作为翻译蛋白质模板的 RNA 的统称。除所熟知的 tRNA、rRNA、核内小 RNA（small nuclear RNA，snRNA）外，近年来又陆续发现了包括干扰小 RNA（small interfere RNA，siRNA）、微 RNA（microRNA，miRNA）、长链非编码 RNA（long non-coding RNA，lncRNA）、环状 RNA（circular RNA，circRNA）以及 piRNA 在内的一些非编码 RNA。根据功能和大小特征可以分为三类：①经典的"管家"非编码 RNA，主要包括 rRNA、tRNA、snRNA 等。②小 RNA：一般是指长度在 200nt 以下的非编码 RNA。在真核生物中，主要包括 miRNA、piRNA、siRNA 等。③长非编码 RNA：主要包括 lncRNA、circRNA 等。

（一）miRNA

1. miRNA 概述   miRNA 是一类长度在 22nt 左右，具有调节 mRNA 表达和稳定性功能的非编码 RNA。第一个被发现的 miRNA 是 *lin-4*，1993 年在线虫中被发现。*lin-4* 可与其靶基因 *lin-14* mRNA 的 3′ 非翻译区（3′-untranslated region，3′-UTR）中部分序列发生互补结合，进而抑制蛋白翻译。随后，miRNA 被发现广泛存在于动物、植物和微生物中。

作为一种内源性非编码的小分子单链 RNA，经典的 miRNA 首先由 RNA 聚合酶Ⅱ转录产生为含有茎环结构的初级转录产物（pri-miRNA），再在细胞核中被 Drosha/DGCR8 等所组成的微处理器复合体加工为 60~90nt 的 miRNA 前体（pre-miRNA），随后被输出蛋白 5（Exportin 5）和 RAN-GTP 复合物运到细胞质。在细胞质中，pre-miRNA 由 RNase Ⅲ 和 DICER 切割为 22nt 的双链 RNA，同时还触发 RNA 诱导沉默复合物（RNA-induced silencing complex，RISC）的形成（图 12-4）。近年来还发现，少量 miRNA 能绕过 Drosha/DGCR8 或 DICER 的加工，通过 mirtron 等一些非经典途径来生成。

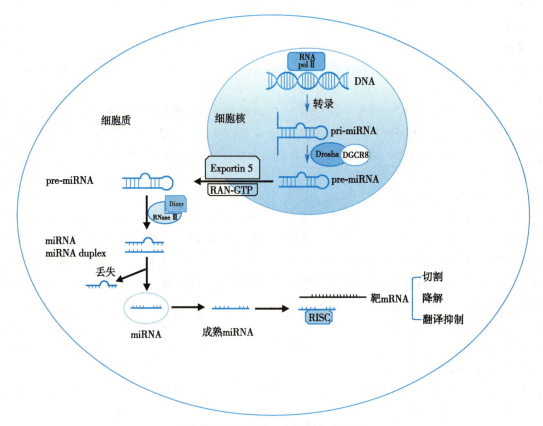

图 12-4　经典的 miRNA 合成途径

2. miRNA 的功能   研究证实，miRNA 在细胞增殖、分化、衰老、凋亡、新陈代谢等诸多生理过程发挥着作用，与疾病的发生、发展、治疗以及预后关系密切。miRNA 对于与其序列互补的 mRNA 的表达水平具有调节作用，主要有以下两种方式发挥作用：①当 miRNA 与靶 mRNA 不完全互补时，可通过与靶 mRNA 的 3′-UTR 结合来抑制蛋白翻译，但不影响 mRNA 的稳定性，如经典的 *lin-4*；②miRNA 与靶 mRNA 完全互补，可与靶 mRNA 结合，进而切割和降解后者，通过影响 mRNA 的稳定性来发挥作用，如经典的 *miR-39*、*miR-15*、*miR-16* 等。

（二）lncRNA

1. lncRNA 概述   lncRNA 是指一类长度大于 200nt 并且不编码蛋白质的非编码 RNA，由日本学者 Okazaki 首先发现和命名。lncRNA 与 mRNA 结构相似，存在剪接、多聚腺苷酸化以及 5′ 端加帽，但缺乏开放阅读框（open reading frame，ORF）。同时，lncRNA 的表达丰度要比 mRNA 低很多，保守性也要比 mRNA 以及其他非编码 RNA 低很多。

根据 lncRNA 与相邻蛋白质编码基因相对毗邻关系,可将其分为 5 种类型。①正义 lncRNA(sense lncRNA):与蛋白编码序列的正义链重叠;②反义 lncRNA(antisense lncRNA):与蛋白编码序列的反义链重叠;③双向 lncRNA(bidirectional lncRNA):位于编码基因转录起始位点相距超过 1 000bp 的反义链上,且两者转录方向相反;④基因内 lncRNA(intronic lncRNA):多位于转录本编码基因的内含子区内;⑤基因间 lncRNA(intergenic lncRNA):通常位于两条蛋白质编码基因的基因间隔区。

2. lncRNA 的功能　研究发现,lncRNA 广泛参与 DNA 甲基化、组蛋白修饰、染色质重塑等生物学过程,能与 DNA、RNA 和蛋白质分子发生相互作用,通过顺式或反式作用调控靶基因表达。lncRNA 能在转录前、转录、转录后水平调控基因的表达,发挥多样的生物学功能。

(1)lncRNA 参与 DNA 甲基化:lncRNA 可以参与由 DNA 甲基化介导的基因转录失活过程。例如,哺乳动物的 X 染色体失活(X chromosome inactivation,XCI)过程中发生广泛的 DNA 甲基化、组蛋白修饰,而 lncRNA 也参与其中,并发挥着至关重要的作用。lncRNA XIST 被认为是启动 X 染色体失活的关键因素。lncRNA XIST 只在失活的 X 染色体表达,并覆盖在其表面,激发 X 染色体高度凝集异染色质化。而在需要保持活性的 X 染色体中可以生成 lncRNA TSIX,后者可以募集 DNMT3a 到 *XIST* 基因的启动子区,使其发生 DNA 甲基化,拮抗 lncRNA XIST 的作用,最终阻止 lncRNA XIST 在活化 X 染色体中累积(具体机制详见本章第二节)。

(2)lncRNA 参与组蛋白修饰:lncRNA 可以通过组蛋白修饰抑制基因的表达。例如,lncRNA AS1DHRS4 可以募集 PRC2 和组蛋白甲基转移酶 G9a,分别引起 H3K27 三甲基化和 H3K9 二甲基化,导致 *DHRS4L2* 和 *DHRS4L1* 基因转录失活。另外,lncRNA 还可通过组蛋白修饰激活基因的表达。例如,*HOXA* 基因簇 5′ 端转录生成的 lncRNA HOTTIP,可以募集 WDR5/MLL 复合物并诱导组蛋白 H3K4 三甲基化,从而激活 *HOXA* 基因簇 5′ 端多个基因的表达。

(3)lncRNA 参与基因转录调控:基因转录是一个严密复杂的生物过程,lncRNA 能够通过模仿 DNA 元件,竞争性结合转录因子或进行可变剪接等来调控基因转录。例如,lncRNA GAS5 作为哺乳动物细胞凋亡和生长的关键调控因子,可通过模拟糖皮质激素应答元件来结合糖皮质激素受体(glucocorticoid receptor,GR)的 DNA 结合结构域,阻止糖皮质激素受体与糖皮质激素应答元件的相互作用,从而抑制下游基因的转录表达,促进细胞凋亡。

(4)lncRNA 参与基因转录后调控:转录后水平基因调控是指基因在转录后的一系列加工过程,主要包括 RNA 剪切、加工、拼接、成熟以及稳定性调节等,在基因表达中起十分重要的作用。mRNA 前体的剪切作为 mRNA 加工代谢中的重要步骤常受到 lncRNA 调控。研究发现,肺腺癌转移相关 lncRNA MALAT1 能通过与丝氨酸 / 精氨酸富含性剪切蛋白 SR 的相互作用,来影响后者的亚细胞定位,调节后者在细胞中的浓度,参与针对 mRNA 前体的剪切。

(5)lncRNA 为蛋白复合物的相互作用提供分子支架:lncRNA 的功能结构域可以结合不同的蛋白复合体,发挥类似分子支架的作用,引导相关大分子复合体在目标区域进行组装以发挥调控作用。例如,lncRNA HOTAIR 可以分子支架的作用方式将两种不同的蛋白复合物募集到染色体特定位点来改变组蛋白甲基化修饰,进而以顺式调控方式来抑制 *HOXD* 基因的表达,并最终引起细胞侵袭转移能力的增强。

(6)lncRNA 与 miRNA 间存在交互调节作用:lncRNA 功能的发挥,还与 miRNA 存在广泛交集,主要表现在:① miRNA 调控 lncRNA 的稳定性,例如 miRNA let-7 可与 RISC 一起来靶向降解 lncRNA p-21 以及 HOTAIR;② lncRNA 能与 miRNA 竞争性结合靶 mRNA;③ lncRNA 可通过诱捕作用或 miRNA 海绵作用来抑制 miRNA 的功能发挥;④ lncRNA 可作为 miRNA 的前体来发挥作用。

四、RNA 修饰

RNA 修饰泛指发生在 RNA 上的各种化学修饰的总称。自 20 世纪 50 年代以来,已经相继在古细菌、细菌、病毒和真核生物中发现了超过 140 种广泛发生在各种类型 RNA 的 A、U、G、C 四种核苷酸上的化学修饰。其中，RNA 甲基化是一类最为广泛的修饰形式，主要包括 6- 甲基腺嘌呤（m^6A）、1- 甲基腺嘌呤（m^1A）、5- 甲基胞嘧啶（m^5C）、3- 甲基胞嘧啶（m^3C）、7- 甲基鸟嘌呤（m^7G）等。

m^6A 修饰是真核生物 RNA 中存在的最为广泛的甲基化修饰之一，一半以上的 RNA 均含有此类修饰。m^6A 修饰是真核生物 mRNA 除了 5' 帽子结构外含量最高的修饰，约占细胞 mRNA 全部腺苷酸含量的 0.1%~0.4%。m^6A 修饰发生在腺嘌呤的第 6 位氮原子上，是一种非常稳定的化学修饰，同时又具有动态可逆性。m^6A 化学修饰依赖于特异性甲基转移酶、去甲基化酶和 m^6A 结合蛋白的协同作用。催化 m^6A 的甲基转移酶以复合物形式发挥作用，其组分包括 METLL3、METLL14、WATP 及 KIAA29 蛋白。而催化 m^6A 发生主动去甲基化的酶主要为 FTO 和 ALKBH5，二者同属人的 ALKB 双加氧酶蛋白家族成员。此外，目前已经鉴定了 5 种 m^6A 结合蛋白：YTHDF1、YTHDF2、YTHDF3、YTHDC1、YTHDC2，同属含有 YTH 结构域的蛋白家族。

m^6A 的生物学功能主要体现在：m^6A 修饰富集于 mRNA 的终止密码以及剪接位点附近，通过与特定 m^6A 结合蛋白的合作，不仅影响 mRNA 的剪接、降解、出核和翻译过程，还可以调控 mRNA 的二级结构。

五、RNA 编辑

RNA 编辑（RNA editing）是指在转录和转录后过程中对 RNA 分子的特定核苷酸序列进行编辑的过程。从本质上讲，RNA 编辑是一种 RNA 分子与其模板 DNA 或 RNA 不一致的现象，是 RNA 分子多样性的表现。RNA 编辑现象广泛存在于病毒、原核与真核生物中。根据编辑方式的不同，可分为 RNA 的插入 / 删除和碱基替换编辑两种模式。

RNA 的插入 / 删除编辑是指以指导 RNA（guide RNA，gRNA）为模板，在靶标 RNA 分子中引起一个或多个碱基掺入或删除的过程。在此过程中，指导 RNA 与编辑前的靶 RNA 通过序列互补配对，随后招募编辑体对靶 RNA 进行剪切和连接。编辑体具有核酸内切酶、末端尿苷酸转移酶和 RNA 连接酶活性。

RNA 的碱基替换编辑是一种通过编辑手段转换核苷酸的手段，在动植物界广泛存在 A-to-I 和 C-to-U 两种 RNA 编辑。其中，A-to-I 是动物中最普遍的 RNA 编辑形式，首先发现于 RNA 特异性腺苷脱氨酶（adenosine deaminase acting on RNA 1，ADAR1）。在 ADAR1 的催化作用下，腺苷（A）的 C6 位发生氨基水合反应，形成水化中间体，随后通过脱去一个氨基变为肌酐 I。肌酐 I 与鸟嘌呤 G 仅存在 C2 上的氨基差异，故在随后的 RNA 剪接加工或翻译过程中，肌酐 I 常被识别为鸟嘌呤 G。A-to-I RNA 编辑既可以发生在编码区，也可以发生在非编码区。当发生在编码区时，可能会改变氨基酸序列，或引入起始密码子而改变多肽的长度。当发生在内含子区时，则可能会改变 RNA 剪接形成新的 mRNA 转录本。当发生在 3'-UTR 时，可能会改变 miRNA 的靶向定位，从而影响其对于 mRNA 功能的调控。

第二节 ｜ X 染色体失活与基因组印记

表观遗传学相关研究的不断深入，进一步引发了人们对于一些特殊遗传现象的再思考，如 X 染色体失活和基因组印记（genomic imprinting）的内在原因。事实也证明，X 染色体失活和基因组印记之间存在着非常紧密的联系。

一、X 染色体失活

（一）性别决定

1. 性别决定机制　雌雄性别是高等生物的重要形状特征，生物的性别决定机制具有多样性，但主要分为性染色体性别决定机制和环境性别决定机制两大类。一些膜翅目的昆虫，如蜜蜂等依靠染色体倍数来决定性别：单倍体未受精的卵会发育为雄性，二倍体的受精卵则发育为雌性。

性染色体性别决定机制是动物界中最普遍的性别决定方式，主要包括 XX/XY、XX/XO、ZZ/ZW 性别决定系统。几乎所有的哺乳类都使用 XX/XY 性别决定系统：XX 代表雌性，XY 代表雄性。XX/XO 是 XX/XY 性别决定系统的变种，存在于蝗虫等生物中，雌性的性染色体组成为 XX，而雄性比雌性少一条染色体，即 XO。ZZ/ZW 性别决定机制普遍存在于爬行类、鸟类和昆虫中，当性染色体组成为 ZW 时就发育为雌性，而当性染色体组成为 ZZ 时则发育成雄性。

环境性别决定机制主要在一些爬行类、鱼类和昆虫的性别决定过程中发挥着重要的作用。例如：海龟、蛇和蜥蜴等的性别由受精卵孵化时的温度决定，在低温孵化条件下，海龟的受精卵会全部发育成雄性，而在高温孵化条件下，海龟的受精卵则全部发育为雌性；密西西比鳄鱼的卵在 30℃ 会孵化为雌性，而当温度超过 34℃ 则会全部孵化为雄性。

2. 哺乳动物 Y 染色体的进化 在进化上，X 和 Y 染色体实际上是同源的。大约在 3 亿年以前，其共同祖先（原始 X 染色体）在遗传过程中正常地进行 DNA 的复制、染色体的联会以及基于同源重组的片段互换。然而，在 3 亿年前的某一天，其中一条原始 X 染色体上一个 SOX3 基因意外发生了突变，成为今天的 Y 染色体性别决定区（sex determining region of Y），又称 SRY 基因，这是现代 Y 染色体上决定男性性别的关键基因。这条具有 SRY 基因的 Y 染色体也从此走上了和 X 染色体截然不同的道路。随后发生的染色体倒位事件，使得 Y 染色体上的 SRY 基因转移到了染色体另一端，进而失去基于同源重组的修复作用，进一步加剧了 Y 染色体丢失更多的原本携带的与 X 染色体同源的基因。在漫长而持续的自然选择压力之下，Y 染色体从最初的携带有 1 000 多个基因进化到目前仅携带有 20~30 个基因，与 X 染色体的差异也越来越大，因而确立了 Y 染色体在性别决定中的重要地位。

（二）哺乳动物 X 染色体失活

1. X 染色体失活的发现 雌性哺乳动物的体细胞含有 2 条 X 染色体，而雄性只有 1 条。一般认为，这会导致 X 染色体基因表达的水平在雌性体细胞较雄性体细胞更高。然而，RNA 和蛋白质水平的分析均表明 X 染色体与其他常染色体的表达剂量并无明显差别。X 染色体失活现象的发现以及剂量补偿机制给出了合理的解释。关于 X 染色体失活相关遗传现象的研究历史及莱昂假说等内容请参考本书第五章相关内容。

2. X 染色体失活的类型 目前的研究证据显示，X 染色体失活存在两种不同形式：一种是随机 X 染色体失活（random X chromosome inactivation）；另一种是印记 X 染色体失活（imprinted X chromosome inactivation）。发生随机 X 染色体失活时，父本或母本来源的 X 染色体有同等机会发生失活，是完全随机的。而当发生印记 X 染色体失活时，父本遗传的 X 染色体总会被失活。在小鼠中，父本遗传的 X 染色体失活发生在两细胞到四细胞胚胎发育早期阶段，并会在发育为胎盘的胚胎外组织中一直维持。这对于胚胎发育至关重要，发生异常则会导致胚胎发育死亡。

（三）X 染色体失活的表观遗传学机制

X 染色体失活是通过 X 失活中心（X inactivation center, XIC）调控的。人类 XIC 位于 Xq13.2，该区域富含 DNA 重复序列，故编码蛋白质的基因很少。XIC 决定哪条 X 染色体发生失活，其作用的发挥依赖于该区域 XIST 及其正负调控元件的作用。

1. X 染色体失活的开关——XIST X 染色体失活特异转录因子（X inactive specific transcript）位于 XIC，其编码产物 XIST 是一种 lncRNA，长约 17kb。lncRNA XIST 偏好与转录出自己的那条 X 染色体结合，并从 XIC 区域开始向两边延伸，直至覆盖在整个染色体上，最终通过招募相关沉默因子引起该条 X 染色体失活。

2. XIST 的负调控——TSIX TSIX 基因位于 XIST 下游 15kb 处的反义链上，转录自 XIST 的反义链。故 TSIX RNA 为 lncRNA XIST 的反义 RNA，对 XIST RNA 起负调控作用。在能转录 TSIX RNA

的 X 染色体上,其所表达的 TSIX RNA 通过与 lncRNA XIST 的结合会引起后者被降解。因此,表达 TSIX 的 X 染色体通常是有活性的那一条。

3. 其他影响 XIST 的基因 区别于 TSIX 的负调控,*JPX*、*FTX* 和 *RNF12* 等基因的表达产物对 XIST 发挥正性调控作用。*JPX* 位于 *XIST* 基因上游,其表达产物也是一种 lncRNA,可以通过移除结合在 *XIST* 启动子区的 CTCF 蛋白来顺式激活 *XIST* 的表达。*FTX*(five prime to XIST)也位于 *XIST* 基因上游,其表达产物也是一种 lncRNA,在雌性动物体细胞中可以顺式激活 *XIST* 的表达。*RNF12* 基因位于 *XIST* 基因上游 500kb 处,其编码产物是 RING-H2 锌指蛋白,属于一种 E3 泛素蛋白连接酶,可通过反式作用引起 REX1 的降解来促进 *XIST* 引起的 X 染色体失活。

需要强调的是,DNA 甲基化、组蛋白相关修饰机制对于 *XIST* 的表达也具有重要的调控作用。例如,在着床前的胚胎中,H3K27me3 甲基化水平升高可引起 *XIST* 基因沉默,有助于维持母本 X 染色体保持活性。

4. X 染色体失活的过程 X 染色体失活是通过一系列步骤实现的:①计数,必须存在至少两个拷贝的 XIC,失活才能发生。通过计数过程确保只有一条 X 染色体在二倍体细胞中保持活性。②选择,两条 X 染色体同时转录 lncRNA XIST,这是 X 染色体失活所必需的。同时,通过 lncRNA TSIX 的不对称表达来确定哪条 X 染色体失活。lncRNA TSIX 的转录及其进一步与 lncRNA XIST 结合只发生于未来仍具基因表达活性的 X 染色体中。相反,在随后发生失活的 X 染色体中,lncRNA TSIX 的转录则被抑制,从而导致 lncRNA XIST 能够被累积下来。③启动,在发生失活的 X 染色体上,lncRNA XIST 启动 X 染色体失活。④扩散,稳定的 lncRNA XIST 覆盖在失活的 X 染色体上并向两边延伸。⑤稳定,覆盖在失活 X 染色体表面的 XIST RNA 为进一步 DNA 甲基化和组蛋白修饰提供了锚点,帮助异染色质形成,最终导致转录沉默并确保 X 染色体失活状态的维持。

(四)X 染色体失活对于一些遗传病的影响

1. X 染色体失活偏倚与 X 连锁隐性遗传病 X 染色体失活偏倚是指一条 X 染色体相对于另外一条有更高概率发生失活的现象。这与一般意义所强调的 X 染色体失活是随机的观点并不一致,这种细胞选择效应会导致发生单一 X 染色体失活的体细胞数量分布不均,从而引起一些 X 连锁隐性遗传病杂合子患者出现疾病症状。例如,血友病是一种 X 连锁隐性遗传的出血性疾病,可分为血友病 A 和血友病 B 两种。血友病 A 为凝血因子Ⅷ缺乏,血友病 B 为凝血因子Ⅸ缺乏,二者均由相应的凝血因子基因突变所引起。通常,基因型为杂合子的女性不会发病。但是,临床也会遇到部分重型的杂合子血友病女性患者,这是因为合成凝血因子的组织是肝脏,如果在肝脏中恰逢大量携带正常凝血因子编码基因的细胞中的 X 染色体被失活,那么就会导致杂合子基因型的女性血友病患者。

2. X 染色体数目、结构异常影响 X 染色体失活效应 在 X 染色体数目异常遗传病中,借助 X 染色体失活机制仅保留一条发挥作用,理论上女性患者身体机能应该会与正常女性比较接近,但事实并非如此。根据修订后的莱昂假说,失活的 X 染色体上仍存在有活性的基因表达。以 XXX 综合征(XXX syndrome)为例,患者常常表现出腿部长度和身高增加、牙釉质增厚等特征。理论上,多余的两条 X 染色体会发生失活。但事实上,失活的两条 X 染色体上的 *SHOX* 和编码牙釉质成分的 *AMELX* 基因发生了逃逸,因此共有三份基因表达,引起相应症状。

X 染色体发生部分缺失、重复或易位也能够影响疾病的严重程度。例如,X 染色体缺失对于男性通常是致命的,相比之下对于女性并不那么严重,原因在于缺失的那一部分恰好在发生失活的 X 染色体上。同样,X 染色体片段重复对于男性带来的问题较女性严重,也是因为女性可以通过失活一条 X 染色体来消除或降低影响。对于发生 X 染色体易位的患者来说,多数携带平衡易位的女性患者病情较轻,能够存活,是因为有问题的那条 X 染色体更易发生失活。而发生不平衡易位的患者病情较严重,会出现精神发育迟滞、先天畸形和各种肿瘤的发生,则是因为正常的那条 X 染色体更易于失活。

二、基因组印记

（一）基因组印记与印记基因

1. 基因组印记的概念　基因组印记是一种不符合孟德尔遗传规律的特殊遗传现象，特指父方和母方的等位基因在子代所表现出不对称、不等价表达方式，即只能表达一方的等位基因，从而引起功能差异。如果只表达父方等位基因，而母方不表达，称母方印记（maternal imprinting）；如果只表达母方等位基因而父方不表达，称父方印记（paternal imprinting）。目前已知，基因组印记是哺乳类动物（有袋类和胎盘类）以及开花植物特有的遗传现象。

2. 印记基因

（1）印记基因的发现：对于两性生殖的生物而言，根据孟德尔的遗传学理论，来自双亲同源染色体的等位基因对于表型的贡献是等价的。根据孟德尔这一理论，孤雌或孤雄的二倍体有性生殖个体应该也是可以存在的。然而，1984 年，来自美国宾夕法尼亚大学的麦格拉思（McGrath）和英国剑桥大学的苏拉尼（Surani）两个课题组分别在 *Cell* 和 *Nature* 期刊发表的研究结果却发现：通过核移植构建的小鼠孤雌或孤雄二倍体胚胎多数发育到囊胚期或植入子宫前就会停止发育并死掉。与之相反，通过核移植构建的含双亲二倍体小鼠胚胎却能正常发育。这一现象说明，父母双方的基因组对于胚胎发育的贡献并不相同，且彼此都不可或缺。1991 年，三个实验室相继在小鼠中发现了胰岛素样生长因子 -2（insulin-like growth factor-2）*Igf2* 基因和其受体（insulin-like growth factor type-2 receptor）*Igf2r* 基因，以及 *H19* 基因，在胚胎发育过程中表现为亲源依赖性的单等位基因表达模式，故称印记基因（imprinted gene）。据估计，哺乳动物中印记基因的比例约占整个基因数量的 1%。到目前为止，已在小鼠中发现了 150 多个印记基因，在人类已发现了约 90 多个印记基因（表 12-5）。

表 12-5　小鼠常见印记基因及其功能举例

印记异常个体表型	印记基因
胚胎致死	*Peg10*、*Igf2*、*Gnas*、*H19*、*Pon3*、*Th*、*Mash2*、*Cdkn1c*、*Plagl1*、*Dio3*、*Rtl1*
胎盘异常	*Peg1*、*Peg3*、*Peg10*、*Ascl2*、*Phlda2*、*Cdkn1c*、*Rtl1*
自主呼吸障碍	*Igf2*、*Igf2r*、*Cdkn1c*、*Ndn*、*Grb10*、*Plagl1*
生殖能力和抚育行为缺陷	*Peg1*、*Peg3*、*Magel2*、*Snord116*、*Dio3*
自主吸奶行为缺陷	*Peg3*、*GnasXL*、*Magel2*、*Cdkn1c*、*Igfr2*
代谢异常	*Peg3*、*Magel2*、*Gnas*、*GnasXL*、*Asb4*、*Kcnq1*、*Ins2*、*Snord11*、*Rasgrf1*、*Plagl1*、*Grb10*

（2）印记基因的特点：印记基因在人类染色体主要分布于 16 对常染色体，其中以 7、11 号染色体最为集中。印记基因在基因组中的分布具有成簇分布的特点，80% 的印记基因分布于 16 个印记基因簇中。成簇分布的印记基因往往受到染色体印记区域的印记中心（imprinting center，IC）或印记调控区（imprinting control region，ICR）调控。印记调控区在调控印记基因表达时具有 2 个显著特点：①印记区域中的印记基因倾向于同时表达为父源或母源特征；②非编码 RNA（主要为 lncRNA）在印记调控区的作用过程中发挥着极为重要的作用，这些 lncRNA 一般由 ICR 转录而来，可通过顺式或反式作用来调控印记基因表达。

哺乳动物中基因组印记过程一般可分为印记形成、印记维持和印记去除 3 个阶段。非编码RNA、DNA 甲基化、组蛋白修饰等表观遗传学机制在此过程中发挥着重要的作用。

（二）基因组印记异常相关遗传病

基因组印记错误会导致的两个等位基因同时表达或失活，是许多遗传病发生的原因。迄今已发现数十种人类遗传病与基因印记异常有关，如 Beckwith-Wiedemann 综合征、Russell-Silver 综合征、Prader-Willi 综合征、Angelman 综合征等。

1. Beckwith-Wiedemann 综合征 Beckwith-Wiedemann 综合征（BWS）[OMIM#130650]，又称过度生长综合征或巨大舌 - 脐膨出综合征。由 Beckwith 和 Wiedemann 在 1969 年首先报道。

（1）疾病概述：BWS 是一种先天性过度生长疾病，患者在出生前就可见身体局部过度生长，常见胎盘过大、脐带过长、脐膨出和羊水过多。出生后可见巨舌、内脏肿大和身体半边肥大等，同时头部还会表现出五官粗糙、大囟门、面中部发育不全、眼睛突出、耳垂线形皱褶等特征。约 10% 的 BWS 患儿在儿童期会罹患以 Wilms 瘤为主的肿瘤。本病的发病率约为 1/13 700，无性别差异。

（2）发病生物学机制：BWS 的发病与 11p15.5 印记基因簇中 *IGF2* 基因和周期蛋白依赖性激酶抑制因子 C1（cyclin dependent kinase inhibitor C1）*CDKN1C* 基因（也称 *P57^{kip2}*）两个印记基因错误有关。在 BWS 患者中，*IGF2* 基因常发生母方印记丢失，造成父方和母方的 *IGF2* 基因同时表达，引起 *IGF2* 基因表达过度。此外，原本母方表达的 *CDKN1C* 基因被错误印记，导致父方和母方的 *CDKN1C* 均不能表达，丧失了对细胞周期进程的负调控。因此，在 BWS 患者中，*IGF2* 的过度表达以及 *CDKN1C* 的不表达，引起胚胎过度生长。在 BWS 相关 11p15.5 印记基因簇所发生的印记异常中，*IGF2* 基因发生母方印记丢失占到 BWS 发病率的 50%；*CDKN1C* 基因被错误印记占到 BWS 发病率的 5%；其余则由父源单亲二倍体（uniparental disomy, UPD）、11p15.5 重复、倒置、易位、微缺失和微重复等所引起。

2. Russell-Silver 综合征 Russell-Silver 综合征（RSS）[OMIM#180860]，又称不对称身材 - 矮小 - 性发育异常综合征或先天性不对称 - 侏儒 - 性腺激素增高综合征，由 Sliver 和 Russell 分别在 1953 年和 1954 年报道。

（1）疾病概述：RSS 患者以严重的出生前和出生后生长发育迟缓为显著特征。患者表现出典型的成比例矮身材，成年男性患者的平均身高为 151cm，成年女性患者的平均身高为 140cm。患者的头部发育正常，但会出现一些脸部特征异常，如前额宽阔、小三角形脸、下颌小而尖、嘴角低垂。约 78% 的患者会出现躯体不对称，主要表现为上肢、下肢、躯干左右不对称或躯干局部不对称。婴幼儿患者进食困难，易发生低血糖。患儿可合并泌尿生殖系统发育异常、肾脏发育异常，并存在运动及认知发育延迟、学习障碍，但智力发育较为正常。据估计，RSS 在西方国家的发生率为 1/10 000~1/3 000，无性别差异。

（2）发病生物学机制：RSS 的发病有一定的遗传异质性，涉及 7 号和 11 号染色体印记异常，主要存在以下几种机制：①在约 60% 的 RSS 患儿中发现 11p15.5 的 *H19* 及 *IGF2* 印记异常。11p15.5 的 *H19*（父方印记）和 *IGF2*（母方印记）两个印记基因，受位于着丝粒附近印记调控区 ICR 调控，而父源染色体 ICR 发生去甲基化所引起的染色体绝缘效应会导致父源等位基因 *IGF2* 的表达被关闭，引起 *IGF2* 低表达，从而导致胚胎宫内生长发育迟缓。②约 10% 的患者是由 7 号染色体母源性单亲二倍体所致，即患儿的两条 7 号染色体均来自母亲，导致位于 7 号染色体的印记基因表达异常。③ 1% 的患者存在 7p12.1 的生长因子受体结合蛋白 10（growth factor receptor bound protein 10）*GRB10* 基因突变。GRB10 能够与胰岛素受体和胰岛素样生长因子 1 的受体结合，抑制其蛋白激酶的活性，从而干扰相关信号转导通路，引起胚胎发育异常。

3. Prader-Willi 综合征 Prader-Willi 综合征（PWS）[OMIM#176270]又称为 Prader-Labhar-Willi 综合征、隐睾 - 侏儒 - 肥胖 - 智力低下综合征。1956 年由 Prader 等首次报道。

（1）疾病概述：PWS 患儿以神经行为异常并影响多种器官的发育为主要特征。出生前可见胎动低；在婴儿早期喂养困难、生长缓慢、手足小；婴儿晚期或幼儿期会因过度饮食而导致体重快速增加并发展为病态性肥胖。患者头部常见上唇薄、耳畸形等特征。PWS 患者主要症状还包括运动和语言发育迟滞、认知障碍和明显的行为异常，如脾气暴躁、固执、操纵以及强迫行为。此外，患者还存在性腺发育不良、性功能减退、第二性征发育不良等问题。PWS 的发病率约为 1/22 000~1/10 000，绝大多数为散发。

（2）发病生物学机制：PWS 是第一个被报道与基因组印记有关的疾病。PWS 发病的机制有以下四种情况：①父源染色体 15q11-q13 关键区域的缺失，约占 65%~75%；②母源单亲二倍体，即患者含有 2 条母源 15 号染色体,约占 20%~30%;③父源染色体 15q11-q13 印记中心缺陷,约占 2%~5%;④染色体易位:15 号染色体与其他染色体发生不平衡结构重排所致,约占 <1%。

研究发现,15q11-q13 至少存在 *SNRPN*、*NDN*、*MKRN3*、*MAGEL2*、*PAR1*、*PAR5*、*PAR7*、*IPW* 等印记基因,并表现为父源性表达。已证明,在这些印记基因中,部分基因被证明具有剪切加工能力,部分基因产物为非编码 RNA。*SNRPN* 位于印记基因簇的中心位置,被认为在 PWS 的发病过程中扮演重要角色。

4. Angelman 综合征　Angelman 综合征(AS)[OMIM#105830]又称快乐木偶综合征或天使综合征。1965 年由 Angelman 等首先报道。

(1)疾病概述:AS 是一种罕见的神经发育疾病,以严重的智力低下、语言障碍、发育延迟、共济失调和睡眠障碍为主要特征。患者脸上常常带着独特但不正常的快乐面容(频繁大笑、微笑和兴奋),语言错乱。患儿大约 6 个月开始出现发育障碍,但典型性症状一般要到 1 岁之后才会比较明显。AS 新生儿发病率约为 1/50 000~1/24 000,绝大多数为散发。

(2)发病生物学机制:AS 的发生与患者 15q11-q13 区所编码的一种泛素蛋白连接酶(ubiquitin protein ligase E3A)*UBE3A* 基因印记异常有关。正常情况下,*UBE3A* 为母源等位基因表达,*UBE3A* 印记异常引起 AS 的发生主要基于以下四种情况:①母源 *UBE3A* 缺失,占 65%~75%;②父源单亲二倍体,占 3%~7%;③印记中心发生微缺失,占 3%;④ *UBE3A* 基因突变,占 5%~11%。

第三节 ｜ 表观遗传学修饰异常与疾病

一、DNA 甲基化异常遗传病

在生命个体生长、发育、分化和衰老的过程中,存在着广泛而精准的 DNA 甲基化和去甲基化修饰。DNA 甲基化和去甲基化动态平衡关系的维持,对于正常机体功能的发挥至关重要,而这种动态平衡关系的打破则会导致疾病的发生。研究表明,肿瘤、自身免疫性疾病、代谢性疾病、心血管疾病、神经精神疾病中均发现广泛的 DNA 甲基化异常。下文仅重点描述与 DNA 甲基化关系密切的两个遗传病。

(一)小脑共济失调、耳聋和发作性睡病

1. 疾病概述　小脑共济失调、耳聋和发作性睡病(autosomal dominant cerebellar ataxia, deafness, and narcolepsy, ADCADN)[OMIM#604121]是一种罕见病。ADCADN 的主要特征为进行性小脑共济失调、发作性嗜睡 / 猝倒、感觉神经性耳聋和痴呆。随着疾病发展,患者还出现视神经萎缩、感觉神经病变、精神异常、抑郁症、痴呆、锥体外系 / 锥体 / 自主神经疾病、糖尿病、心肌病、癫痫等。该病常于 40 岁后发病。

2. 发病生物学机制　ADCADN 的致病基因为 *DNMT1* 基因,定位于 19p13。作为一种 DNA 维持甲基化酶,DNMT1 在 DNA 复制和修复期间对于核基因组甲基化状态的维持具有重要作用。*DNMT1* 突变会导致基因组 DNA 甲基化状态异常,ADCADN 患者基因组总甲基化水平下降,但某些基因 CpG 岛的甲基化反而增高。此外,*DNMT1* 突变还可直接影响线粒体 DNA 甲基化水平的改变,进而影响线粒体功能,与视神经萎缩、周围神经病变和耳聋等表型的发生有关。

(二)Rett 综合征

Rett 综合征(Rett syndrome,RTT)[OMIM#312750]也称雷特综合征,是一种严重的神经发育性遗传病。由奥地利学者 Rett 在 1966 年报道。

1. 疾病概述　根据临床表现差异,Rett 综合征常被分为典型和非典型两大类。

典型 Rett 综合征主要累及女性,在女童中的发病率约为 1/15 000~1/10 000。典型 RTT 的病程常被分为 4 个阶段。①发育停滞期:6~18 个月时开始发病,表现为发育停滞、头部生长迟缓和肌张力

低下,对玩耍及周围的环境事物丧失兴趣。②快速倒退期:多发生于 1~3 岁阶段,表现为发育迅速倒退伴激惹现象、惊厥、语言丧失、孤独症、手部会出现目的性运动技能消退及刻板动作(如绞手、拍手、搓手),失眠和自虐。③假性静止期:多发生于 2~10 岁阶段,表现为严重的智力倒退或明显的智力低下,孤独症表现改善。出现肢体僵硬、惊厥、典型的手刻板动作,明显的共济失调以及躯体失用。④运动恶化期:发生于 10 岁以上,通常会持续数年,主要表现为上、下运动神经元受累,生长迟缓,进行性脊柱侧弯,肌体僵硬,双足萎缩,失去独立行走的能力,语言功能丧失。

非典型 Rett 综合征又常被分为顿挫型、保留语言功能型、晚发退化型、早发惊厥型以及先天性变异型 Rett 综合征(congenital variant of Rett syndrome)[OMIM#613454]等 5 种类型。

2. 发病生物学机制　典型 Rett 综合征的致病基因为 $MECP2$[OMIM*300005],定位于 Xq28。已证实,95% 的典型 Rett 综合征患儿存在 $MECP2$ 基因突变,而在非典型 Rett 综合征患儿中 $MECP2$ 基因突变的检出率仅为 40%~50%。$MECP2$ 所编码蛋白产物是一种甲基化 DNA 结合蛋白,能特异性地结合 DNA 序列中甲基化 CpG 二核苷酸并招募相关辅助因子来引起靶基因转录抑制。MECP2 蛋白主要表达于神经系统,主要存在于成熟神经元中,因为突变导致的 MECP2 功能丧失,会引起相关靶基因过度表达,导致中枢神经系统发育障碍。

先天性变异型 Rett 综合征的致病基因为 $FOXG1$(forkhead box G1)[OMIM*164874],定位于 14q12,该基因的编码产物也是一种转录抑制因子。早发惊厥型 Rett 综合征被认为与 $CDKL5$[OMIM*300203]基因突变有关。该基因定位于 Xp22.13,与 $MECP2$ 基因位点存在部分重叠。$CDKL5$ 基因编码产物是一种激酶,能够引起 MECP2 蛋白发生磷酸化。

二、组蛋白修饰异常遗传病

(一)Rubinstein-Taybi 综合征

Rubinstein-Taybi 综合征(Rubinstein-Taybi syndrome, RSTS),又称 Rubinstein 综合征。由 Rubinstein 和 Taybi 在 1963 年首先报道。

1. 疾病概述　Rubinstein-Taybi 综合征包括 2 种亚型:Rubinstein-Taybi 综合征 1(Rubinstein-Taybi syndrome 1, RSTS1)[OMIM#180849]和 Rubinstein-Taybi 综合征 2(Rubinstein-Taybi syndrome 2, RSTS2)[OMIM#613684]。Rubinstein-Taybi 综合征 2 型较 1 型的病情要轻。

Rubinstein-Taybi 综合征是一种以精神发育迟滞、智力障碍、出生后身体发育迟滞、小头畸形、拇指(踇趾)粗短等为主要特征的先天性异常综合征。患者常表现出特殊面容,出现不同程度的高眉弓、长睫毛、睑裂低斜、睑下垂、宽鼻梁、鼻中隔长、拱状腭等异常,亦可见异常微笑样或鬼脸样表情。此外,患者有较高的罹患肿瘤的风险。

Rubinstein-Taybi 综合征的发病率约为 1/125 000~1/100 000,以散发为主。

2. 发病生物学机制　RSTS1 的致病基因是 $CREBBP$[OMIM*600140],定位于 16p13。$CREBBP$ 突变占到 RSTS 发病的 50%~70%。RSTS2 的致病基因是 $EP300$[OMIM*602700],定位于 22q13,$EP300$ 基因突变仅占 RSTS 发病的 3%~8%。

EP300 和 CREBBP 系组蛋白乙酰转移酶,可通过与多个转录因子的结合来参与激活相关靶基因表达。$EP300$ 和 $CREBBP$ 突变导致其所具有的组蛋白乙酰转移酶活性降低或丧失,从而引起相关靶基因表达受到抑制,进而造成细胞增殖分裂和胚胎发育异常。

(二)生殖器 - 髌骨综合征

生殖器 - 髌骨综合征(genital patellar syndrome,GPS)[OMIM#606170]由 Goldblatt 于 1988 年首次报道。

1. 疾病概述　生殖器 - 髌骨综合征是一种罕见的遗传病,发病率 <1/1 000 000,符合常染色体显性遗传,以生殖器畸形、髌骨发育不全或发育不良、智力障碍为主要特征,还可表现出臀部和膝关节屈曲挛缩,胼胝体发育不全伴小头畸形,肾盂积水或者多发性肾囊肿等异常。

2. 发病生物学机制　生殖器-髌骨综合征是一种组蛋白乙酰化修饰异常遗传病，其致病基因为 *KAT6B* 基因[OMIM*605880]，定位于 10q22.2，编码一个广泛表达的组蛋白乙酰转移酶。KAT6B 能够使组蛋白 H3 的 14 位赖氨酸发生乙酰化，从而激活相关基因的转录表达。*KAT6B* 基因突变会引起组蛋白乙酰转移酶活性丧失。已发病的大多数患者均为 *KAT6B* 基因致病突变的携带者。

三、非编码 RNA 异常遗传病

软骨毛发发育不良（cartilage-hair hypoplasia，CHH）[OMIM#250250]又称 McKusick 干骺端软骨发育不良（McKusick type metaphyseal chondrodysplasia）或短肢侏儒免疫缺陷征（immunodeficiency with short-limbed dwarfism）。1965 年由 McKusick 等发现并报道。

1. 疾病概述　CHH 主要具有以下临床表现：①身材矮小、短肢侏儒；②头发和眉毛稀疏，纤细，颜色浅；③骨骼异常，如腰椎前凸、前外侧的胸部畸形、腓骨过长、肘关节发育异常、手指和脚趾关节松弛、指甲盖过短、膝内翻；④免疫缺陷，中性粒细胞和淋巴细胞减少，易反复感染。

CHH 符合常染色体隐性遗传。

2. 发病生物学机制　本病的致病基因为 *RMRP*。*RMRP* 基因定位于 9p13，其表达产物是一种 268nt 的 lncRNA。lncRNA RMRP 可与蛋白结合形成具有 RNA 核糖内切酶活性的核糖核蛋白复合物，在线粒体中负责在 DNA 复制的位点切割引物 RNA，在细胞核中负责 rRNA 前体的剪切加工。研究还发现，lncRNA RMRP 还可与端粒反转录酶（TERT）形成一个具有 RNA 聚合酶活性的复合物，用以产生可用于形成 siRNA 的双链 RNA。

lncRNA RMRP 基因突变有两种截然不同的形式，第一类主要以 6~30 位核苷酸与转录调控元件 TATA 盒之间的插入和重复突变为主，会影响 lncRNA RMRP 的转录；第二类突变主要发生在转录序列的保守核苷酸位点，以 g.70A>G 突变最具代表性，可以直接导致核糖核蛋白复合物 RNA 内切酶活性降低，减少成熟 5.8S rRNA 的生成，引起核糖体组装减少。

> **小结**
>
> 　　表观遗传学是研究 DNA 序列在没有发生改变的情况下，基因功能发生可逆、可遗传改变的遗传学分支学科。表观遗传学关注基因的表达调控机制，主要研究 DNA 甲基化、组蛋白修饰、非编码 RNA、RNA 修饰、RNA 编辑等如何在转录前、转录及转录后等水平调控基因的表达。表观遗传学与经典遗传学是矛盾的统一体，表观遗传学相关理论很好解释了一些非孟德尔遗传现象发生的机制，加深了人们对于胚胎发育、X 染色体失活、基因组印记及其相关疾病的认识。随着表观遗传学研究的深入，越来越多的证据也显示，表观遗传学与肿瘤、自身免疫性疾病、代谢性疾病、心血管疾病、神经精神疾病等复杂性疾病的发生和发展密切相关。表观遗传学修饰机制的可逆性与可遗传性，进一步凸显了环境因素在遗传中的重要作用，对于人们的生活和健康具有重要指导意义。

（胡劲松）

本章数字资源

第十三章 | 肿瘤生物学

本章思维导图

肿瘤（tumor）是在致瘤因素作用下，细胞生长调控紊乱，导致机体某部位组织异常增生而形成的一种新生物，通常呈肿块状，故名肿瘤。肿瘤的组织增生脱离了一般组织正常生长的规律，可分为良性肿瘤和恶性肿瘤。前者生长缓慢，与周围组织界限清楚，不发生转移，对人体健康危害不大；后者生长迅速，可转移到身体其他部位，还会产生有害物质，破坏正常器官结构，使机体功能失调，威胁生命。

恶性肿瘤也叫癌症（cancer），是目前危害人类健康最严重的一类疾病。在我国较为常见、危害性较严重的癌症包括肺癌、肝癌、乳腺癌、食管癌、胃癌、肠癌、前列腺癌、宫颈癌、鼻咽癌、白血病和脑癌等。探索肿瘤发生、发展和转移等过程的机制，是医学生物学研究的重要组成部分，肿瘤学与现代生物学已融合成为整体，肿瘤生物学理论和技术的完善将为人类最终攻克肿瘤作出巨大贡献。

第一节 | 肿瘤的本质与基本特征

肿瘤由实质和间质两部分构成。肿瘤实质是肿瘤细胞，是肿瘤的主要成分，起源于机体正常组织，具有组织来源特异性，决定肿瘤的生物学特征。通常根据肿瘤细胞的组织来源，进行肿瘤的分类、命名和组织学诊断，并根据其分化和增生情况来确定肿瘤的恶性程度。肿瘤细胞最基本的特征是永生化，同时具有许多不同于正常细胞的生理、生化和形态特征。肿瘤间质起支持和营养肿瘤实质的作用，不具有特异性，一般由结缔组织和血管组成，有时还可有淋巴管。

一、肿瘤的起源

（一）肿瘤起源于正常组织

肿瘤细胞起源于正常组织，但失去了构成正常组织的能力，是在外部因素和内部因素作用下，由机体正常组织细胞发生恶性转化而成。

环境致癌因素是肿瘤发生的外部因素。随着人类生存环境的改变，机体更易接触到化学、物理和生物等致癌因素。这些环境中的致癌因素在一定条件下可以诱发机体正常组织转变为肿瘤。化学致癌因素的作用有一定的时间性和剂量效应，大部分致癌物或其代谢产物易与 DNA 分子发生共价结合形成化合物或交联损伤，引起基因突变或染色体重排、缺失等，例如黄曲霉毒素、烷化剂类、芳香族胺类、碱基类似物、亚硝胺类及偶氮染料等。物理致癌因素通常会导致细胞内自由基增多或者引起细胞 DNA 断裂、交联和染色体畸变，包括热、电离辐射和紫外线等，如多次烫伤或创伤可诱发皮肤组织转化成癌。生物致癌因素主要是各种病毒，会导致机体细胞生长失控而诱发肿瘤，包括反转录病毒、乙型肝炎病毒、人乳头瘤病毒和 EB 病毒等。

基因自发突变和遗传因素是肿瘤发生的内部因素。基因自发突变是由于 DNA 复制过程中，基因内部脱氧核糖核苷酸的数量、顺序和种类发生了局部改变从而改变了遗传信息的正常结构。遗传因素是指个体从亲代获得某些遗传缺陷或某种多态性突变基因型，这些个体在相同环境下与普通人群相比更易发生肿瘤，具有肿瘤遗传易感性（tumor genetic susceptibility），遗传因素导致某些肿瘤发生具有家族聚集现象，比如神经母细胞瘤（neuroblastoma）、乳腺癌和前列腺癌等。

正常组织最终发展成为肿瘤,一方面与环境因素、遗传背景有关,另一方面也与机体本身的状态如神经、内分泌系统状态,以及机体对肿瘤的免疫反应等因素有关。只有一小部分发生恶性转化的细胞,能够继续增殖,逃避免疫系统攻击,最终形成肿瘤组织。

(二)肿瘤起源于机体内许多特定种类的细胞

上皮癌(carcinoma)来源于上皮组织。上皮癌又可细分为4种亚型:①由保护性细胞层的上皮细胞发展而来的鳞状细胞癌(squamous cell carcinoma),常发生在皮肤、口腔、唇、子宫颈、阴道、食管、喉和阴茎等处;②来源于上皮组织中具有分泌功能细胞的腺癌(adenocarcinoma),肿瘤细胞大小不等、形状不一、排列不规则,具有异质性,多见于乳腺、胰腺、肺、肝、前列腺、卵巢和膀胱等处;③由上皮基底层细胞发展而来的基底细胞癌(basal cell carcinoma),非常普遍,大部分上皮组织均可发生;④发生于膀胱、输尿管或肾盂的移行上皮结构的移行细胞癌(transitional cell carcinoma)。两种或多种亚型可以共存于同一个器官,如肺中可以同时存在鳞状细胞癌和腺癌,乳腺中可以同时存在鳞状细胞癌和基底细胞癌。

肉瘤(sarcoma)来源于各种连接组织和多种间质细胞,如脂肪、骨、软骨、肌细胞和血管等,发病率占临床肿瘤中的1%。常见的肉瘤包括骨肉瘤、软骨肉瘤、脂肪肉瘤、平滑肌肉瘤、横纹肌肉瘤、纤维肉瘤、滑膜肉瘤和血管肉瘤等。

白血病(leukemia)来源于骨髓等造血系统,能够在血液中产生大量非正常血细胞,常见的白血病包括急性髓细胞性白血病、慢性髓细胞性白血病、急性淋巴细胞白血病和慢性淋巴细胞白血病等。

淋巴瘤(lymphoma)和多发性骨髓瘤(multiple myeloma)来源于免疫系统,主要包括多发性骨髓瘤、非霍奇金淋巴瘤和霍奇金淋巴瘤(Hodgkin lymphoma)等。

胶质瘤(glioma)是由构成中枢和周围神经系统的细胞恶性转化而来,包括星形细胞瘤、少突胶质细胞瘤、成神经管细胞瘤和胶质母细胞瘤等。

二、肿瘤的基本特征

肿瘤由实质(肿瘤细胞)和间质两部分构成,其中肿瘤细胞起源于机体正常组织,具有组织来源特异性。肿瘤具有永生化特点,同时具有持续增殖的信号、逃避生长抑制和抵抗细胞死亡等十四大特征(图13-1)。

1. **持续增殖的信号**(sustaining proliferative signaling)　人体中数以万亿计的细胞各司其职,相互影响,共同维持着人体的自我平衡。其中,不同来源可以刺激细胞改变状态的物质称为信号分子,如生长因子可以促进细胞的生长与增殖。首先,正常细胞通常通过接受外来生长因子进行调控,而肿瘤细胞可以自行合成生长因子进而刺激自身的增殖。如科学家们发现,在胶质母细胞瘤和恶性肉瘤中的癌细胞就分别获得了合成血小板源生长因子(platelet-derived growth factor,PDGF)和肿瘤生长因子α(tumor growth factor α,TGF-α)的能力。其次,肿瘤细胞会诱导微环境中的间质细胞为其提供各种生长因子,如成纤维细胞和内皮细胞。最后,肿瘤细胞会在表面高表达生长因子配体或改变其构象,最大程度地富集生长环境中的生长信号,刺激肿瘤细胞自身生长。

2. **逃避生长抑制**(evading growth suppressors)　细胞不能无限地增殖,因此在生长信号不断刺激细胞生长增殖的同时,生长抑制信号发挥着相反的作用。当人体检测到部分细胞(如肿瘤细胞)异常增殖时,便会启动依赖于抑癌基因的程序释放生长抑制因子,而这对于不断生长分化的肿瘤细胞来说是不利的,因此肿瘤细胞通过基因突变影响抑癌基因的功能,从而使自己对抑制生长信号不敏感,如抑癌基因 *RB* 和 *TP53* 发生突变导致细胞基因组不正常复制和逃避细胞周期检测点的监控。由密集的正常细胞群形成的细胞间接触作用可进一步抑制细胞增殖,称为接触抑制。而在肿瘤细胞的生发过程中,接触抑制被消除。TGF-β 以其抗增殖作用而闻名,但在许多晚期肿瘤中,TGF-β 信号不再抑制细胞增殖,而是激活一种称为上皮 - 间质转化(epithelial mesenchymal transition,EMT)的细胞程序来促进癌细胞远处转移。

3. **抵抗细胞死亡**（resisting cell death） 凋亡（apoptosis）是在不同生理调节下，触发的细胞程序性死亡，肿瘤细胞通过增加抗凋亡因子如 Bcl-2 表达、下调凋亡促进因子如 Bax 表达、增加生存信号如胰岛素样生长因子 1/2（insulin-like growth factor，IGF1/2）表达和过度激活癌基因如 *c-myc* 等方式抵抗凋亡发生。自噬（autophagy）是细胞在饥饿、应激和病理等条件下，通过包绕、消化及降解自身老化、受损的细胞器或生物大分子，产生新的氨基酸、核苷和脂肪酸等营养物质，供细胞重复循环利用，从而维持细胞基本的生命活动。很多肿瘤细胞通过自噬途径适应低氧和营养受限的生存环境，避免死亡的命运。坏死细胞的死亡会向周围的组织微环境释放促炎性信号，而凋亡和自噬则不会。因此，坏死细胞可以招募免疫系统的炎症细胞，来清除相关的坏死碎片。然而，多种证据表明免疫炎症细胞可以积极地促进肿瘤，因为这些细胞能够促进血管生成、癌细胞增殖和侵袭性。因此肿瘤可以通过忍受一定程度的坏死细胞死亡而获得优势，以此将生长刺激因子带给增殖的肿瘤细胞。

4. **无限复制的潜能**（enabling replicative immortality） 肿瘤细胞必须具有无限复制的潜能才能形成肉眼可见的肿瘤，越过衰老和死亡（如凋亡）两个非常重要的屏障，这一特征与体内大多数正常细胞的行为有显著差异。在细胞中，端粒的长度决定了细胞复制的次数，也限制了细胞乃至生命体的寿命。然而，肿瘤的无限复制最终"归功"于它们能够维持端粒 DNA 足够长的长度，以避免引发衰老或凋亡，最常见的是通过上调端粒酶的表达，或通过一种基于重组的端粒维持机制。端粒缩短被认为是一种时钟装置，它决定了正常细胞有限的复制潜能。因此，癌细胞必须突破端粒缩短的限制，才能使自己"长生不老"。

5. **诱导血管生成**（inducing angiogenesis） 和正常组织一样，肿瘤需要营养和氧的供给以及排除代谢废物的能力，肿瘤组织中持续生成的血管是满足这些能力的重要因素。在组织形成和器官发生这些生理过程中，血管生成是受到精细调控的，而且这种情况下的血管形成也是暂时的，当上述生理

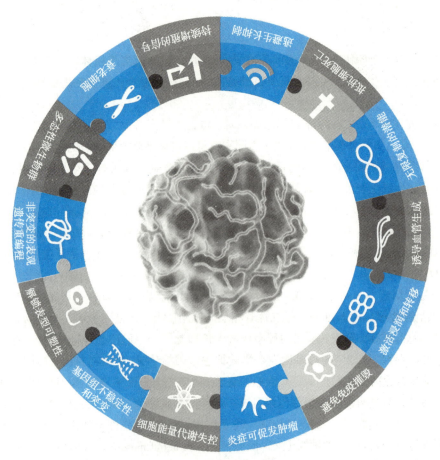

图 13-1　肿瘤的基本特征

过程结束后,血管生成即会停止。而在肿瘤进展过程中,几乎总是激活并开启血管生成开关,导致正常静止的血管持续萌芽新的血管以支持不断扩大的肿瘤生长。最常见的血管生成诱导和抑制因子分别是血管内皮生长因子 A(vascular endothelial growth factor A,VEGFA)和凝血酶敏感蛋白 1(thrombin sensitivity protein 1,TSP1)。当接收缺氧和癌基因信号时,*VEGFA* 基因表达上调,促进肿瘤血管生成;TSP1 是一个血管生成开关的关键平衡因素,能够通过阻止内皮细胞对各种血管生成因素的刺激反应而抑制血管生长。

6. **激活浸润和转移**(activating invasion and metastasis) 组织浸润(invasion)是指肿瘤细胞从其起源组织不断迁移,侵入一定距离内的周围组织的过程;肿瘤转移(metastasis)是指肿瘤细胞从原发部位侵入淋巴管、血管或体腔,迁徙到他处继续生长,在较远器官组织处形成与原发部位肿瘤相同类型的肿瘤。恶性肿瘤通常具有局部浸润和远处转移的特性,表现为肿瘤细胞间的黏附力减弱、肿瘤细胞与细胞外基质的黏附发生变化。细胞表面黏附分子上皮钙黏素(E-cadherin)具有介导细胞间黏附、维持组织结构极性和完整性的功能,在肿瘤浸润与转移过程中,上皮钙黏素表达普遍下调。与此同时,肿瘤细胞获得侵袭和转移能力通常伴随着上皮间质转化过程,具有极性的肿瘤上皮细胞转换成为具有活动能力的间质细胞,肿瘤细胞的扩散和抵抗凋亡能力显著增强(图 13-2)。

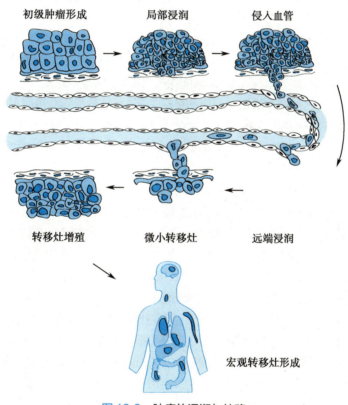

图 13-2 肿瘤的浸润与转移

7. **避免免疫摧毁**(avoiding immune destruction) 无论是固有免疫还是适应性免疫系统都具有清除新生肿瘤细胞的作用,而癌症发展可以分为三个阶段。第一个阶段为免疫监视阶段,免疫系统可以寻到并杀死癌细胞;第二个阶段为免疫平衡阶段,癌细胞不断增加并可以和免疫系统进行对抗;第三个阶段为免疫逃逸阶段,此阶段免疫系统已经无法遏制癌细胞发展,癌症发生。例如,肿瘤细胞会通过分泌 TGF-β 或其他免疫抑制因子来麻痹免疫系统,从而确保它们不被免疫细胞如细胞毒性 T 淋巴细胞(cytotoxic T lymphocyte,CTL)和自然杀伤(natural killer,NK)细胞清除。因此,提高机体免疫系统对肿瘤细胞的应对能力,对多种肿瘤的预防和治疗将起到积极作用,如含有大量 CTL 和 NK 细胞比缺少这些免疫细胞的结肠癌和卵巢癌患者预后好。

8. 炎症可促发肿瘤（tumor-promoting inflammation） 尽管免疫细胞可以不断杀死癌细胞，但慢性炎症会促进癌症的发展。炎症反应可以为肿瘤微环境（tumor microenvironment，TME）提供生长因子、抗死亡因子、促血管生成因子、细胞外基质修饰酶和 EMT 激活信号等各种生物活性分子，促进机体肿瘤的发生和发展。一方面，炎症能促进肿瘤细胞的存活、增殖和转移，诱导血管新生；另一方面，炎症能削弱机体的获得性免疫反应，改变机体对化疗药物敏感性。通过对肿瘤组织进行分析发现：几乎所有肿瘤中都含有免疫细胞（有些免疫细胞会被癌细胞"策反"，另一部分则由于长期作用陷入耗竭状态）。

9. 细胞能量代谢失控（deregulating cellular energetics） 恶性肿瘤细胞的能量代谢具有葡萄糖摄取量增高、糖酵解增加和乳酸堆积等特点，以促进细胞的生长和分裂。在缺氧环境下，肿瘤细胞选择开启糖酵解代谢并上调促血管生成因子表达，最终促进肿瘤的发生和转移；与正常细胞显著不同的是，在有氧环境下，肿瘤细胞同样会调控自身开启无氧糖酵解的代谢方式，称为"有氧糖酵解"。新的理论表明，增加的糖酵解允许糖酵解中间体转移到各种生物合成途径，包括生成核苷和氨基酸的途径，这反过来又促进了组装新细胞所需的大分子和细胞器的生物合成。另外，肿瘤细胞中异柠檬酸脱氢酶（isocitrate dehydrogenase，IDH）活性改变也与细胞能量代谢方式改变有关，IDH 活性增强能影响基因组的稳定性，稳定细胞中的缺氧诱导因子 1（hypoxia inducible factor 1，HIF 1），提高肿瘤细胞的血管生成和浸润能力。

10. 基因组不稳定性和突变（genome instability and mutation） 细胞有丝分裂时染色体分离错误导致子细胞中出现非整倍体突变，或者 DNA 损伤引起染色体结构改变，造成的基因易位、缺失、倒位和断裂等统称为基因组不稳定性（genome instability）。细胞基因组不稳定性和不断突变是肿瘤发生的根源，可能导致原癌基因拷贝数增加和抑癌基因缺失，使得细胞更容易适应周围环境的改变，最终形成肿瘤细胞。如果某些稳定和修复基因组 DNA 的基因发生突变，细胞通常会增加对环境致癌因素，如紫外线照射的敏感性，加快基因突变速度，显著提高肿瘤的发生概率，因此肿瘤细胞的重要特征之一就是固有的基因组不稳定性。

11. 解锁表型可塑性（unlocking phenotypic plasticity） 在细胞发育过程中，大部分细胞会不断生长分化并随着到达分化终点而不可逆转地停止生长。因此，在大多数情况下，细胞分化阻碍了肿瘤所需的持续增殖。越来越多的证据表明，释放被限制的表型可塑性能力，以逃避或逃离终末分化的状态，是癌症发病机制的一个关键组成部分。因此，源于正常细胞的新生癌细胞沿着一条接近或假定完全分化状态的途径前进，可能通过去分化回祖细胞状态来逆转它们的进程。相反，从一个注定要遵循最终阶段分化途径的祖细胞中产生的肿瘤细胞可能会发生细胞分化中断，使不断扩大的癌细胞保持在部分分化的、类似祖细胞的状态。另外，转分化也可能发生，即最初进入一种分化途径的细胞转入一种完全不同的发育程序，从而获得其正常原生细胞所没有预设的组织特质。

12. 非突变的表观遗传重编程（non-mutational epigenetic reprogramming） 基因组不稳定性和突变是癌细胞的标志性特征之一，但是除此之外，人类的 DNA 序列没有发生变化，但是基因功能也可能出现变化，称为非突变的表观遗传重编程，包括三个方面：诱导表观重编程的环境机制、表观调节异质性和肿瘤微环境基质细胞的表观调控。基因表达的非突变表观遗传调控的概念被确立为是调节胚胎发育、分化和器官发生的中心机制。例如，在成年人中，长期记忆涉及基因和组蛋白修饰、染色质结构和基因表达开关的触发，这些表达开关的状态随着时间的推移由正反馈和负反馈循环稳定地维持。越来越多的证据表明，类似的表观遗传改变可以促进肿瘤发生和恶性进展过程中的标志性能力和特征的获得。

13. 多态性微生物群（polymorphic microbiomes） 大量微生物（统称为微生物群）与暴露在外部环境中的身体屏障组织（表皮和内部黏膜，特别是胃肠道，以及肺部、乳房和泌尿生殖系统）共生，对人体的健康和疾病有深远的影响。在癌症中，人群中不同个体之间的微生物组的多态性可以对肿瘤表型产生显著的影响。对人类的关联研究和对癌症小鼠模型的实验研究揭示了特定的微生物（无论是肠道微生物群、其他屏障中的微生物群或是瘤内微生物群）对肿瘤的发展、恶性进展和对治疗的反应有保护或有害的作用。微生物组是否可以作为肿瘤发展中的特征标记，它是否广泛地影响着肿瘤演进的能力，可能是接下来要解决的问题。

14. 衰老细胞（senescent cells）　细胞衰老是一种不可逆的增殖停滞形式，用于失活并在适当的时候清除病变、功能障碍或其他不必要的细胞。衰老长期以来被认为对恶性肿瘤的发展有抑制作用；然而，越来越多的证据显示情况恰恰相反：在某些情况下，衰老细胞会刺激肿瘤的发展和恶性进展。衰老程序除了关闭细胞分裂周期外，还引起细胞形态和代谢的变化，最大的特征是激活了衰老相关的分泌表型（SASP），包括释放大量的生物活性蛋白，包括趋化因子、细胞因子和蛋白酶。大多数衰老程序的诱因都与恶性肿瘤有关，特别是异常增殖导致的 DNA 损伤、信号转导亢进导致的所谓致癌基因诱导的衰老，以及化疗和放疗导致的细胞和基因组损伤导致的治疗性衰老。

衰老细胞促进肿瘤表型的主要机制被认为是 SASP，它能够以旁分泌的方式将信号分子（以及激活和 / 或解除它们的蛋白酶）传递给邻近的有活力的癌细胞以及肿瘤微环境中的其他细胞，从而传递出标志性的能力。因此，许多研究已表明，衰老的癌细胞可不同程度地调控细胞增殖信号、避免凋亡、诱导血管生成、刺激侵袭和转移，以及抑制肿瘤免疫。

除了衰老的癌细胞，肿瘤中的癌相关成纤维细胞（cancer-associated fibroblast，CAF）已被证明会发生衰老，并通过 TME 促进肿瘤的发展。此外，正常组织中的衰老成纤维细胞，同样被认为通过其 SASP 重塑组织微环境，从而为邻近肿瘤的局部侵袭和远处转移提供旁分泌支持。

第二节 ｜ 肿瘤病因学

一、遗传易感性

肿瘤的遗传易感性（genetic susceptibility）是指个体由于其基因组中的特定遗传变异，增加了患某些特定类型肿瘤的风险。遗传易感性是导致遗传性肿瘤综合征发生的主要原因之一，涉及许多基因变异和遗传缺陷。此外，一些单个基因的变异也可能导致肿瘤易感性。

家族性乳腺癌占全部乳腺癌的 5%~10%，家族性卵巢癌约占全部卵巢癌的 8%。*BRCA1* 和 *BRCA2* 基因突变是与乳腺癌和卵巢癌风险增加关联最密切的基因。这些突变可以通过遗传来传递，携带这些突变的个体患乳腺癌和卵巢癌的风险更高。

家族性腺瘤性息肉病（familial adenomatous polyposis，FAP）和林奇综合征（Lynch syndrome）都是由于特定基因的突变而导致结直肠癌的风险增加。FAP 主要涉及的是大肠腺瘤病息肉病（adenomatosis polyposis coli，APC）[OMIM*611731]基因突变，FAP 患者常常在年轻的时候就会出现结直肠腺瘤多发的症状，并且在不进行预防性结直肠切除手术的情况下，患者最终几乎都会发展成为结直肠癌。林奇综合征主要与一组与 DNA 错配修复机制相关的基因突变有关，包括 *MLH1*、*MLH2*、*MSH6*、*PMS2* 等，多呈现肿瘤的家族聚集性、早发性和多发性。患者通常在较年轻时即发展为结直肠癌及其他癌症，结直肠癌通常以右侧结直肠为主，并且有较高的发生率。

遗传性视网膜母细胞瘤与 *RB1* 基因的遗传突变相关。视网膜母细胞瘤患者携带从父亲或母亲遗传而来的突变，增加了患视网膜母细胞瘤的风险。

中枢神经系统和周围神经系统的肿瘤可由神经纤维瘤病（neurofibromatosis，NF）引起。NF 主要分为 NF1 和 NF2 两种类型，由于相应 *NF1* 基因和 *NF2* 基因的多种突变而导致肿瘤风险增加。

皮肤癌家族：患有家族性黑色素瘤（familial melanoma，FAMM）的人患有多个黑色素瘤的风险更高。家族性黑色素瘤是由于特定基因的突变而导致的遗传病。与该病相关的基因包括 *CMM*、*CDKN2A*（*p16*）和 *CDK4* 基因等。

随着分子遗传学家将突变与不同解剖部位的肿瘤相关联，目前发现至少 70 个种系突变与肿瘤易感性相关,保守估计每年由遗传因素引起的肿瘤占肿瘤发生病例的 5%~10%,以遗传因素为靶点的"肿瘤靶向监测"概念将有效提高遗传性肿瘤家族成员的肿瘤控制与预防效果。

二、激素与肿瘤

大量实验、临床及流行病学证据表明,激素在肿瘤发生发展中发挥重要作用,包括乳腺癌、子宫内膜癌、卵巢癌、前列腺癌、甲状腺癌、结直肠癌、胰腺癌、骨癌和睾丸癌等。激素长时间刺激靶器官可能是增加这些肿瘤发生的机制,而这些器官的正常生长和功能受到一种或多种固醇类激素或多肽类激素的控制;此外,编码类固醇激素生物合成、代谢过程中细胞内信号、运输、DNA 结合、修复和反式激活相关蛋白的基因序列变异对于癌症发病风险也非常重要。

雌激素可能与乳腺癌、子宫内膜癌和卵巢癌的发生有关。过多的雌激素水平可以刺激细胞的过度增殖。因此,雌激素受体阳性的乳腺癌患者通常使用抗雌激素药物来抑制癌细胞的生长。而雄激素是前列腺上皮细胞分裂最主要的刺激因素,因此雄激素(如睾酮)是最有可能导致前列腺癌变的因素之一。高水平的雄激素可以促进前列腺癌细胞的生长。因此,对于前列腺癌患者,可以使用雄激素抑制剂来降低雄激素水平,从而抑制肿瘤细胞的生长。

甲状腺激素异常与甲状腺癌的发生有关。过多或过少的甲状腺激素水平都可能增加甲状腺癌的风险。而胰岛素和胰岛素样生长因子可能与胰腺癌、乳腺癌和结肠癌的发生有关。过高的胰岛素水平和缺乏胰岛素样生长因子结合蛋白可以促进这些肿瘤的细胞生长。

三、炎症与肿瘤

炎症是机体对不良刺激的一种自我保护反应,然而,如果炎症过程长期存在或频繁发生,则可能会导致肿瘤的发生和发展,化学和物理因素导致的慢性炎症可增加癌症的发病风险。德国病理学家魏尔肖(Virchow)于 19 世纪中叶首次提出炎症是肿瘤发生的易感因素,长期存在的慢性炎症促使炎症介质,如细胞因子、趋化因子和蛋白水解酶等持续生成,直接或间接地作用于正常细胞,导致细胞增殖、侵袭和血管生成异常,从而为肿瘤的形成和扩散提供所需的环境,在这个过程中炎症细胞尤其是巨噬细胞,起到重要作用。慢性炎症增加了细胞遭受持续性损伤的机会,同时也导致组织修复过程中的 DNA 损伤和突变,进而促进肿瘤的形成。此外,在炎症状态下,免疫系统的功能也会受到不同程度的影响,失去对肿瘤细胞的监视和抑制能力,这使得肿瘤细胞有更大的存活和生长机会。

另外,在某些肿瘤中,癌变引起了慢性炎症微环境,后者促进了肿瘤的发展,形成了炎症和肿瘤之间的恶性循环——炎症状态促进肿瘤发生和发展,而肿瘤又释放更多的炎症介质、激活炎症细胞和破坏免疫应答,进一步加重炎症的程度。

在消化系统肿瘤中,炎症与肿瘤之间的关系表现得非常明显。例如慢性肝炎,尤其是由乙型肝炎病毒(HBV)或丙型肝炎病毒(HCV)引起的慢性炎症,是肝癌最重要的危险因素之一。持续的肝炎会导致肝脏组织的持续损伤和炎症反应、活化肝细胞的再生和 DNA 损伤修复过程,从而增加了肝癌发生的风险。而慢性结肠炎,如溃疡性结肠炎和克罗恩病,会导致结肠黏膜长期处于炎症状态。这种长期炎症刺激会逐渐损害结肠细胞,增加结肠癌的发生风险。

慢性炎症可以刺激正常组织细胞的恶性转化,增加肿瘤的发生风险。因此,保护健康的组织免受炎症损伤、及早治疗和控制炎症疾病,对于预防肿瘤的发生发展具有重要意义。同时,肿瘤患者也应积极治疗和控制慢性炎症病症,以防止炎症反应加重肿瘤的进展。

四、病毒与肿瘤

某些病毒感染与人类肿瘤的发生密切相关,这一过程常导致遗传物质的插入和 / 或改变,以及细胞间信息传递,并伴随着被感染细胞偶发恶性转化。主要包括以下情况。

（一）慢性病毒感染与细胞异常增殖

某些病毒可以感染人类的体细胞，引起慢性炎症感染。慢性感染可导致细胞的持续炎症和损伤，增加细胞异常增殖和突变的机会，进而促进肿瘤的发生。例如，乙型肝炎病毒和丙型肝炎病毒感染与肝癌的发生密切相关，它们可以引起肝炎，而持续的肝炎患者往往会经历肝脏组织的持续损伤和修复过程，进而增加了肝癌的发生风险。

（二）病毒基因组的干扰与肿瘤抑制功能丧失

某些病毒具有促癌潜能，它们可以插入正常人类基因组，干扰细胞的正常基因表达和调控，可能导致肿瘤抑制因子的功能丧失，促进肿瘤的发展。例如，人乳头状瘤病毒（HPV）感染是宫颈癌发生最主要的诱因之一。某些高危型 HPV 感染（如 HPV16 和 HPV18）可导致宫颈上皮细胞的持续感染和异常增殖，最终演变为宫颈癌。

（三）病毒介导的免疫逃逸与肿瘤免疫耐受

感染某些病毒后，病毒可以通过多种方式抑制宿主免疫系统的功能，从而逃避免疫清除。这可能使感染的细胞有更高的生存率，并使受到病毒感染的细胞逐渐发展成肿瘤。例如，人类嗜 T 淋巴细胞病毒 -1（human T-cell lymphotropic virus 1，HTLV-1）感染可能导致成人 T 细胞白血病和淋巴瘤的发生。而 EB 病毒（Epstein-Barr virus，EBV）感染与霍奇金淋巴瘤之间也有很强的关联。EBV 是一种常见的疱疹病毒，通过 EB 病毒转化的 B 细胞会出现永生化，导致细胞无限增殖。

五、化学物质、辐射与肿瘤

某些化学物质被认为是致癌物质，化学物质致癌是一个多阶段的过程。大多数化学致癌物可通过代谢物系统激活，直接或间接地导致细胞的 DNA 损伤和基因突变，包括癌基因的激活和抑癌基因及 DNA 损伤修复基因失活，可导致基因组不稳定性、细胞生长失控、细胞恶性转化或获得侵袭性，进而导致了肿瘤的发生、发展和转移。例如苯是一种常见的有机溶剂，在石油工业、染料和化学制品生产中广泛使用，长期接触苯可能增加白血病（特别是急性髓系白血病）的发病风险。苯可引起造血干细胞的突变和异常增殖，最终导致白血病。

某些化学物质虽然本身不会引起肿瘤的发生，但是可以引起细胞内的良性病变，如炎症、溃疡、结构改变等。这些病变细胞发生恶性转化的风险比正常细胞高，部分具有克隆生长选择性优势的细胞，会逐步形成癌前病变细胞灶，最终发展为恶性肿瘤。例如酒精摄入是导致肝癌发生的主要危险因素之一。长期过量饮酒会导致肝细胞发生炎症和纤维化，最终导致肝硬化，而肝硬化本身则是肝癌的重要癌前病变。此外，酒精的代谢产物乙醛也是肝癌的潜在致癌物，乙醛可导致肝细胞基因突变和 DNA 损伤，进而导致肝癌的发生。

化学致癌物需要穿越各种细胞屏障的层层阻隔才能到达细胞内部，而与化学物质致癌不同的是，辐射可以轻而易举地穿透细胞并在细胞内部随机地积聚能量，因此体内的所有细胞都有可能受到辐射的影响而产生损伤，损伤的程度与特定组织或细胞受到的辐射剂量相关。一定剂量的射线可以通过诱导细胞凋亡导致细胞死亡，因此可在医疗中用于疾病的诊疗（如 γ 射线治疗肿瘤等）。但高剂量和 / 或长时间的辐射暴露可以增加患某些类型肿瘤的风险，特别是白血病和一些恶性肿瘤，如甲状腺癌等。

辐射主要通过以下几个方面引起肿瘤的发生：①辐射可能诱导基因的突变，主要是大片段的基因组变异，如整个基因的缺失。此外，辐射诱导的突变若发生在生殖细胞中，则该突变可遗传给下一代。②辐射可引起哺乳动物细胞中的染色体发生畸变，包括结构畸变（缺失、染色体易位、环状染色体、双着丝粒染色体等）和数量异常（主要是非整倍体异常），而染色体的缺失和易位常常是相关癌基因的激活或抑癌基因失活的原因之一。③辐射可诱发正常细胞转化为具有癌细胞表型的转化细胞，同时辐射还可能引起基因组不稳定性而加速细胞的恶性转化，进而促使肿瘤的发生。

第三节 | 肿瘤发生发展的生物学机制

肿瘤发生、发展的生物学机制主要有遗传改变学说、表观遗传学改变学说、肿瘤微环境学说和肿瘤干细胞学说等。探索肿瘤发生、发展和转移等过程的机制对于人们认识肿瘤并最终战胜肿瘤具有重要的意义。

一、遗传改变学说

1. 单克隆起源假说　单克隆起源假说（monoclonal origin hypothesis）是指致癌因子引起体细胞基因突变，使正常体细胞转化为具有肿瘤潜能的细胞，然后在一些促癌因素作用下，单个突变细胞增殖形成肿瘤细胞群。正常细胞中基因突变是经常发生的，如果 DNA 的损伤修复不正常，细胞继续存活，发生了恶性转化，就能成为潜在的癌细胞，导致肿瘤发生。单克隆起源假说认为，肿瘤发生是由于正常细胞最初关键的基因突变或一系列相关事件导致单一细胞向肿瘤细胞转化，随后产生不可控制的细胞增殖，最后形成肿瘤，许多肿瘤细胞群都具有相同的染色体畸变和同工酶就是肿瘤发生的单克隆学说的证据。通过分析部分淋巴瘤的 DNA 分子发现，这些淋巴瘤细胞有相同的免疫球蛋白基因或 T 细胞受体基因重排，提示它们来源于单一起源的 B 细胞或 T 细胞。

2. 二次突变假说　克努森（Knudson）最早提出了二次突变假说（two mutation hypothesis），通过研究视网膜母细胞瘤家系和发病情况，认为肿瘤发生是基因两次突变的结果，第一次突变是肿瘤的始动过程，第二次突变是促进过程。二次突变假说认为：非遗传型肿瘤是体细胞连续发生两次突变而形成的，发生率较低或不易发生，所以发病年龄一般较晚；遗传型肿瘤中，前一次突变发生在患者亲代的生殖细胞中，后一次突变发生在患者的体细胞中，发生率较高，所经历的突变时间短。在这种情况下，非遗传型视网膜母细胞瘤是同一个体细胞发生两次独立的突变，因而发病较迟，在双侧视网膜都发生二次突变的可能性较小；遗传型视网膜母细胞瘤发病较早，双侧视网膜的细胞都有可能发生第二次突变并形成肿瘤（图 13-3）。

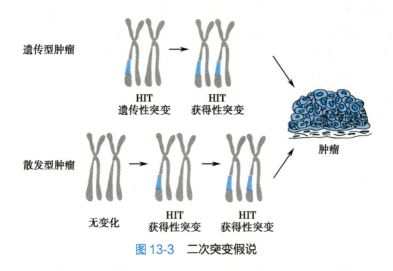

遗传型肿瘤

HIT
遗传性突变　　HIT
获得性突变

散发型肿瘤

无变化　　HIT
获得性突变　　HIT
获得性突变

肿瘤

图 13-3　二次突变假说

3. 多步骤致癌假说　多步骤致癌假说（multistep carcinogenesis hypothesis）又称多步骤遗传损伤假说，该假说认为，恶性肿瘤的发生是一个多阶段逐步演变的过程，细胞恶性转化需要原癌基因、抑癌基因、周期调节基因、凋亡相关基因和基因组稳定相关基因等多种基因协调作用。在多步骤致癌假说中，致癌过程分为启动期、促进期和进展期，肿瘤发生要经过多阶段的演变，不同阶段涉及不同基因的激活与失活。基因激活与失活在时间上有先后顺序，在空间位置上也有一定的配合，导致肿瘤细胞表型的最终形成。在肿瘤进展过程中，肿瘤细胞中常有更多基因发生突变，授予细胞更快增殖、侵袭和转移等选择性优势，增加恶性表型，使它们在肿瘤细胞群中占据优势。另外，有的癌相关基因改变是从生殖细胞遗传得来，有的是从体细胞后天获得，故肿瘤有遗传型和散发型。结直肠癌的发生过程是典型的多步骤致癌过程，由遗传与环境等多因素相互作用所致，是一个涉及多基因多阶段的复杂过程。首先，正常结直肠细胞中 *APC* 基因发生突变，导致非典型上皮增生，并发展为早期腺瘤，此时 *KRAS* 突变导致发展为中期腺瘤，然后在 *DCC*［OMIM*120470］基因突变作用下进展为晚期腺瘤，在 *TP53* 突变作用下，演变为结直肠癌，而后其他相关基因突变导致具有侵袭和转移特性的恶性结直肠癌（图 13-4）。

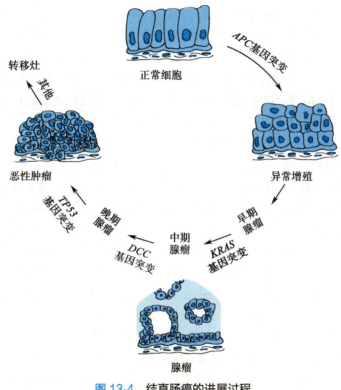

图 13-4　结直肠癌的进展过程

二、表观遗传学改变学说

表观遗传学修饰是指细胞核 DNA 序列不发生改变，基因功能发生可逆的和可遗传的改变，包括 DNA 的修饰（如甲基化修饰）、组蛋白的各种修饰以及非编码 RNA 等。随着对表观遗传领域的深入研究，发现绝大部分肿瘤具有表观遗传修饰异常改变现象。表观遗传改变可导致遗传印记丢失、染色质重塑、非必需重复序列转录、原癌基因异常活化以及抑癌基因异常沉默等，在肿瘤发生发展过程中发挥重要作用。

1. **遗传印记丢失**　遗传印记（genetic imprinting），又称基因印记，是指来自父母双方的等位基因在通过精子和卵子传递给子代时发生了修饰，即机体特异性地对源于父亲或母亲的等位基因做一个印记，使带有亲代印记的等位基因具有不同的表达特性。正常的基因印记受 DNA 甲基化和组蛋白乙酰化等修饰的调控，一对等位基因中一个发生转录而另一个受到抑制。肿瘤中一些基因丢失其遗传印记后会导致两个等位基因在肿瘤细胞中共表达。在成人肿瘤中研究最清楚的是胰岛素样生长因子 2（insulin-like growth factor 2，IGF2）［OMIM*147470］，当 *IGF2* 等位基因发生共表达后，IGF2 异常增多，过度激活下游相关通路，导致细胞过度增殖或分化异常进而引发肿瘤，在结直肠癌和肾母细胞瘤（Wilms 瘤）患者中常发现 *IGF2* 基因遗传印记的改变。

2. **DNA 甲基化改变**　DNA 甲基化改变在肿瘤细胞中非常普遍，包括整体基因组的低甲基化和一些基因启动子区域 CpG 岛甲基化水平的升高。基因的异常甲基化在肿瘤发生的早期就可出现,并且在肿瘤逐步发展过程中,基因异常甲基化的程度增加。通过 DNA 甲基化,可以直接影响 DNA 特异顺序与转录因子的结合,也可以招募甲基 -CpG 结合蛋白(methyl-CpG binding protein,MECP)间接阻碍转录因子与基因形成转录复合物,进而抑制转录。通过 DNA 去甲基化,可为基因表达创造合适的染色质环境,促进基因转录,如 DNA 去甲基化常与基因表达活化区(DNase 化高敏感区)同时出现。

肿瘤细胞中,DNA 甲基化改变体现在多方面:①抑癌基因高甲基化,如 *RB*、*CDKN2A*、*BRCA1*、*BRCA2* 和 *TP53* 等抑癌基因启动子区域的 CpG 岛处于高甲基化状态,抑癌基因功能缺失,细胞增殖失控;②DNA 修复基因高甲基化,如错配修复(mismatch repair,MMR)基因[OMIM#276300]启动子甲基化引起错配修复基因失活,是结直肠癌、胃癌和乳腺癌等肿瘤发生的重要因素;③原癌基因低甲基化,肿瘤细胞中原癌基因的低甲基化状态与其蛋白表达升高密切相关,参与维持肿瘤细胞的不断增殖过程;④肿瘤细胞中基因组总体甲基化水平的降低,导致高频率的染色体重组或杂合性丢失,使得基因组不稳定性增加,也是导致肿瘤发生的重要原因;⑤DNA 甲基化导致基因突变,肿瘤细胞中由于 DNA 甲基化的位点多在 CpG 岛 5' 胞嘧啶,甲基化的 5mCpG 二核苷酸中的 5mC 能以较高的速率脱氨基转换成胸腺嘧啶,基因突变发生的频率大大提高;⑥miRNA 的超甲基化,如 miR-148a 和 miR-9 等 miRNA 启动子区域高甲基化,抑制肿瘤细胞生长和迁移的功能出现障碍。

3. 组蛋白修饰　核小体核心由组蛋白八聚体(H2A、H2B、H3、H4)构成,组蛋白任何微小变化都会对核小体结构、染色质构象和基因表达模式产生巨大影响。组蛋白尾部可以发生乙酰化、甲基化、磷酸化、ADP 核糖基化、泛素化和 SUMO 化等多种共价修饰,与多种肿瘤发生、发展关系紧密。一方面,组蛋白的各种修饰变化,作为一种特殊的识别标志,组成了组蛋白密码,动态调控转录因子等其他蛋白与 DNA 的结合,影响整体基因组的结构,调控基因表达。另一方面,特异性的组蛋白修饰直接参与特异性基因表达调控过程。

组蛋白乙酰化受组蛋白乙酰转移酶(histone acetyltransferase,HAT)和组蛋白脱乙酰酶(histone deacetylase,HDAC)调控,处于动态变化中;组蛋白甲基转移酶(histone methyltransferase,HMT)和组蛋白去甲基化酶(histone demethylase,HDM)有效地调控着组蛋白甲基化。在肿瘤的发生、发展过程中出现了组蛋白的异常修饰,导致转录因子活性的改变、癌基因的异常激活和抑癌基因的失活,出现染色体不稳定、DNA 损伤修复以及细胞周期紊乱等缺陷。例如,H4K16 乙酰化和 H4K20me3 的丢失是癌症的一个普遍特征,如在低甲基化的重复基因组区观察到 H4 赖氨酸的乙酰化或三甲基化的丢失,以及在高甲基化的抑癌基因启动区出现了 H3K27me3,在肿瘤发生发展过程中,组蛋白的异常修饰处于动态的变化之中。抑癌基因通过抑制组蛋白修饰而失活,如在前列腺癌、乳腺癌和神经胶质瘤中出现了 H3K27 的高甲基化导致 *p21* 基因等抑癌基因沉默,说明组蛋白的异常修饰会导致靶基因的异常表达,从而促使肿瘤发生。

4. 非编码 RNA　非编码 RNA(non-coding RNA)是指在细胞中不编码蛋白质的 RNA 分子,包括微 RNA(miRNA)、长链非编码 RNA(lncRNA)、环状 RNA(circRNA)等。它们在细胞中具有多种功能,包括调控基因表达、维持染色质结构、参与转录和翻译调控等。近年来的研究表明,非编码 RNA 在肿瘤表观遗传学中发挥着重要的作用。

miRNA 可以与靶基因的 mRNA 结合,从而抑制该基因的翻译或降解该基因的 mRNA,进而影响基因的表达水平。lncRNA 和 circRNA 可以通过与 DNA、RNA 或蛋白质相互作用,调控基因的表达和功能。一些非编码 RNA 被发现在肿瘤中表达异常,影响肿瘤相关基因的表达,参与肿瘤细胞的增殖、凋亡、侵袭和转移等过程,可作为潜在的标志物用于肿瘤的诊断和预后评估。

三、肿瘤微环境学说

肿瘤微环境是指肿瘤局部浸润的免疫细胞、脂肪细胞、间质细胞及所分泌的活性介质等与肿瘤细胞共同构成的局部内环境。肿瘤的发生和发展与肿瘤细胞所处的微环境关系密切:①适宜的微环境可以引起基因组不稳定性、提供支架和屏障、产生免疫豁免区域,促进肿瘤发生。②肿瘤形成组织缺氧、pH降低、营养缺乏和肿瘤血管生成等特点的肿瘤微环境,促进肿瘤发展。肿瘤细胞可以通过自分泌和旁分泌,改变和维持自身生存和发展的条件,促进肿瘤的生长和发展;而全身和局部组织也可通过代谢、分泌、免疫、结构和功能变化等方式,改造肿瘤微环境,限制和影响肿瘤的发生和发展。

正常细胞与其周围的组织环境之间存在动态平衡,两者之间的共同作用可以调控细胞的活性,决定细胞增殖、分化、凋亡以及细胞表面相关因子的分泌和表达。在细胞恶性转化过程中,则需要不断打破正常的动态平衡,形成更有利于肿瘤细胞不断增殖的肿瘤微环境,进而有利于肿瘤发生、进展和恶性转移。在肿瘤微环境中,细胞主要包括成纤维细胞、胶质细胞、上皮细胞、脂肪细胞、炎症细胞、免疫细胞和血管内皮细胞等;胞外因子主要包括各种生长因子、激素、趋化因子和炎症因子等。肿瘤微环境成为影响肿瘤发生、发展的重要因素,以肿瘤微环境为靶点的治疗策略有其自身的优势:①肿瘤间质细胞具有稳定的遗传背景,不易出现突变和耐药发生;②肿瘤微环境的异质性更小,疗效相对稳定;③阻碍肿瘤细胞迁移路径,在控制肿瘤转移方面可以发挥极为重要的作用。

四、肿瘤干细胞学说

肿瘤干细胞(tumor stem cell,TSC)也称为肿瘤起始细胞(tumor initiating cell,TIC),是从肿瘤组织中分离和鉴定的少数细胞,具有自我更新能力、肿瘤形成能力和分化为不同分化程度肿瘤细胞的能力,对肿瘤的发生、转移、恶化和复发起决定性作用,是肿瘤产生的种子细胞。近年来,随着干细胞概念被引入肿瘤学的研究,鉴定和分离多种肿瘤组织和癌细胞系中的肿瘤干细胞,即肿瘤干细胞学说逐渐得到认可。

该学说认为,大部分的肿瘤细胞不能维系肿瘤的生物学特征,也不能在身体其他部位形成转移瘤,在肿瘤组织中只占很小比例的肿瘤干细胞才是肿瘤发生的起源细胞,能够保持肿瘤细胞的恶性表型。肿瘤实际上是由一小群具有无限自我更新能力的干细胞样细胞及其产生的分化程度不均一的细胞团组成。肿瘤干细胞与正常干细胞具有很多相同点:①具有一些共同的表面标志物;②均具有在体内组织器官中迁移的能力;③均具有强大的自我更新能力,无限增殖;④存在相似的信号转导途径。因此,肿瘤发生首先是机体中正常干细胞异常分化和增殖成为肿瘤干细胞,肿瘤干细胞再进一步增殖分化形成肿瘤组织,来自不同干细胞类别的肿瘤,形成的肿瘤类别不同(图13-5)。

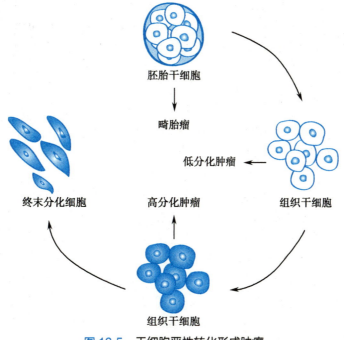

图13-5 干细胞恶性转化形成肿瘤

　　TSC 学说的发展对临床肿瘤的治疗起到积极作用。①TSC 理论可以解释临床上肿瘤对放疗与化疗不敏感的原因：正常干细胞通常处在暂不增殖状态并且拥有排出化疗药物的分子泵，对放疗和化疗药物敏感性低；与分化细胞相比，TSC 与正常干细胞更类似，因此 TSC 具有更强抵御化疗与放疗的能力。②TSC 理论可以解释肿瘤转移现象：正常干细胞最重要的特征是迁移能力，肿瘤特别是恶性肿瘤一开始就具有转移现象，比如恶性难治的胰腺癌通常在能够发现明显原发肿瘤灶之前就已经转移到其他组织器官。③TSC 理论为肿瘤恶性程度诊断与预后判断提供依据：比如恶性程度较高的三阴性乳腺癌，通常具有较高比率的 TSC 细胞；慢性粒细胞白血病中，肿瘤干细胞比率低的患者预后通常较好。④TSC 理论为肿瘤治疗提供依据：机体中只要存在 TSC，肿瘤就容易复发，不能完全治愈，肿瘤治疗的焦点是杀伤 TSC；因此，需要应用诱导分化药物，将 TSC 诱导分化，进行肿瘤的有效治疗，如联合应用维甲酸和砷剂，能够彻底清除白血病干细胞，治疗急性早幼粒细胞白血病。

小结

　　肿瘤由实质（肿瘤细胞）和间质两部分构成，其中肿瘤细胞起源于机体正常组织，具有组织来源特异性。肿瘤具有永生化特点，同时具有持续增殖的信号、逃避生长抑制和抵抗细胞死亡等十四大特征。肿瘤的病因涉及遗传易感性、激素、炎症、病毒、化学物质和辐射等多种因素。肿瘤发生发展的生物学机制主要有遗传改变学说、表观遗传学改变学说、肿瘤微环境学说和肿瘤干细胞学说等。探索肿瘤发生、发展和转移等过程的机制对于人们认识肿瘤并最终战胜肿瘤具有重要的意义。

（王　燕）

第十四章 | 基因组医学

人类对生命本质的认识经历了一个漫长的过程。1865年，孟德尔(Mendel)通过豌豆杂交实验确定了决定生物性状的遗传因子。1909年，丹麦生物学家约翰逊(Johannsen)将遗传因子表述为"基因"(希腊语"给予生命")。1926年，摩尔根(Morgan)通过果蝇遗传实验证明基因在染色体上，呈直线排列。1944年，埃弗里(Avery)等证明DNA是遗传的物质基础。1953年，沃森(Watson)和克里克(Crick)提出DNA双螺旋结构模型，确定了基因的化学本质，对生命的认识深入到了分子水平。2003年，人类基因组计划的完成，揭示了基因组是生命遗传信息的载体，同时人类基因组计划的研究技术和成果应用于医学实践中，阐明了多种疾病的基因变异机制和代谢途径变化。近年来，不断发展的基因组学技术为临床医学实践带来无限的生机，并促进了基因组医学的产生，开启了基于基因组的疾病的早期诊断、预防和个体化治疗新模式。基因组医学是现代医学最活跃的领域之一。

本章思维导图

第一节 | 人类基因组

一、基因组的概念

1920年德国遗传学家温克勒(Winkler)提出基因组(genome)一词，由基因(gene)和染色体(chromosome)二词缩并而成。基因组是指单倍体细胞含有的全部DNA，人类基因组包括核基因组与线粒体基因组，其大小以基因组中全部DNA总量来衡量，称为C值(C-value)。

二、细胞核基因组及主要特征

细胞核基因组含24条染色体(22条常染色体和X、Y性染色体)，DNA约为3×10^9个碱基对。根据基因组中DNA序列出现的频率，将细胞核基因组DNA分为单一序列和重复序列。

1. **单一序列**(unique sequence) 指在基因组中只出现一次或少数几次的DNA序列，或称为单拷贝序列，占基因组60%~70%，包括大多数编码蛋白质和酶的结构基因及非基因序列中的单一序列。

2. **重复序列**(repetitive sequence) 指在基因组中存在多个拷贝的DNA序列，占基因组的30%~40%。

(1) 中度重复序列：指重复次数为10~10^5拷贝的DNA序列，通常为非编码序列，如rRNA基因和tRNA基因，平均长度约300bp，分散在基因组中，对基因表达起调控作用。

(2) 高度重复序列：指重复次数>10^5拷贝的DNA序列，长度从几个碱基对到几百个碱基对，高度重复序列集中在某一区域串联排列，参与维持染色体结构，在基因组中所占比例随物种变异很大。

3. **基因家族与假基因**

(1) 基因家族：基因家族(gene family)是指由某一祖先基因经过重复和变异所产生的一组在结构上相似、功能相关的基因。基因家族成员可成簇分布在一条或几条染色体上，形成基因簇；也可散在分布于不同的染色体上，各成员具有不同的表达调控模式。例如，β珠蛋白基因家族包括5个功能基因：β、δ、Aγ、Gγ和ε，它们分别在个体发育的不同阶段表达，具有不尽相同的功能。

(2) 假基因：假基因(pseudogene)具有部分基因结构，其核苷酸序列与正常基因有很高的同源性，但由于突变、缺失或插入以致不能产生有功能的基因产物。例如，人α珠蛋白和β珠蛋白基因家族中都有假基因，其基因序列与具有编码功能的α珠蛋白和β珠蛋白基因序列类似，但不能表达蛋白质。

三、线粒体基因组及主要特征

人类线粒体基因组由双链闭合环状的 DNA 组成，即线粒体 DNA（mitochondrial DNA，mtDNA），mtDNA 全长 16 569bp，双链有重链（H 链，富含 G）和轻链（L 链，富含 C）之分。mtDNA 无内含子，密码子与核 DNA 密码子不同，突变率高。线粒体基因组含 37 个基因，编码 13 种多肽、22 种 tRNA 和 2 种 rRNA，13 种多肽为线粒体内部氧化磷酸化酶复合物的亚单位。线粒体基因组独立于细胞核基因组之外，通过半自主复制进行繁殖。

第二节 | 基因组学与人类基因组计划

一、基因组学

1986 年，美国科学家罗德里克（Roderick）提出基因组学（genomics），指从基因组整体层次上系统研究各生物种群基因的结构、组成、功能、进化以及基因表达与调控的科学。人类基因组学是以人类基因组为研究对象，包括以全基因组测序为目标的结构基因组学（structural genomics）和以基因功能鉴定为目标的功能基因组学（functional genomics）。基因组学随着人类基因组计划的启动而迅速发展，成为生命科学最活跃的研究领域之一。

二、人类基因组计划

（一）人类基因组计划的研究历程

1984 年，美国能源部首次讨论了对人类基因组 DNA 进行全序列分析的前景。1986 年 3 月，诺贝尔奖获得者杜尔贝（Dulbecco）在 Science 杂志上发表名为《癌症研究的转折点——测定人类基因组序列》的短文，首次提出人类基因组计划（Human Genome Project，HGP）的设想，并建议设立国家和国际级的组织进行这方面的研究，这篇短文被誉为人类基因组计划的标书。1988 年 4 月，国际人类基因组组织（Human Genome Organization，HUGO）宣告成立。1989 年，美国成立国家人类基因组研究中心（National Center for Human Genome Research，NCHGR），DNA 分子双螺旋模型提出者沃森（Watson）担任第一任主任。1990 年 10 月，美国政府决定出资 30 亿美元启动"人类基因组计划"，准备在 15 年内完成对人类基因组全部序列分析，揭开人类全部遗传信息之谜。随后，法国、英国、意大利、德国、日本、中国、俄罗斯、欧洲共同体等国家和组织先后启动了自己的人类基因组计划。1998 年，HGP 调整战略目标，制定了 1998—2003 年的五年计划，包括人类基因组基因图谱构建与序列分析；人类基因的鉴定；基因组研究技术的建立；大肠埃希菌、酵母、线虫、小鼠、黑腹果蝇等模式生物基因组测序与比较基因组学研究；人基因组序列变异体分析；人类基因组研究的社会、法律与伦理问题等方面的内容。2000 年 6 月 26 日，美国总统克林顿和英国首相布莱尔共同宣布人类基因组"草图"完成；2001 年 2 月，人类基因组工作框架图完成；2003 年 4 月，中、美、日、德、法、英等 6 国科学家宣布人类基因组关键序列图绘制成功，2004 年 10 月发表人类基因组高精度序列图。人类基因组计划完成后，HUGO 继续推进和协调全球人类基因组的研究工作，基因组数据对全球开放。人类基因组是一部写了几十亿年的"生命之书"或一张绘了几十亿年的"生命蓝图"（表 14-1）。

表 14-1　人类基因组计划研究大事记

时间	事件
1986 年 3 月	美国能源部宣布实施人类基因组计划草案
1988 年 4 月	国际人类基因组组织（HUGO）成立

续表

时间	事件
1989年10月	美国国会批准成立"国家人类基因组研究中心"，沃森出任第一任主任
1990年10月	国际人类基因组计划，美国政府启动，英国、法国、德国、日本等相继加入
1998年5月	Celera Genomics成立，与国际人类基因组计划展开竞争
1999年9月	中国加入HGP，负责人类基因组1%（3pter-D3S3610）的测序工作
1999年12月	国际人类基因组计划宣布完成人类第22号染色体完整序列测定
2000年4月	测定出一名实验者的完整DNA序列
2000年6月	人类基因组"草图"完成
2001年2月	人类基因组工作框架图完成
2003年4月	中国、美国、日本、德国、法国、英国等6国科学家宣布人类基因组关键序列图绘制成功
2004年10月	发表人类全基因组高精度序列图

（二）人类基因组计划的研究内容

人类基因组计划的目的是分析人类22条常染色体和X、Y两条性染色体上大约30亿个碱基对的序列，最终解读人类基因组中所有基因的结构和功能。该计划的研究内容主要包括以下几个方面：首先建立遗传图（genetic map），然后构建物理图（physical map），最后经过测序完成序列图（sequence map）和基因图（gene map）（图14-1）。美国国家科学院人类基因组制图和测序委员会要求制定并最终完成的基因组序列精度要达到：①错误率低于1/10 000；②序列必须是连续的，没有缺口；③序列所用的克隆能忠实地代表基因组的结构。在人类基因组计划的实施过程中又提出了工作框架图（working draft）的概念，即在BAC克隆水平测序的覆盖率不应少于3倍，至少获得基因组90%的序列，错误率应低于1%。

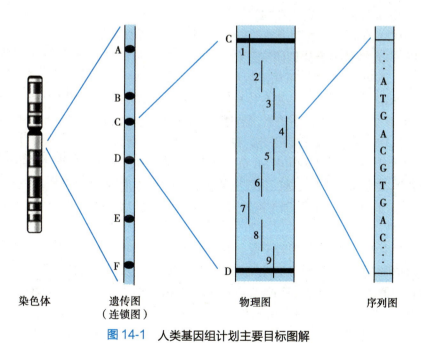

染色体　　遗传图（连锁图）　　物理图　　序列图

图14-1　人类基因组计划主要目标图解

1. **遗传图**　遗传图又称为连锁图（linkage map），是利用连锁分析方法，将每条染色体上的基因或遗传标记（genetic marker）的相对位置确定下来而构建的图谱。连锁图中基因间的相对距离以遗传距离——厘摩（centimorgan，cM）来衡量。遗传图利用遗传标记来确定基因在染色体上的排列位置，所利用的遗传标记主要是各种遗传多态性,如 RFLP、STR、SNP 等,通过计算遗传标记之间的重组频率,建立遗传图。

2. **物理图** 物理图是以 DNA 片段(探针)或序列标签位点(sequence tagged site, STS)作路标,确定遗传标记之间的物理距离(bp、kb、Mb)的图谱。物理图包含了两方面的内容:一是将分布于整个基因组的 STS 在每条染色体上的排列顺序确定下来;二是在此基础上构建覆盖每条染色体的酵母人工染色体(yeast artificial chromosome, YAC)和细菌人工染色体(bacterial artificial chromosome, BAC)邻接重叠群(contig)。遗传图反映染色体上两个基因座位之间的连锁关系,而物理图反映的是两点之间的实际距离。具体方法是通过构建全基因组 YAC、BAC、FOSMID、COSMID 文库,采用 STS 标记手段,根据文库克隆之间的重叠序列,确定片段之间的连接顺序和遗传标记之间的物理距离。

3. **序列图** 序列图是通过对全基因组 DNA 进行序列分析建立的最详尽的物理图,也是人类基因组计划中最明确和最艰巨的任务。人类基因组计划绘制的序列图不同于以往只针对某一个特定区域进行的 DNA 序列分析,它要求的是一种高效率的规模性测序,并将每一个 DNA 片段按其在染色体上的真实位置进行准确地排列,从而得到人类基因组全部碱基排列的原貌。根据物理图将基因组分为若干具有标识的区域进行测序分析,在同一区域内需要利用 DNA 片段重叠群使测序工作得以不断延伸完成全基因组测序。2001 年 2 月,国际人类基因组测序协作组发表了覆盖人类基因组 95% 的工作框架图。2003 年 4 月,中国、美国、日本、德国、法国、英国等 6 国科学家宣布人类基因组关键序列图绘制成功。2004 年 10 月,发表了包括 30 亿个碱基、覆盖率大于 99%、误差小于十万分之一的人类全基因组高精度序列图,标志着人类基因组计划的最终完成。

4. **基因图** 人类基因组计划的目标不只是为了测序每一个碱基,更重要的是要获得基因信息,在基因组中找出全部基因的位置、结构及表达模式等信息,即绘制基因图。基因的表达有时间和空间的特异性,通过提取特定生长发育时期或特定组织器官中表达的 mRNA 进行反转录即可得到表达序列标签(expressed sequence tag, EST)的 cDNA 片段,通过进行大规模的 EST 测序及整合,然后用 EST 作为"探针"进行分子杂交,鉴别出与转录有关的基因,就可以绘制基因图,并确定基因在染色体中的位置。基因图是基因组在正常或受控情况下表达的全基因时空图,运用正常基因图谱,可以构建特定条件下 cDNA 的差异图,作为指导研究和进行基因组医学的蓝图。

(三)中国的人类基因组计划研究工作

1999 年 9 月,在英国举行的第五届国际人类基因组测序战略会议上中国正式加入国际人类基因组测序协作组,承担人类基因组 3 号染色体短臂 D3S3610 至端粒约 30Mb(1%)序列的测定任务,成为加入该组织的唯一发展中国家,并在各民族遗传资源保存和遗传多态性、基因组研究技术、致病基因及相关基因的 cDNA 克隆方面进行研究。我国人类基因组计划第一阶段从 1994 年 1 月至 1997 年 6 月,由全国 16 个单位、19 个课题组参加,分为 3 个子课题,即:①中国不同民族基因组的保存及基因组比较研究;②建立和改进人类基因组研究新技术;③中国人群基因组若干位点致病基因或疾病相关基因的研究。其目标是利用我国丰富的人类遗传资源,进行基因组多样性和疾病基因识别以及建立相关技术的平台。

1997 年底,"中华民族基因组中若干位点基因结构的研究"重大项目在总体上完成了预期目标,并获得了重要的研究进展:①改进了永生细胞株的建立技术,完成了南、北两个汉族人群和西南、东北 16 个少数民族群体共 733 个 EB 病毒(Epstein-Barr virus, EBV)转化的永生淋巴细胞株的建立,为中华民族基因组的研究保存了珍贵的遗传资源,并以此为基础展开了我国多民族基因组多样性的比较研究;②建立了比较完整的基因组研究技术体系,形成了作图(包括工具酶研制、大片段 DNA 文库筛选和构建、序列标签位点制作)、测序(包括较大规模 cDNA 片段和基因组 DNA 测序)、基因定位(包括 FISH 和 RH)与识别(包括差异显示、cDNA 选择和外显子捕捉)、基因组扫描和生物信息学等较配套的方法学体系,并获得了与神经系统、造血系统发育、分化和基因表达调控相关的一批 cDNA;③在致病基因分离和结构、功能研究方面,克隆到遗传性多发性外生骨疣的致病基因(*EXT2*),获得了与白血病和部分实体瘤相关的 DNA 片段和基因，并开展结构和功能研究。

1998 年，国家自然科学基金委员会通过了"中华民族基因组的结构和功能研究"重大项目立项，实现了第二阶段中国人类基因组计划。第二阶段从 1998 年至 2003 年，下设 4 个子课题：①中国不同民族基因组的保存及遗传多样性研究；②基因组多样性与多基因疾病基因组定位研究；③建立和发展功能基因组学的新理论、新技术、新方法；④钩端螺旋体全基因组结构和功能研究。其目标是发挥我国人类遗传资源优势和多学科优势，从中华民族人群基因组保存和多样性分析、多基因遗传病相关基因定位与分离的基础理论和实验技术中，建立和发展功能基因组学新理论、新技术和新方法，对这三个方面进行综合性大规模研究，同时出于对我国传染病预防控制的前瞻性考虑，进行了与公共卫生有关的病原体基因组学研究的尝试，在国际上首次测定了钩端螺旋体全基因组顺序。

中国的人类基因组计划充分体现了中国特色，从研究内容来看，除了"百分之一"任务外，还进行以建立中国疾病遗传资源收集网络、鉴定疾病相关基因（包括定位和克隆疾病基因）为核心的疾病基因组研究工作；开展以人类健康为目标的功能基因组研究（包括生物信息学、转录组学、蛋白质组学、结构基因组学的研究乃至模式动物和生物芯片的技术平台建设等）；充分利用人类基因组研究的技术优势和资源优势，将基因组测序和研究工作推向水稻以外的其他植物、动物（家蚕、曼氏血吸虫）和微生物，并向全世界公布。

三、后基因组计划

人类基因组计划于 1990 年启动，2003 年宣布正式完成。虽然 HGP 取得了重大的成果，但仍然存在很多的未知问题等待解析。因此，HGP 之后，一系列基因组研究计划不断向前推进，统称为后基因组计划。

（一）国际人类基因组单体型图计划

国际人类基因组单体型图计划（The International HapMap Project，HapMap Project）是继人类基因组计划之后基因组研究领域的又一重大研究计划。HapMap 是 Haplotype Map 的简称，"Haplo"意为单一，在基因组中专指来自父母的一对同源染色体中的一条。单体型（haplotype）是指一个染色体区域中所有相关联的 SNP 集合，通常作为一个单位遗传，在进化上非常保守，在世代的传递中很少发生 DNA 重组。HapMap 计划开始于 2002 年，由日本、英国、加拿大、中国、尼日利亚和美国的科学家们合作完成，中国在该计划中作出 10% 的贡献，具体内容为构建 3 号、21 号和 8 号染色体短臂的 HapMap。HapMap 计划的目标是确定人类基因组中 DNA 序列变异，通过测定序列变异特征、变异频率及关联方式，绘出人类基因组的单体型图及不同单体型板块的标记 SNP。

用于构建单体型图计划的 DNA 样品分别来自尼日利亚伊巴丹区域的约鲁巴（Yoruba）人、日本东京人、北京汉族人以及祖先为北欧和西欧的美国犹他州居民。利用这一图谱，可查询 SNP 位点、SNP 检测设计、等位位点及其频率等。在单体型中选择"标签"（tag）来捕获标签相邻区域的遗传多态性，可以对整个基因组的遗传变异进行调查，发现疾病的遗传因素。

2005 年 10 月，HapMap 计划协作组在 *Nature* 杂志发文宣布"国际人类基因组单体型图计划"第一期工作完成，发布了超过 100 万个人类基因组上常见变异位点在 4 个代表性群体的频率信息。2007 年 10 月，HapMap 计划二期发布了 310 万个人类染色体常见变异位点信息，提供了更高密度的 SNP 图谱。2009 年 4 月，三期数据对更多的人群和样本进行测序，同时发现大量的低频 SNP 位点。单体型图为人类疾病和遗传关联分析、致病基因和致病因子的确定、药效及副作用、疾病风险分析、人类起源进化及迁徙历史的研究等提供完整的人类基因组信息和有效的研究工具。

（二）DNA 元件百科全书计划

2003 年 9 月，美国国立人类基因组研究中心（National Human Genome Research Institute，NHGRI）率先启动耗资 3 亿美元的 DNA 元件百科全书（Encyclopedia of DNA Elements，ENCODE）计划，旨在解析人类基因组中的所有功能性元件。在人类基因组计划完成之后，科学家们发现仅占人类基因组

1.5% 的核苷酸编码序列不足以完整地解释高等生物复杂的生命活动。ENCODE 计划的主要目标是研究占人类基因组 98% 以上的非编码区 DNA 调控元件的分布、功能，与组蛋白修饰和转录因子结合的关系，对染色质空间结构的影响等，编写人类 DNA 的百科全书。

该计划包含试点培育阶段和规模化实验阶段。在第一阶段（2003—2007 年），选取约 1% DNA 序列（约 30Mb 碱基）的人类基因组进行研究，应用最优方案寻找含有功能元件的区域，开发高效查找功能元件的应用软件。在第二阶段（2007—2012 年），将前期的研究策略应用到整个基因组，阐释大量尚未明确的功能基因。美国、中国、英国、西班牙、新加坡和日本等国家的 32 个实验室、442 名研究人员参与了 ENCODE 计划。ENCODE 计划第二阶段成果公布完成了人类 147 种细胞类型全基因组功能组分的分析，获得 1 640 组数据，并于 2012 年 9 月以 30 篇论文同步发表在 *Nature*、*Genome Research* 和 *Genome Biology* 杂志上。在第三阶段（2012—2017 年），引入了新的研究方法，产生了 5 992 个新实验数据集，对人类及小鼠基因组、转录组、表观遗传组、染色质状态组以及顺式调控元件等方面的数据进行了大规模扩充。目前这一项目已经进入到第四阶段。所有的研究数据都可以通过 ENCODE 网站开放共享。

ENCODE 计划突出的成果是发现了超过 80% 的人类基因组都具有生物学活性，参与至少一个 RNA 或染色体相关活动。曾一度被认为无用的基因并不存在，荒漠 DNA 也并非荒漠，这些 DNA 实际上是一个庞大的"控制面板"，含有基因的开关，可调控数以百万计基因的活性，使基因正常工作。ENCODE 计划是继人类基因组计划之后的又一重大项目，为科学界和医学界提供关于人类基因组重要功能元件的高质量和全方位的注解，从而全面理解人类基因组的功能。

（三）千人基因组计划

2008 年 1 月，中国、英国和美国的科学家组成的"国际协作组"在深圳、伦敦和华盛顿同时宣布国际千人基因组计划（one thousand Genome Plan）正式启动，这一计划将测定选自全世界各地至少 1 000 个人类个体的全基因组 DNA 序列，绘制详尽的千人基因组。千人基因组计划测序人群包括：尼日利亚伊巴丹区域的约鲁巴（Yoruba）人，居住于东京的日本人，居住于北京的中国人，美国犹他州的北欧和西欧人后裔，以及肯尼亚人、意大利人、印第安人、墨西哥人、非洲人。千人基因组计划的研究目标是绘制最详尽的人类基因多态性图谱，寻找基因与人类疾病之间的关系，建立精细的人类基因组变异数据库，为人类疾病研究提供基因组遗传变异的参考标准。

2012 年 10 月 31 日，千人基因组计划第一阶段的研究成果在 *Nature* 杂志上在线发表，对来自非洲、亚洲、欧洲和美洲 14 个民族的 1 092 个基因组完成测序，进行了详细的个体 DNA 变异分析，公布了高分辨率的人类基因组遗传变异整合图谱。2015 年，千人基因组计划宣告完成，科研人员完成了来自 26 个不同群体的 2 504 名个体基因组测序，获得超过 8 800 万个变异，包括 8 470 万个 SNP、360 万个短插入缺失和 6 万个结构变异。千人基因组计划产生的数据和研究成果通过公共数据库发布，供全球科学家免费共享。

（四）癌症基因组研究计划

2005 年底，美国国立卫生研究院组织美国癌症研究所（National Cancer Institute，NCI）和人类基因组研究所（National Human Genome Research Institute，NHGRI）共同启动开展了癌症基因组研究计划（The Cancer Genome Atlas，TCGA）。该计划采用大规模基因组测序，将人类全部癌症的基因组变异图谱绘制出来，通过系统分析找到所有致癌和抑癌基因的微小变异，了解肿瘤的发生和发展机制，在此基础上取得对肿瘤新的诊断和治疗方法，勾画出整个新型"预防癌症策略"。该计划首先选择了肺鳞状细胞癌、卵巢浆液性腺癌和大脑多形性胶质瘤各 500 例进行癌症基因组图谱的研究。

TCGA 的主要任务是：①建立系统化方法鉴别癌症遗传学改变，应用基因组分析技术对与癌症关系密切的全体候选基因及染色体部位进行定位和鉴别；②对候选基因进行再测序；③应用肿瘤关联基因 mRNA、miRNA 定量表达分析，表观遗传，SNP 分析等方法完成肿瘤的基因组分析，鉴定与肿瘤相关的基因改变；④对肿瘤疗效进行个体化分析，进行药物靶向基因研究；⑤建立公共的免费数据库平台,共享肿瘤研究资源。

TCGA 计划是人类基因组计划的延续和扩展,是肿瘤生物学、基因组医学和转化医学发展的基础。研究者可以通过分析 TCGA 数据深入了解癌症发生的分子生物机制。TCGA 数据库也为临床肿瘤研究者在肿瘤的个体化治疗、肿瘤的预防中提供大量有价值的信息。

(五)人类表观基因组计划

表观遗传指的是 DNA 序列不发生变化,但基因的表达发生了可遗传的改变。为了在全基因组水平探究表观遗传修饰与基因表达的关系,表观基因组学及相关合作计划应运而生。1999 年,英国、德国和法国成立了人类表观基因组协会(Human Epigenome Consortium, HEC)。2003 年 10 月,HEC 正式宣布开始实施人类表观基因组计划(Human Epigenome Project, HEP)。HEP 的总体目标是解析人类主要组织在基因组水平的 DNA 甲基化模式,绘制不同组织类型和疾病状态下甲基化可变位点(methylation variable positions, MVP)图谱。MVP 是指在不同组织类型或疾病状态下,甲基化胞嘧啶在基因组 DNA 序列中的分布和发生频率,它是在表观基因组水平上对 DNA 甲基化进行精确定量分析的表观遗传标记。HEP 的提出和实施标志着与人类发育和肿瘤密切相关的表观遗传学和表观基因组研究跨上了一个新台阶。

为了深入研究表观基因组,国际上在 HEP 之后成立了一系列和表观研究相关的合作研究组织并开展了相关的基因组计划。例如,2004 年,由欧洲 6 个国家 25 个研究所组成的研究联盟正式启动了欧洲表观基因组学先进网络;2008 年,美国国立卫生研究院启动了表观基因组学路线计划(Roadmap Epigenomics Project);2010 年,由多个国家参与的国际人类表观遗传学合作组织(International Human Epigenome Consortium, IHEC)在巴黎成立;2011 年 10 月,欧盟委员会卫生研究部门投资 3 000 万欧元启动"蓝图"(BLUEPRINT)研究计划,用来研究表观基因影响健康及疾病的机制。

(六)人类微生物组计划

人体微生物组(microbiome)是指寄居在人体内部和表面所有微生物及其基因组的总和,它与人体的遗传多样性、疾病变异、免疫、代谢以及药物相互作用紧密相关。人类微生物组计划(Human Microbiome Project, HMP)于 2008 年由美国国立卫生研究院发起,这是一项旨在鉴定与阐明和人类健康与疾病相关的微生物功能的计划。HMP 总体任务是全面表征人类微生物组并分析其在人类健康和疾病中的作用。该计划由美国主导,多个欧盟国家、日本、中国等十几个国家参加,由国际人类微生物组联盟(International Human Microbiome Consortium, IHMC)协调。该计划的目标是获得大量人类宏基因组的测序数据,绘制人体不同器官中微生物宏基因组图谱,进而促进对微生物与人类健康关系的理解。

HMP 初期(第一阶段,2007—2013 年),主要关注健康人群的微生物群落组成,包括口腔、鼻腔、皮肤、胃肠道和泌尿生殖道等部位。这个项目包含 5 个既定目标:①对 3 000 个分离的微生物基因组进行测序,绘制这些微生物的参考基因组;②开展 16S rRNA 测序和宏基因组测序研究,评估人体不同部位的微生物群落复杂程度,为每个部位是否存在核心微生物组提供初步答案;③开展示范项目,确定疾病与人体微生物组变化之间的关系;④开发用于计算分析的新工具和技术,建立数据分析协调中心和资源储存库;⑤审查在人类微生物组研究和应用中要考虑的伦理、法律和社会影响。

HMP 第二阶段即人类微生物组整合计划(The Integrative HMP, iHMP)于 2014 年启动。iHMP 项目采用多组学技术研究微生物组和宿主之间的时间动态变化,进一步阐明人体微生物在健康和疾病中的关键作用,为理解疾病发生和进展提供理论基础。iHMP 包含三项研究,分别是妊娠和早产、炎症性肠病(inflammatory bowel disease, IBD)及 2 型糖尿病(type 2 diabetes, T2D)。2019 年 5 月,这三项研究的成果发表在 *Nature* 及 *Nature Medicine* 杂志上。

HMP 宣布之后,诸多微生物组计划项目被启动。例如,2008 年欧盟人类肠道宏基因组计划(Metagenomics of the Human Intestinal Tract, MetaHIT)启动。MetaHIT 项目的核心目标是研究肠道微生物与人类健康疾病的关系,最终为后续研究肠道微生物与人的肥胖、肠炎、糖尿病等疾病的关系提供理论依据，达到预防和监控疾病的目的；2016 年 5 月，美国政府启动了美国国家微生物组计划（National Microbiome Initiative，NMI）以拓展人们对微生物的了解。我国在人体微生物组研究方面拥有许多得天独厚的优势，如人口多、肠道菌资源丰富。2017 年 12 月，由中国科学院微生物研究所牵头，整合了 14 家机构的研究力量，中国科学院微生物组计划正式启动，聚焦人体和环境健康的微生物组研究，开发相应的微生物组学新方法、新技术。

我国先后参与了人类基因组计划、人类基因组单体型图谱计划、DNA 元件百科全书计划、千人基因组计划、人类微生物组计划，并加入国际肿瘤基因组协作联盟（International Cancer Genome Consortium，ICGC）进行癌症基因组研究等多项国际重大基因组研究项目，大大推动了我国基因组医学的发展。

四、功能基因组学

人类基因组计划完成后，大量的人类基因组信息有待解析和利用，基因组学研究进入以新基因及基因功能鉴定为目标的功能基因组学或后基因组学研究。功能基因组学主要包括疾病基因组学、药物基因组学、环境基因组学、系统生物学、转录组学、蛋白质组学、代谢组学等。

（一）疾病基因组学

疾病基因组学（disease genomics）是后基因组时代的主旋律，其主要任务是鉴定和分离重要疾病的致病基因与相关基因，确定其致病机制。HGP 启动是要解决包括肿瘤在内的人类疾病的分子遗传学问题，疾病基因的定位、克隆和鉴定是 HGP 的核心部分。人类基因组研究在医学的应用是通过位置克隆寻找未知生物化学功能的疾病基因，揭开疾病的病因。人群的疾病谱广，且不同人群的发病率有一定差异。以肿瘤为例，我国的肝癌、鼻咽癌、食管癌的发生率明显高于西方国家，黑色素瘤等的发病率则低于西方国家，1 型糖尿病的人群发病率也明显低于西方国家。对这些差异的分析表明，除环境因素外，遗传因素也有重要作用。人类基因组计划完成后，公共数据库中的基因组序列使得计算机快速识别候选基因成为可能。疾病基因组学研究已发现大量与人类疾病、性状关联的遗传变异，为探索疾病与性状的形成提供了重要线索，为基于个体基因组学的疾病诊断、个性化治疗等奠定了基础。

在 HGP 的遗传和物理作图带动下，对单基因遗传病的基因定位应用"定位候选克隆"策略，即应用细胞遗传学和家系连锁分析的方法，首先将疾病基因定位于某一染色体的特定位置，然后根据该区域的基因、表达序列标签和模式生物所对应同源区的已知基因相关信息，直接进行基因突变筛查，最终确定疾病基因，大大提高了发现致病基因的速度。囊性纤维化、亨廷顿病、遗传性结肠癌等疾病基因就是通过该策略成功定位、分离与克隆，为这些疾病的基因诊断和基因治疗奠定了基础。

多基因遗传病是由多个微效基因与某些环境因素共同作用所致，难以用一般的家系遗传连锁分析法进行分析，需要在人群中选择遗传标记、建立数学模型和统计分析等。分析策略是应用受累同胞配对法、关联分析与连锁不平衡分析法、传递不平衡检测法（transmission disequilibrium test，TDT）等结合 STR、SNP 多态性标记，对一些家系和人群进行疾病相关基因的定位，然后用定位候选克隆鉴定相关基因。此外，全基因组关联分析（genome-wide association study，GWAS）也是一种寻找复杂疾病致病基因及其变异的方法，应用此方法已经完成了数百种疾病（如肿瘤、糖尿病、心血管病、肥胖症、精神疾病等）的分析，鉴定出大批疾病易感区域和相关基因，发现了一些与疾病相关的基因突变位点。

（二）药物基因组学

药物基因组学（pharmacogenomics）是 20 世纪 90 年代末发展起来的基于功能基因组学与分子药理学的一门科学。药物基因组学主要应用基因组学的方法和技术，在基因组整体水平上研究药物在体内的效应和代谢差异，以及各种基因突变对个体药物反应性的影响。药物基因组学从基因水平研究基因多态性与药物效应多样性之间的关系，即研究个体基因差异对药物吸收、转运、代谢、清除等过程的影响，提高药物疗效与安全性。通过对药物作用靶点、药物代谢酶谱、药物转运蛋白基因多态性的研究，寻找新的药物和给药方式，指导临床合理用药，避免不良反应，减少药物治疗的费用和风险。

现在医学不再只注重预防和治疗，而是更注重药物的安全有效。个体基因组差异使不同个体对药物的敏感性和毒性反应有很大的区别，如药物靶点基因、药物代谢基因的 SNP 影响了个体对药物作用的程度和药物代谢的差异。SNP 的全基因组扫描可以寻找这些相关的遗传多态性，以便优化药物设计和研发新药。药物基因组学的主要目的是阐明药物反应的个体差异，以便提高药物疗效，降低不良反应，从而节约成本，最终实现药物的个体化治疗。

药物基因组学通过大量的临床分析，发现药物作用及个体差异的遗传背景，为临床个体化治疗提供理论基础。克服以往按病症或凭经验给药，一种药物无效后再换另一种药物，容易造成因为药物无效而耽误治疗时机的缺点。通过药物基因组学研究，临床医生可通过对患者进行药物代谢相关基因的检测，进行药物选择和确定剂量，因人施治，使临床治疗效果提高到新的水平。随着药物基因组学的发展、新基因的发现和基因组新药的研发，药物基因组学将更广泛地指导和优化临床用药。

（三）环境基因组学

为了更好地理解不同个体对环境因素易感性的差异，美国国立环境卫生科学研究所（NIEHS）于 1997 年 10 月，提出了环境基因组学（environmental genomics）计划。环境基因组学是以人类基因组计划为基础发展起来的功能基因组学之一，由基因组学和环境科学交叉融合形成的边缘学科，识别或鉴定对环境因子易感的基因，研究群体对环境相关疾病的遗传易感性及易感基因产物对环境暴露反应的分子机理。

人类疾病受到遗传易感性、环境暴露和衰老等诸多因素影响，已经证明一些基因在环境暴露的易感性中起重要的作用，个体遗传背景差异使其对环境暴露的易感性存在差异。选择不同种族、不同性别和不同年龄背景的若干群体，进行基因与环境相互作用的研究，分析和鉴定与环境相关的疾病易感基因。环境基因组学通过分析对特定环境敏感和抵抗的基因，深入探讨环境胁迫 - 基因、基因 - 基因的相互作用，其目标是研究环境胁迫影响机体遗传变异的过程和机理，发掘环境应激应答基因与患病风险的关系，为易感基因产物和对环境暴露的分子机制研究提供有用的信息，有助于发现对特定环境因子敏感的风险人群，准确预测环境因素影响人类健康的风险，制订相应的预防措施和环境保护策略。

目前列入环境基因组学研究的基因包括有毒物质代谢和解毒基因、激素代谢基因、受体基因、DNA 修复基因、细胞周期相关基因、介导免疫与感染反应的基因、介导营养因素的基因、细胞内药物敏感基因及新的易感性基因等。环境基因组学研究的兴起和发展将在揭示环境污染毒性识别与检测、致毒性机制、环境疾病的诊断和治疗，以及污染生物修复与环境预警等方面发挥重要作用。

（四）系统生物学

随着后基因组时代的到来，生命科学已从针对单个基因、单一细胞或个体的研究向整合的系统生物学方向发展。系统生物学（systems biology）是在分子、细胞、组织和生物体整体水平上研究结构和功能各异的分子及其相互作用，并通过计算生物学来定量阐明和预测生物功能和行为的科学。它有别于以往的实验生物学，不是以个别的基因、蛋白质或者代谢物为研究对象，而是对一个细胞或整个生命体的基因以及它所编码的蛋白质和代谢产物的研究。因此，系统生物学是以整体研究为特征的科学。

系统生物学依托蛋白质组学、基因组学、代谢组学等高通量技术平台，整合各种生物信息的实验数据，建立数学模型，并通过实验验证完善模型，在模型中研究生物系统内组成成分间的相互关系和相关作用，最终通过计算生物学来定量描述和预测生物功能、表型和行为。

系统生物学是一种新兴的"三维"研究，即把传统分子生物学"水平型"研究和组学的"垂直型"研究结合起来，通过系统地测量相关数据来研究疾病进程中关键基因的网络，充分实现计算机技术与实验科学的结合。从系统生物学角度解析医学问题，研究疾病的发生、发展等病理过程，为疾病提供更加完整和准确的描述，可为疾病的风险预测、早期诊断和临床评估提供更佳方案。

（五）转录组学

转录组（transcriptome）是指特定组织或细胞在某一发育阶段或功能状态下转录出来的全部 RNA，包括编码蛋白质的 mRNA 和非编码 RNA（non-coding RNA，ncRNA），如 rRNA、tRNA 和 microRNA 等。转录组受外源和内源因子调控，反映个体特定器官、组织在特定发育阶段或生理条件下细胞所有基因的表达水平，可用来比较基因表达差异，发现与特定功能相关的基因，推测未知基因。转录组连接了携带遗传信息的基因与执行生物功能的蛋白质，是遗传信息传递的纽带和桥梁。

转录组学（transcriptomics）是一门在整体水平上研究细胞中基因的转录情况以及转录调控规律的科学。简言之，转录组学是从 RNA 水平研究基因的表达及其调控的科学，是功能基因组学研究的重要组成部分。对转录组表达谱的研究不仅能揭示基因功能和作用机制，而且将为疾病预防、诊断治疗以及新药研发提供新思路和新技术。目前，用于转录组研究的主要方法是转录组测序（RNA sequencing，RNA-seq），这种检测细胞或组织基因转录的高通量测序方法对基因表达有较宽的检测范围，是转录组研究的一个重要手段。

（六）蛋白质组学

蛋白质组概念是 1994 年由澳大利亚学者威尔金斯（Wilkins）首次提出来的。蛋白质组（proteome）是指基因组表达的执行生命活动的全部蛋白质及功能模式。蛋白质组是一个动态概念，同一机体的不同组织和细胞在不同发育阶段、不同生理状态、不同外界条件下的蛋白质组都是不同的。

蛋白质组学是从整体水平上研究细胞、组织、器官或生物体的蛋白质组成及其变化规律的学科。蛋白质组学研究内容包括鉴定蛋白质表达水平、翻译后的修饰形式，蛋白质相互作用方式等，从整体水平上研究蛋白质的水平和修饰状态、细胞内蛋白质的组成及活动规律，建立蛋白质相互关系的目录。

蛋白质组学分为表达蛋白质组学（建立细胞、组织蛋白质定量表达图谱）、结构蛋白质组学（解析蛋白质线性和空间结构）和功能蛋白质组学（蛋白质功能模式及蛋白质相互作用研究），由此获得蛋白质水平上关于疾病发生、细胞代谢等过程的整体和全面的认识。蛋白质组学的研究不仅能为生命活动规律提供物质基础，也能为众多种疾病机制的阐明提供理论依据和解决途径。

蛋白质组学的研究方法包括色谱技术、双向凝胶电泳、酵母双杂交系统、蛋白质芯片技术、基于质谱的蛋白质组学技术、同位素标记相对和绝对定量技术、X 射线晶体学技术以及生物信息学分析等。

（七）代谢组学

代谢组（metabolome）是指一个细胞、组织或器官中所有小分子代谢物的集合。1999 年，尼科尔森（Nicholson）提出代谢组学（metabonomics）概念，代谢组学是对某一生物或细胞所有小分子代谢产物进行定性和定量分析，寻找疾病的生物标志物，提供疾病的诊断方法。代谢组学研究对象是相对分子质量小于 1 000 的小分子代谢产物，检测活细胞代谢物的变化。任何疾病的发生和发展都会影响机体代谢，导致体液中代谢产物发生显著变化，对这些代谢产物的变化进行数据采集、分析，将代谢信息与病理生理过程中的生物学事件关联起来，确定发生这些变化的靶器官和作用位点，寻找疾病的生物标志物，有助于临床对疾病的诊断和分型。

代谢组学研究方法包括代谢物分离、检测及鉴定，数据采集分析等，其研究手段有高分辨率核磁共振（nuclear magnetic resonance，NMR）、光谱和质谱等。

第三节 │ 基因组医学在临床医学实践中的应用

基因组医学（genome medicine）是人类基因组计划完成后，在 2003 年纪念 DNA 双螺旋结构发现 50 周年时，由多名科学家提出的医学研究相关名词。基因组医学以人类基因组研究为基础，将生命科学与临床医学整合在一起，将人类基因组的研究成果应用于临床医学实践。基因组医学将对疾病或性状研究模式从以往对少数基因作用的研究转变为对基因组整体和综合作用的研究,并将推动医学的发展。

基因组医学是后基因组学时代主要的研究方向,从各个"组学"水平上认识疾病,从基因组和环境相互作用的水平上研究疾病,通过疾病基因早期诊断来预防和治疗疾病。全基因组测序、全外显子组测序、转录组测序、DNA 甲基化研究等技术手段正在为临床诊断、预防和治疗服务,实现对疾病的防控,从而造福人类。

一、基因组医学与疾病诊断

人类基因组计划解析了基因组序列,实现从基因组学到基因组医学的转型。基因组医学的快速发展使致病基因检测技术和检测效率不断提高,应用基因组学技术在临床实践中进行疾病基因诊断是基因组医学时代的主要特征。个人基因组测序费用从 2001 年的 1 亿美元降低到如今的 1 000 美元以下。2013 年,美国食品药品监督管理局(FDA)批准二代测序作为开放平台并准许囊性纤维化基因检测进入临床,随后美国医学遗传学和基因组学会(ACMG)、欧洲人类遗传学会(ESHG)分别公布了基因组测序的临床应用指南,基因组医学应用于临床医学实践中。目前二代测序已经应用于无创DNA 产前检测诊断胎儿染色体病、单基因遗传病等。

(一)无创 DNA 产前检测

孕妇外周血中胎儿细胞游离 DNA(cell free fetal DNA,cffDNA)的发现开辟了无创产前诊断的先河。无创 DNA 产前检测(non-invasive prenatal testing,NIPT)是通过采集孕妇外周血,提取胎儿游离DNA,通过二代测序,结合生物信息分析,计算胎儿染色体病、单基因遗传病的风险。2008 年首次利用无创 DNA 产前检测精确诊断胎儿染色体非整倍体异常。二代测序以高通量、高准确度的测序特点克服了孕妇血浆中胎儿 DNA 含量低的特点,推动了无创 DNA 产前检测的应用。目前基于二代测序平台建立的检测胎儿染色体 21/18/13 三体综合征的无创 DNA 产前诊断技术已应用于临床(图 14-2),其他如性染色体非整倍体、双胎妊娠染色体非整倍体、胎儿染色体结构异常以及某些单基因遗传病诊断的研究也取得显著的进步。

无创 DNA 产前检测是随着基因组学技术发展出现的新方法,其高准确率、非侵入性、无流产、无感染风险、窗口检测期长、检测周期短等优点,是传统产前诊断技术无法相比的,目前无创 DNA 产前检测已逐步在全球范围内投入临床应用。

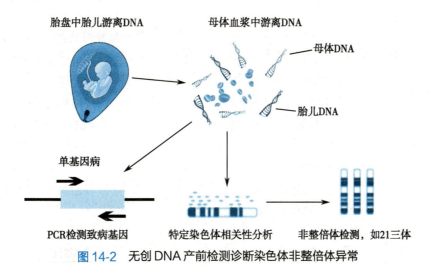

胎盘中胎儿游离DNA　　母体血浆中游离DNA

母体DNA

胎儿DNA

单基因病

PCR检测致病基因　　　特定染色体相关性分析　　　非整倍体检测,如21三体

图 14-2　无创 DNA 产前检测诊断染色体非整倍体异常

(二)遗传性耳聋基因诊断

耳聋是导致语言交流障碍的人类常见疾病,在新生儿中发病率约为 1/1 000,大约 2/3 的耳聋与遗传有关,1/3 由环境决定。遗传性耳聋(hereditary deafness)属单基因遗传病,具有表型多样性和遗

传异质性，父母一方或双方可能是耳聋患者，也可能是听力正常的耳聋致病基因携带者，据估计约有 600 多个致病基因与耳聋有关，目前已经发现有超过 200 个与综合征性和非综合征性耳聋相关的基因。由于耳聋具有高度的遗传异质性，耳聋基因突变位点和突变形式多样给遗传性耳聋的研究带来极大的挑战。传统的检测方法，如 RFLP、变性高效液相色谱（denaturing high performance liquid chromatography，DHPLC）等很难做到同时检测不同基因或同一基因的不同突变位点。二代测序技术以其高效的检测特点，与耳聋基因的高度遗传异质性相契合，成为耳聋基因诊断和筛查的最佳选择。2012 年建立了高通量耳聋基因芯片工作平台，在临床上应用于耳聋基因诊断。耳聋临床基因诊断不仅能够早期发现先天性耳聋患者，还能发现迟发性耳聋患者和药物敏感性耳聋基因携带者，进行有效的干预，避免因聋致哑的发生。基因组医学提高了遗传性耳聋的整体诊断水平，将听力损失相关基因研究融合到耳聋疾病诊断中，帮助临床医生作出准确和全面的诊断及预后判断（图 14-3）。

　　基因组医学技术在寻找耳聋相关基因及在耳聋基因定位克隆中发挥作用。2009 年，利用全基因组外显子测序确定了十几个新的遗传性耳聋相关基因，二代测序技术的目标区域测序延展了对耳聋致病基因突变谱的认识，提高了对稀有变异的检测。2010 年，利用外显子靶向捕获技术结合二代测序对遗传性耳聋患者进行致病基因定位。目前已有耳聋基因检测芯片，能够检测覆盖到包含非综合征性耳聋及综合征性耳聋相关的 100~200 个基因。

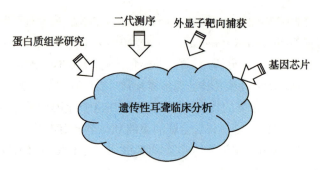

图 14-3　基因组学技术诊断遗传性耳聋

二、基因组医学与个体化治疗

　　基因组医学研究使个体化治疗成为可能。2015 年，美国总统奥巴马宣布发起"精准医学计划"（Precision Medicine Initiative），在全球引起重视和关注。我国精准医疗计划在 2016 年启动，旨在利用精准医疗的巨大潜力，为改进我国医疗体系和提高民众健康水平奠定基础。利用基因检测技术，根据每个人独特的基因信息，制订个体化的诊疗方案是精准医疗中很重要的一个方面。在临床上，基于基因组（以疾病相关基因或蛋白作为药物靶点）的新型药物开发成为基因组医学中方兴未艾的研究领域。

（一）肿瘤的靶向治疗

　　靶向药物的开发及应用正是基于人们对基因及基因组的不断解析和认识，这也是肿瘤基因组与临床应用结合最紧密的部分。所谓靶向治疗，是指在细胞分子水平上，针对已经明确的致癌位点设计相应的治疗药物，药物进入体内会特异性靶向致癌位点与之结合发挥作用，使肿瘤细胞死亡。目前药物靶点主要是针对细胞膜上生长因子受体、细胞膜分化抗原以及细胞内信号转导分子，如表皮生长因子受体（epidermal growth factor receptor，EGFR）、酪氨酸激酶（tyrosine kinase，TK）等。当然，除了蛋白质以外，各种 RNA 以及基因组内部的调控元件都有可能成为药物的靶点。靶向药物精准指向肿瘤细胞，而不会波及肿瘤周围的正常组织细胞，与传统化疗相比，毒性明显减少。

　　目前，大多数靶向药物是小分子化合物或单克隆抗体。小分子化合物可以穿透细胞膜，通过与细胞内的靶分子结合发挥作用。单克隆抗体多数不能进入细胞，而是通过作用于肿瘤微环境或细胞表面的靶点发挥作用。大量临床证明靶向治疗可以显著延缓肿瘤进展,从而延长患者生存期。例如,伊马替尼(imatinib)是首个被证实可靶向 BCR-ABL 融合蛋白,从而抑制其酪氨酸激酶活性的抑制剂。2001 年美国 FDA 以史上最快的速度(3 个月)获批上市,伊马替尼治疗慢性粒细胞白血病慢性期患者的完全血液学缓解率超 90%。人表皮生长因子受体 2 蛋白(HER2)在一些乳腺癌患者的细胞表面高水平表达,已经上市的曲妥珠单抗(trastuzumab)靶向 HER2 效果显著。EGFR 是目前最热门的靶向药物靶点之一,EGFR 酪氨酸激酶抑制剂,如吉非替尼(gefitinib)、厄洛替尼(erlotinib)、奥希替尼(osimertinib)等,在治疗 EGFR 敏感突变非小细胞肺癌中发挥重要作用,肺癌晚期患者通过靶向药序贯治疗其生存期明显延长。通过对肿瘤基因组数据的不断解析,我们可以鉴定更多的药物靶点,寻找适于分子靶向药物治疗的特定人群,并进一步探究靶向药物耐药机制,真正地实现肿瘤的个体化和精准化治疗(表 14-2)。

表 14-2 FDA 批准的抗肿瘤靶向药及相应的作用靶点

药物名称	作用靶点	药物类型	适应证 / 获批时间
伊马替尼(imatinib)	BCR-ABL KIT, PDGFR	小分子	多种恶性血液病 /2001 年;胃肠道间质肿瘤 /2002 年
吉非替尼(gefitinib)	EGFR	小分子	非小细胞肺癌 /2003 年
厄洛替尼(erlotinib)	EGFR	小分子	非小细胞肺癌 /2004 年;胰腺癌 /2005 年
维莫非尼(vemurafenib)	BRAF	小分子	BRAF V600 突变的黑色素瘤 /2011 年
索拉非尼(sorafenib)	VEGFR, PDGFR, KIT, RAF	小分子	肾癌 /2005 年;肝癌 /2007 年;甲状腺癌 /2013 年
克唑替尼(crizotinib)	ALK, MET	小分子	ALK 阳性的非小细胞肺癌 /2011 年
依维莫司(everolimus)	mTOR	小分子	肾癌 /2009 年
利妥昔单抗(rituximab)	CD20	单抗	非霍奇金淋巴瘤 /1997 年
曲妥珠单抗(trastuzumab)	HER2(ERBB2/NEU)	单抗	乳腺癌 /1998 年;胃癌 /2010 年
贝伐珠单抗(bevacizumab)	VEGF	单抗	结直肠癌 /2004 年;非小细胞肺癌 /2006 年
伊匹木单抗(ipilimumab)	CTLA-4	单抗	黑色素瘤 /2011 年
西妥昔单抗(cetuximab)	EGFR	单抗	头颈部鳞状细胞癌 /2006 年;KRAS 野生型结直肠癌 /2009 年

(二)华法林药物与个体化用药

基因组医学时代个体化用药是重要内容之一。在临床上对同一种疾病使用同一种药物时,不同个体对药物的敏感性和毒性反应差异是基因决定的,药物靶点基因、药物代谢基因的单核苷酸多态性影响了药物作用的强弱和药物代谢的不同(表 14-3)。

华法林(warfarin)属于抗凝剂类药物,是临床上常用的口服抗凝血药,用于预防和治疗静脉血栓、肺血栓栓塞、心房颤动和心脏瓣膜置换术所致的血栓并发症等。正确的华法林用药剂量因人而异,个体间药物剂量差异大。如果剂量不足导致血栓栓塞,而剂量过大则会增加出血风险,甚至危及生命。华法林药代学和药效学通路上的某些基因遗传变异,是造成个体间华法林剂量差异的主要原因之一。研究显示,细胞色素 P450 2C9(cytochrome P450 2C9,CYP2C9)基因、维生素 K 环氧化物还原酶复合体亚单位 1(vitamin K epoxide reductase subunit 1,VKORC1)基因、细胞色素 P450 超基因家族成员编码维生素 K 氧化还原酶(CYP4F2)多态性是造成个体间华法林剂量差异的主要原因。华法林的剂量可根据 CYP2C9 代谢酶的多态性和 VKORC1 基因多态性而设计合适的剂量,美国 FDA 建议华法林在用药前应做相关基因型检测。

CYP2C9 基因编码的细胞色素 P450 同工酶 2C19 是华法林的重要代谢酶,VKORC1 基因编码的维生素 K 环氧化物还原酶是华法林的药物作用靶点，*CYP4F2* 基因编码的维生素 K 氧化还原酶参与维生素 K 代谢循环。

表 14-3　基因多态性与药物反应的效果

突变基因	酶 / 靶向	药物	临床反应
CYP2D6	细胞色素 P450 2D6	可待因	纯合子不能代谢可待因，无止痛效果
CYP2C9	细胞色素 P450 2C9	华法林	杂合子使用低剂量华法林
VKORC1	维生素 K 环氧化物还原酶	华法林	杂合子使用低剂量华法林
NAT2	N- 乙酰转移酶 2 异烟肼	异烟肼	慢乙酰化纯合子容易受异烟肼毒性影响
TPMT	硫嘌呤甲基转移酶	硫唑嘌呤	纯合子使用标准剂量治疗将产生严重毒性反应
ADRB2	β 肾上腺素能受体	硫酸沙丁胺醇	纯合子使用常规剂量治疗会致病情恶化
KCNE2	钾电压阀门通道	克拉霉素	杂合子易导致患者心律失常
SUR1	硫脲类受体	磺酰脲类药物	杂合子使磺酰脲刺激胰岛素分泌减弱
F5	凝血因子 V	口服避孕药	杂合子增加静脉血栓风险

三、基于基因组的疾病预防

在疾病早期筛查与患病风险评估方面，通过分析基因序列中与特定疾病有关的基因变异，基因测序技术还可以帮助人们预测某些疾病的患病风险，从而采取针对性预防措施，规避患病风险，降低发病率。肿瘤的精准预防以组学研究为基础。利用基因检测技术对可能携带易感基因的高危人群进行筛查，评估发病风险。例如，乳腺癌易感基因 *BRCA* 具有维持基因组稳定性的功能，对肿瘤生长起负性调节作用。*BRCA1* 和 *BRCA2* 是迄今为止发现的与乳腺癌发生相关的最重要的抑癌基因。它们在遗传性乳腺癌患者中具有高突变率，已成为临床评估女性患乳腺癌风险和指导治疗方案选择的重要分子标志物。基因检测结果显示，患癌风险高的个体可以进行风险规避，如加强乳腺钼靶筛查、超声或核磁共振检查，甚至预防性手术，避免肿瘤的发生。

针对各种慢性病的大规模基因组学研究让人们从分子层面找到与慢性病发病有密切关系的基因，例如迟发性阿尔茨海默病风险基因 *APOE*、肥胖相关基因 *FTO*、帕金森综合征关键基因 *LRRK2* 等。因此，通过对健康人群、慢性病高危人群进行基因组测序，可以预测潜在的患病风险，并提前作出生活方式的指导和干预治疗。

小结

人类基因组包括核基因组与线粒体基因组。基因组学是从基因组整体层次上系统研究各生物种群基因的结构、组成、功能、进化以及基因表达与调控的科学。自人类基因组计划之后，一系列基因组研究计划不断开展，包括人类基因组单体型图计划、DNA 元件百科全书计划、千人基因组计划、癌症基因组计划、人类表观基因组计划和人类微生物组计划等，并且取得了丰硕的成果。功能基因组学以新基因及基因功能鉴定为目标，主要包括疾病基因组学、药物基因组学、环境基因组学、系统生物学、转录组学、蛋白质组学和代谢组学。基因组医学以人类基因组研究为基础，将人类基因组的研究成果应用于临床医学实践，使医学进入了一个新模式。

（李凌云）

本章数字资源

第十五章 | 模式生物学

本章思维导图

人类的医学知识不仅来自人的医学实践积累的经验,更多地来源于生命科学和医学的实验研究。但是,直接在人体开展实验研究却基本是不可能的。其原因一是伦理学不允许,二是人体太过复杂,三是人类个体之间广泛存在的个体差异。因此,人们会以一些符合人类进行生物医学实验研究的生物体为对象开展研究,再将获得的结果类推到人体,或者在人体进行必要和可行的验证性研究。广泛应用于科学实验的各种动物被统称为实验动物(experimental animal)。当某种实验动物逐渐成为广大生物医学研究者通用的实验研究对象,并且逐渐将其种系背景规范化后,该生物体的相关基本研究数据将被系统性收集和储存,以备不同研究者互相参照。这样的生物体就被称为模式生物(model organism)。研究模式生物的结构、遗传、发育和生理功能等生命基本现象,以及采用模式生物构建人类疾病模型并进行深入研究的学科,被称为模式生物学。本章将介绍模式生物的一般背景,典型模式生物的基本特征,以及模式生物在医学研究中的主要作用。

第一节 | 模式生物与医学

最早采用模式生物进行生物学研究的可能要数古希腊哲学家亚里士多德。据说为了观察鸡蛋孵化成小鸡的过程,亚里士多德每隔几天就从同一组正在孵化的鸡蛋中打开一个进行形态学观察,从而比较准确地描述了鸡蛋孵化的过程。现代的模式生物学已经逐渐走向规范化、系统化和精准化,模式生物也成为生命科学和医学研究的重要工具。

一、模式生物

选择合适的生物进行科学研究,并从中获得数据,一直是医学研究成功的关键。早期医学研究选用哪些实验动物是由科学家自己决定的。真正有意识地利用模式生物的某些特征进行生物学研究是近年来才发展的。如孟德尔(Mendel)为了研究性状遗传的规律而选择豌豆作为研究对象;而摩尔根(Morgan)为了研究染色体选用果蝇作为研究对象。豌豆和果蝇在研究中,就是用于揭示生命的遗传规律时使用的模式生物。因而,模式生物通常是指为了解一系列生物现象而被广泛研究的非人类物种,且产生的数据、模式和理论能适用于其他生物,特别是包括人类在内的更复杂生物。由于进化的原因,许多生命活动的基本方式在地球上的多种生物物种中是保守的,这是模式生物研究策略能够成功的基础。不同的模式生物有着各自的特点,选择什么样的模式生物作为研究对象首先依赖于研究者要解决什么科学问题,然后寻找能最有利于解决这个问题的物种。

19世纪末20世纪初,科学家发现,如果把关注的焦点集中在相对简单的生物上,则一些复杂的生物学问题如发育可以得到部分解答,因为这些生物更容易被观察和进行实验操作。因此,除了应用于遗传学研究外,模式生物研究策略在发育生物学中也获得广泛的应用。20世纪以来,有多个物种被纳入生物科学研究的视野,如海胆、蝾螈、鸡、斑马鱼等。20世纪60年代开始,线虫的生物学特征被深入发掘,极大地推动了发育生物学研究。21世纪初,随着基因测序技术的突飞猛进,人类基因组计划的完成和后基因组研究时代的到来,模式生物研究也进入了基因组时代。多种模式生物的基因组测序完成,并与人类基因组进行了比对。要认识人体基因的功能,了解人类生理和病理的过程,可以先在其他合适的生物体中去研究。得益于生物信息学的发展,当人们发现一个功能未知的人类新基因时,可以迅速地在模式生物基因组数据库中,检索得到与之同源且功能已知的模式生物基因,并获得其功能方面的相关信息,从而加快对该人类基因的功能研究。近年来,基因编辑、合成生物学等前沿理念和技术的提出和创新,都是首先在模式生物上获得成功的。

目前,在人类健康与疾病研究领域,被广泛应用的模式生物包括黑腹果蝇、秀丽隐杆线虫、斑马鱼、小鼠和猴等。同时,还不断有新兴的模式生物被用于医学生物学研究。

二、模式生物的共同特征

虽然不同的模式生物在分类上差别很大,但也有着一些共同的特征。其中最重要特征就是模式生物能够代表某一生物种属的一些共同特征,有利于回答研究者关注的问题。研究同一种生物种属的研究者之间可以通过共享观点、实验方法、实验工具和生物品系,促进研究的快速发展。例如,研究分子生物学的基本问题,用简单的单细胞生物或者病毒通常更方便些;而研究线虫和果蝇的遗传和发育机制,可以回答发育和行为等在较高等生物中不能回答的问题。此外,模式生物的共同特征还包括:有着较强的适应性,饲养简单,繁殖力较强,易于获得大量的实验材料;对环境和人体健康没有较大的危害,不会在实验过程中对实验人员和生态环境造成损害;世代短、子代多、遗传背景清楚,可以在短时间内观察到多个世代的性状;容易进行实验操作,特别是具有遗传操作的手段和表型分析的方法等。例如,了解人类某种特定疾病的病程可能需要很长时间,但是模式生物能够快速构建疾病模型,有助于科学家在短时间内了解和认识该疾病,进而有助于探索疾病形成的原因和机理。除具有共同特征外,不同的模式生物由于各自的遗传生长特点及进化过程中的地位,又具有各自独特的特点,适用于不同的研究。

三、模式生物与医学发展

(一)模式生物与遗传

性状传递的遗传机制与人类的健康和疾病密切相关,但长期以来都难以被回答。基于生物进化的保守性和遗传密码的通用性,科学家最终通过模式生物的研究找到了遗传和变异的基本规律。19世纪中期,孟德尔(Mendel)选择自花授粉的豌豆作为研究对象,得出了遗传三大定律的分离定律和自由组合定律。现在,豌豆仍然作为模式生物在遗传学研究中发挥着重要作用。而被称为遗传第三定律的连锁互换定律则是基于对另一种模式生物果蝇的研究。1901年,摩尔根(Morgan)在实验室发现了一个自发突变的雄果蝇,它的眼睛是白色的而不是正常品系的红色。由这只果蝇开启的一系列深入的遗传学研究,产生了两项重要发现:一是基因位于染色体上,呈线性排列;二是每个基因的两个等位基因在减数分裂过程中独立分配,但可以发生互换(重组)。随后,该实验室的研究人员设计了一个简单的数学运算方法,可以根据重组频率绘制连锁基因之间的距离。这个简单有效的方法从根本上改变了遗传学,第一次通过物理技术定位了基因,并能在染色体上对基因的相对位置进行排序,即获得基因的遗传图谱。到了20世纪30年代,绘制在遗传图谱上的基因已经非常密集,包含控制果蝇成虫的多种性状的不同基因,如翅膀大小和形状及眼睛的颜色等。

豌豆和果蝇为经典遗传学的发展作出了巨大的贡献,而针对噬菌体和大肠埃希菌的研究则为分子遗传学奠定了基础。通过对噬菌体的研究,科学家明确了DNA是主要的遗传物质,并基于此建立了最初遗传信息传递的中心法则,即遗传信息从DNA传递至RNA,进而传递至蛋白质。也是在噬菌体中,证实了蛋白质的氨基酸序列是由相应的核酸序列中的三联密码子决定的。全部遗传密码的破译得益于至今仍在医学生物学中发挥重要作用的模式生物——大肠埃希菌。除此之外,很多模式生物的基因和人类基因具有高度的同源性,使得基于模式生物的人类遗传学研究成为可能。酿酒酵母、秀丽隐杆线虫、拟南芥等被用于基因组学、蛋白质组学和表观遗传学等方面的研究。作为人类近缘的灵长类模式生物——猴,更是通过比较基因组学为人类遗传学的深入研究作出了贡献。

（二）模式生物与发育

与性状的遗传机制一样，发育的机制也是生命科学最基本的科学问题，关乎人类对自身和健康的认识。海胆因为受精卵数量大、受精后同步发育，且胚体透明、易于观察、孵化速度快等特点，成为了发育生物学最早被使用的模式生物之一。1891 年，杜里舒（Driesch）发现一分为二的海胆胚胎，能够各自发育成为一个完整的海胆，证明了胚胎具有调整发育的能力。通过对海胆受精和早期胚胎发育的研究，科学家揭示了受精的机制、受精卵的分裂和细胞分化等重要过程，为人类理解早期胚胎发育提供了重要的线索；对海胆胚胎发育过程中体轴形成的研究，则明确了调控发育的机制和信号转导通路及基因调控网络。

鸡（家鸡）属于脊椎动物的羊膜类进化分支，其特点是含有支持胚胎发育的胚外膜。鸡的胚胎极具发育生物学的研究价值，部分原因是其大部分发育阶段发生在鸡蛋内，并在母体以外孵育。因此，早期的发育阶段可以通过在蛋壳上简单地开个小孔观察和操控。1672 年，马尔比基（Malpighi）第一次在发育的鸡胚上描述了基本的脊椎动物结构，如形成神经系统的神经管和体节等。1817 年，潘德尔（Pander）发现早期鸡胚包含三个原始细胞层，即外胚层、中胚层和内胚层，来自这些胚层的细胞形成生物体的所有组织。鸡胚常被用于发育过程中体内示踪早期细胞的运动；从胚胎获取的神经组织也可以用于研究轴突追踪、神经环路，甚至神经细胞的活动。

1972 年，曾通过噬菌体破译遗传密码的遗传学家 Singer 开始使用脊椎动物斑马鱼进行发育生物学研究，随后斑马鱼成为了发育生物学研究的焦点，不仅建立了斑马鱼遗传图谱，分析有价值的突变体，还发展了转基因斑马鱼技术。此外，果蝇、爪蟾和小鼠也是发育生物学的经典模式生物。

（三）模式生物与人类疾病模型的建立

探索人类疾病的治疗方法是医学研究的重要目标，发现和阐明疾病起因和发生机制是认识疾病的两个基本要素，也是科学研究的主要内容。目前，许多疾病的病因研究取得了很大的进展，特别是遗传病，但是由于疾病发病机制的复杂性，研究进展要缓慢得多。认识疾病需要从多个层面开展研究：从基因水平探索疾病背后的遗传改变；从蛋白质水平研究分子间的相互关系；在细胞水平检测细胞行为的变化；从个体水平则是为了从整体的高度全面了解疾病。个体水平层面所表现出的疾病性状远比分子和细胞水平所表现出的变化更为复杂。由于生物在进化上所表现出的保守性以及人类伦理的约束，科学家们很自然地选择模式生物来进行疾病的相关研究。

人类疾病动物模型指在模式生物上建立真实模拟人类疾病的模型，是了解人类疾病最好的，甚至可能是唯一的途径。可以通过对某一个或几个基因的功能研究去揭示疾病发生的机制，认识生命现象背后的机制，因而具有重要的理论意义。在此基础上还可以发现新的药物靶点，找到诊断疾病或治疗的方法，因而又具有潜在的应用前景。总之，利用疾病动物模型能更好地认识人类疾病的发生机制，找到预防、诊断和治疗疾病的正确途径。目前很多疾病已经有相关的模式生物模型，包括肿瘤、心血管疾病、糖尿病、神经系统疾病、自身免疫疾病、感染性疾病和遗传病等。而且一种疾病往往可以由多种模式生物建立模型，如小鼠和果蝇都有相应的阿尔茨海默病（Alzheimer disease，AD）模型；肿瘤模型既可以通过小鼠，也可以通过斑马鱼建立。

在医学生物学研究中具有较好应用前景的人类疾病动物模型包括遗传修饰动物（genetically modified animal）模型和人源化动物（humanized animal）模型。遗传修饰动物模型是通过人为改变动物基因组中的特定基因，使其表达产生某种特定的遗传变异，从而模拟人类疾病或研究特定基因功能的动物模型。例如，小鼠常被用作遗传修饰动物模型，通过基因编辑技术（如 CRISPR/Cas9）选择性地删除、添加或改变小鼠基因组中的特定基因，进而研究特定基因在生物体中的功能和作用机制以及其与疾病的关系。遗传修饰动物模型包括转基因动物、基因敲除动物、条件敲除动物和基因敲入动物等。

人源化动物模型是指将人类细胞、组织或基因导入非人类动物中，使其具有更接近人类的生理特征和疾病表现。人源化动物模型包括组织人源化动物模型、免疫系统人源化动物模型和基因人源化动物模型等,用于研究人类疾病的发生机制、药物研发和评估,以及个体化医学的研究。遗传修饰动物模型和人源化动物模型仅为不同的动物模型分类,二者并不互斥,例如基因敲入小鼠其目的可以是建立基因人源化小鼠。

(四)模式生物与医学伦理

在利用模式生物进行科研活动中,出于人道主义关怀,应以生命伦理准则来规范动物实验,减少实验对动物所造成的伤害。3R 原则是指在动物实验中,应遵循减少(reduction)、替代(replacement)和优化(refinement)的原则来解决实验动物的伦理问题。减少原则是指在动物实验过程中,减少对动物的使用量或利用一定量的动物获得多组数据或多个新知识的原则。替代原则是指在动物实验中使用低等生物来替代高等生物,甚至不使用动物来做实验,从而达到相同目的的原则。优化原则是指在动物实验中,通过对手术手法的优化来减轻动物的痛苦和疼痛,或者优化实验技术使动物能循环利用,加强实验的科学性。在动物实验准备阶段,主要遵循减少和替代原则。准备中应注重实验计划、岗前培训、麻醉准备以及伦理审查的质量,尤其是要做好预实验的工作。在预备工作中,尽量使用无脊椎动物替代高等生物,甚至使用高分子材料来代替动物。在实验过程中和实验结束后,主要遵循优化原则。

第二节 | 典型模式生物在医学中的应用

一、黑腹果蝇

黑腹果蝇(*Drosophila melanogaster*),现一般简称为果蝇,在自然界一般以腐烂的果实为食。果蝇作为模式生物用于遗传和发育生物学研究已经有百年历史,其作为模式生物研究的优势主要包括:①个体小,成虫的长度仅为 2mm,在实验室易于饲养;②生命周期短,在实验室条件下,一般 12 天就可完成 1 次世代交替;③胚胎发育速度快,果蝇胚胎发育早期的核分裂是所有动物中最快的;④具有比较简单的染色体组成,果蝇只有 4 对染色体,且唾液腺细胞中含有巨大的多线染色体;⑤具有几十个易于诱变分析的遗传特征,并保持有大量的突变体;⑥器官系统简单,果蝇的神经系统、免疫系统和消化系统等相对简单,但与人类的器官系统具有相似之处。2000 年,果蝇的全基因组测序基本完成,约 180Mb,有 13 600 个基因,80% 的人类基因能在果蝇中找到同源基因。

在近代发育生物学的历史中,果蝇的相关研究曾几度获得诺贝尔奖。1933 年,摩尔根(Morgan)因发现果蝇白眼突变的性连锁遗传,提出了基因在染色体上直线排列以及连锁互换定律被授予诺贝尔奖;1946 年,缪勒(Muller)因证明 X 射线能使果蝇的突变率提高 150 倍,而成为诺贝尔奖获得者;1995 年,诺贝尔奖再次授予发现控制果蝇早期胚胎发育的一组关键基因的三位科学家,即刘易斯(Lewis)、威绍斯(Wieschaus)和福尔哈德(Volhard);2011 年,法国科学家霍夫曼(Hoffmann)因早期基于果蝇研究证明 toll 基因编码产物在免疫反应激活过程中发挥关键作用而获得诺贝尔奖;2017 年,诺贝尔奖授予从果蝇中分离出一种能够控制昼夜节律的基因,并逐步揭示了生物钟奥秘的霍尔(Hall)、罗斯巴什(Rosbash)和扬(Young)。

除了在遗传学和发育生物学的应用外,果蝇还广泛用于复杂生物性状研究,如基因 - 神经 - 行为间的关系。这是因为果蝇在揭示基因、神经环路与行为的关系上有不可比拟的优势。一方面,果蝇基因组相对较小,神经元数量少,神经系统简单;另一方面,果蝇表现出复杂多样的行为,如学习记忆、昼夜节律、社会交往等。果蝇与人类的多巴胺系统在进化上具有保守性,因此神经退行性疾病也是利用果蝇模型研究较多的人类疾病。该模型主要通过正向遗传学、逆向遗传学和外源基因转入等方法构建。通过正向遗传学方法,筛选具有神经退行性疾病表型的果蝇突变体,并进一步确定可能导致神经退行性疾病的内源性基因;通过逆向遗传学方法,研究导致人类神经退行性疾病的果蝇同源基因的正常功能,以及对神经退行性病变的调控作用;通过将导致人类神经退行性疾病的外源基因直接转入果蝇基因组中，构建转基因果蝇模型，可以研究外源基因对果蝇神经系统的影响，进一步了解其在神经退行性疾病中的作用机制。通过上述方法，已经成功构建了包括帕金森病（Parkinson disease，PD）、阿尔茨海默病（Alzheimer disease，AD）和多聚谷氨酰胺疾病（polyglutamine disease，polyQ disease）在内的许多神经退行性疾病的果蝇模型。除了遗传学方法和转基因方法，还有其他的方法用于构建果蝇神经退行性疾病模型，如药物处理、环境因素暴露等。这些方法可以模拟人类疾病的发生过程，进一步深入研究神经退行性疾病的发病机制。除此以外，果蝇还广泛应用于肿瘤、衰老、精神疾病、心血管疾病和免疫相关疾病等的研究中。

二、秀丽隐杆线虫

秀丽隐杆线虫（*Caenorhabditis elegans*）是简单的多细胞生物，长约 1mm，生活于土壤中，以细菌为食。秀丽隐杆线虫在实验室的培养温度为 20℃左右，受精的胚胎在 12 小时内完成发育，幼虫经历 3.5 天生长为成虫，生命周期 2~3 周。秀丽隐杆线虫主要是雌雄同体，成虫大约 4 天内就可以产生多达 300 个自身后代，或者与罕见的雄性线虫交配，产生多达 1 000 个杂交后代。

遗传学家布伦纳（Brenner）首先发现秀丽线虫作为模式生物的优点，并将其作为模型研究基因对神经系统分化发育和对生物行为调控的分子机制。秀丽隐杆线虫作为模式生物的优点：①秀丽隐杆线虫生命周期很短，生长条件易于控制；②秀丽隐杆线虫在发育的各个阶段均为透明，通过荧光标记便于观察，易于追踪细胞分裂谱系；③秀丽隐杆线虫解剖结构简单，雌雄同体和雄性线虫分别有 959 个和 1 031 个体细胞，且体细胞的解剖排列及其每个细胞都被明确标识和命名；④秀丽隐杆线虫虽然仅有 302 个神经元，却拥有完整的神经系统，含有与人类相似的神经递质；⑤转基因、诱变等分子遗传学技术均可应用于秀丽隐杆线虫。1998 年，秀丽隐杆线虫基因组测序完成，6 条染色体包含有 97Mb，大约 20 000 个基因，约有 40% 的基因与人类基因同源。

秀丽隐杆线虫的上述优势，使得科学家得以剖析发育、神经生物学、细胞衰老与死亡的经典信号转导通路。布伦纳通过诱变剂筛选出 300 多种与形态和行为有关的秀丽隐杆线虫突变体，涉及约 100 个不同的基因，为细胞凋亡相关信号转导通路的研究奠定了基础。萨尔斯顿（Sulston）和霍维茨（Horvitz）完成了秀丽隐杆线虫胚后发育阶段和胚胎发育阶段细胞谱系的绘制。萨尔斯顿从中观察到雌雄同体线虫从受精卵到发育成熟，共产生 1 090 个细胞，其中 131 个细胞会在发育的不同阶段被清除，且产生的细胞和被清除的细胞都是固定的，提示发育过程中细胞的产生和死亡都是受遗传控制的。霍维茨则对这 131 个程序性死亡的细胞机制进行了深入研究，不仅发现了细胞凋亡相关的基因，阐明了线虫细胞凋亡的分子机制，还在人体中找到了相关基因的同源基因。基于上述出色的研究，三位科学家于 2002 年获得诺贝尔奖。

秀丽隐杆线虫也易于进行基因表达干预，因此 RNA 干扰（RNA interference，RNAi）现象首先在秀丽隐杆线虫中被发现。1995 年，康奈尔大学的研究人员观察到在秀丽隐杆线虫中导入 *par-1* mRNA 的正义（sense）和反义（antisense）RNA 均能导致 *par-1* mRNA 的降解。当时普遍认为反义 RNA 可以通过与内源性 mRNA 结合形成双链 RNA（double-stranded RNA，dsRNA）抑制转录。奇怪的是，作为对照的正义 *par-1* mRNA，不能和内源性 *par-1* 转录物杂交，也导致了 *par-1* mRNA 的降解。直到 1998 年，法尔（Fire）和梅洛（Mello）通过对秀丽隐杆线虫的研究，提出引起基因沉默的是 dsRNA，先前报道的正义 RNA 和反义 RNA 导致基因沉默的现象，都是由于体外转录所得的单链 RNA 中污染了微量 dsRNA 而引起的。RNAi 的概念也因此被提出，进一步的研究发现 RNAi 现象广泛存在于植物、真菌、线虫、昆虫、灵长类等生物体内。

基于秀丽隐杆线虫中 RNAi 现象的发现和 RNAi 及转基因技术等的应用，秀丽隐杆线虫已经广泛用于人类遗传和发育、衰老和死亡及多种疾病的研究。目前在秀丽隐杆线虫中已经建立胰岛素抵抗模型、肥胖模型等用于糖尿病的研究。秀丽隐杆线虫 302 个神经元的基因表达图谱，以及全部神经元间 7 000 个连接的神经系统图谱均已绘制完成，精确描述了全部神经元的位置、连接和表达，使得秀丽隐杆线虫在人类神经退行性疾病的发病机制和潜在治疗药物的筛选过程中发挥了重要作用。与果蝇研究相同，通过正向遗传学、反向遗传学和外源基因转入等方法建立多种神经退行性疾病线虫模型，包括阿尔茨海默病（AD）、帕金森病（PD）和肌萎缩侧索硬化（amyotrophic lateral sclerosis, ALS）等。

三、斑马鱼

斑马鱼（*Danio rerio*）是小型热带鱼类，成体长约 3~4cm，孵出后约 3 个月可达性成熟。成熟斑马鱼可以每天早上产卵，一条雌鱼一般可产 200 个卵。斑马鱼的卵直径约 0.6mm，胚胎发育同步且速度快，在 25~31℃ 之间发育，正常可在 2~4 天内完成。与果蝇和秀丽隐杆线虫相比，斑马鱼属于脊椎动物模式生物。而与同为脊椎动物的哺乳动物相比，斑马鱼又具有一些优势：①斑马鱼产卵周期短，能够快速生长，繁殖容易，且雄性和雌性性别特征明显；②斑马鱼的胚胎通体透明，便于直接观察胚胎发育过程中细胞分化和器官形成；③斑马鱼养殖成本低，饲养空间和试剂用量均少；④斑马鱼在体外受精和发育，易于进行胚胎筛选；⑤斑马鱼具有很强的组织再生能力，能够重新生长受损的鳍、心脏和脑部组织，是细胞再生和组织修复机制研究的模型；⑥斑马鱼个体小，可以在 96 孔板中进行实验研究，适合高通量分析。另外，在斑马鱼的胚胎中很容易人工干预基因表达，且斑马鱼与包括人类在内的高等脊椎动物相比，具有高度保守的遗传性状。斑马鱼的基因组含有 25 条染色体和 15 亿对碱基，大约是人类基因组的一半。大约 70% 的人类基因和 80% 的已知人类疾病的相关基因都可以在斑马鱼体内找到至少一个同源基因。

斑马鱼免疫系统的细胞组成与人类极为相似，且在斑马鱼胚胎发育期间会有一个仅有非特异性免疫的特殊时期，用斑马鱼建立器官特异性的炎症模型，有助于疾病发生过程的研究和潜在治疗药物的筛选，例如斑马鱼结肠炎模型和皮肤炎症模型。也正是因为斑马鱼具有缺乏特异性免疫的特殊时期，斑马鱼更容易植入肿瘤，进行肿瘤相关研究。斑马鱼可以通过直接浸泡在化合物或药物中进行药物筛选；可以通过观察胚胎的发育异常或者肿瘤的生长抑制来评估药物的疗效和副作用。在斑马鱼中注射标记有荧光蛋白的肿瘤细胞，通过观察这些细胞是否能够侵入其他组织或器官，从而模拟肿瘤的转移过程。除此以外，斑马鱼还应用于人类生殖系统、心血管系统和神经系统等疾病的研究。各种遗传学手段也能应用于斑马鱼，建立多种斑马鱼疾病模型，为基因功能的研究作出贡献。

四、小鼠

小鼠（*Mus musculus*）是啮齿目、鼠科的一种哺乳动物。与秀丽隐杆线虫或果蝇相比，小鼠的生活周期缓慢一些：从交配受精开始，一般需要 19~21 天的发育产出胎儿，新生小鼠需经 6~8 周达到性成熟。但是，小鼠有着线虫和果蝇无法比拟的优势，那就是它在进化树上的位置，与同是胎生、哺乳动物的人类更加接近。例如：小鼠具有和人类相似的发育过程和组织解剖结构；小鼠的染色体组与人类相似，有 19 对常染色体，以及 X 和 Y 性染色体；小鼠和人类基因组的蛋白质编码区平均有 85% 是相同的，蛋白质编码基因数量也相似；小鼠的非编码序列也与人类非常相似，是相关研究的理想模型。因此，小鼠的研究就成为一座桥梁，连接低等生物如线虫、果蝇研究中发现的基本原理与人类疾病。此外，相对于其他哺乳动物，小鼠个体小、温顺、饲养成本低，且基因组易于进行编辑和改造，因而是经常使用的模式生物。

（一）实验室常用的小鼠品系

实验室常用的小鼠品系包括近交系（inbred strain）、远交系（outbred strain）和突变系（mutant strain），不同品系小鼠具有不同的特点和应用范围。

1. 近交系　近交系是指通过连续近亲交配多代而产生的纯合小鼠品系，近交系数大于 99%。近交系内所有个体都可追溯到一对共同祖先，具有高度的遗传稳定性和一致性，实验结果重复性好，但由于近交导致生活力减弱，对饲养环境和营养要求较高，产仔少。目前世界上已建立的近交系小鼠有近千种之多,常用的包括 C57BL/6、BALB/c 等。

2. 远交系　远交系是指在特定群体中通过非近亲交配方式连续育成多代而形成的小鼠品系,且连续 15 代不从外部引入新的动物种群。远交系小鼠的遗传背景具有群体均一性,但又存在个体差异,具有较高的遗传多样性,更接近自然种群。远交系小鼠通常繁殖能力强,环境适应性强。

3. 突变系　突变系小鼠指的是具有特定基因突变的小鼠品系,一般是在普通繁殖和近交中基因突变而获得的,包括侏儒症小鼠、肌萎缩症小鼠、糖尿病小鼠和免疫缺陷小鼠等。免疫缺陷小鼠是指具有免疫系统功能缺陷的小鼠品系,常用的包括裸鼠(nude mouse)和重症联合免疫缺陷(severe combined immunodeficiency, SCID)小鼠等。其中,裸鼠是一种缺乏胸腺和成熟 T 细胞的无毛品系小鼠,已大量地用于人源肿瘤的异体移植,进而开展肿瘤发病机制的研究和抗肿瘤药物的筛选。此外,裸鼠还在组织工程和免疫学研究等领域中获得广泛应用。

(二)遗传修饰小鼠模型

自发突变小鼠模型可模拟人类疾病,但是相应的突变具有一定的随机性,随着小鼠基因组操作技术的建立和成熟,近年来遗传修饰小鼠建立的人类疾病模型在研究中占据了越来越重要的地位。

1. 通过显微注射将外源 DNA 引入小鼠胚胎　通过显微注射法可以在转基因小鼠的组织细胞中有效地表达重组 DNA 产物。从刚刚完成交配的雌鼠中取出受精卵(单细胞胚胎),将重组的 DNA 注射到细胞核(通常是雄性前核),然后,将胚胎移植到一个假孕雌鼠的输卵管中。几天后,胚胎着床,并最终发育为基因组中含有重组 DNA 的整合拷贝胚胎。注射的 DNA 随机整合到基因组中,整合通常高效地发生在发育的早期,即在单细胞胚胎期。结果使注射入的基因整合入全部胚胎细胞或者绝大多数细胞,包括成年小鼠的所有体细胞和生殖系细胞。用这种简单的显微注射方法产生的转基因小鼠约 50% 表现出生殖系转化,即这些小鼠的子代也含有外源重组 DNA。例如,将特定调控元件与 *LacZ* 报告基因一起构建成融合基因,制作转基因小鼠,然后对特定时期的转基因胚胎进行 LacZ 染色,可以了解特定基因在体内的表达谱全貌。

2. 利用同源重组在小鼠基因组中去除特定基因　小鼠基因修饰的另一个强有力的方法是"敲除"染色体上单个遗传位点,进而制备多种人类疾病的小鼠模型。例如,抑癌基因 *TP53* 功能丧失时,由于 DNA 的突变累积无法修复,而导致肿瘤细胞形成及具有更高侵袭性。建立 *TP53* 基因敲除小鼠,使得小鼠易罹患多种肿瘤,可用于肿瘤发生机制的研究和潜在药物的筛选。

可以使用胚胎干细胞(embryonic stem cell, ES cell)来完成基因敲除。通过载体设计,筛选获得在特定染色体位点发生同源重组的 ES 细胞。该 ES 细胞中,在目标基因内发生的同源重组导致了筛选抗性基因的插入和目标基因的破坏。将发生同源重组的 ES 细胞通过显微注射入囊胚期(受精后 4~5 天的小鼠胚胎)受体胚胎的囊胚腔。注射入的 ES 细胞可以与受体囊胚的内细胞团细胞混合发育,形成嵌合体胚胎。在嵌合体胚胎中,一部分生殖细胞(单倍体)将来源于注射入的 ES 细胞(二倍体),从而可以通过小鼠交配将 ES 细胞的基因突变引入小鼠胚系。

(三)人源化小鼠模型

人源化小鼠模型是人源化动物模型中最常用的,可以通过引入个体的基因、细胞或组织,模拟个体对于药物的反应和疾病的发展,为个体化治疗提供重要的指导。下面以人源性组织异种移植(patient-derived xenograft, PDX)模型为例,介绍人源化小鼠模型的构建及其在肿瘤中的应用。

PDX 模型是指将来自患者的肿瘤组织植入免疫功能低下小鼠,模拟患者的肿瘤进展和演变,有望在某些肿瘤研究中获得令人信服的临床前结果,例如识别预后生物标志物、探索肿瘤内异质性对肿瘤进展的影响、药物评估和肿瘤治疗新疗法等。为了建立 PDX 模型(图 15-1),将取自患者的原发性或转移性肿瘤组织切成碎片移植入免疫功能低下的小鼠中,并保持肿瘤组织结构。当肿瘤在小鼠中增长达到一定体积时(F0),取出肿瘤组织切割并重新植入其他免疫功能低下的小鼠中,之后获得的 PDX 模型(F2~F3)将被用于各种研究或基因检测。目前 PDX 已经应用于多种肿瘤类型,如肝癌、乳腺癌、前列腺癌和肺癌。

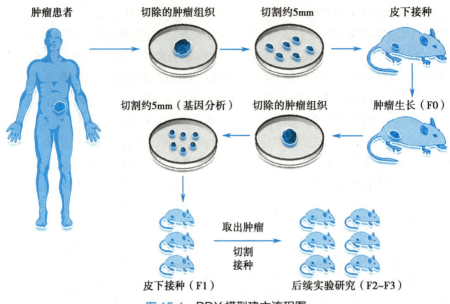

肿瘤患者　　切除的肿瘤组织　　切割约5mm　　皮下接种

切割约5mm（基因分析）　切除的肿瘤组织　　肿瘤生长（F0）

取出肿瘤
切割
接种

皮下接种（F1）　　　　　　后续实验研究（F2~F3）

图 15-1　PDX 模型建立流程图

五、猴

非人灵长类动物在生物学、遗传学和行为学上与人类最为相似，在人类遗传、生殖、免疫、认知与神经系统、行为学、衰老和药理学等领域的研究中具有极大的优势。非人灵长类动物，特别是猴，在候选药物进入临床之前的药物毒性及安全性实验中有着不可替代的作用。目前的实验用猴较多为猕猴属，包括恒河猴（*Macaca mulatta*）和食蟹猴（*Macaca fascicularis*）等。

恒河猴体长 47~64cm，雄性体重约 7.7kg，雌性体重约 5.4kg，孕期大约 165 天，通常每胎产 1 仔，偶有产 2 仔的情况。新生幼仔重约 464g，1 岁断奶。雌性 2.5~4.0 年性成熟，雄性 4.5~7.0 年性成熟。雌性 25 岁以后将不能再繁殖。野生恒河猴平均寿命 30 岁，人工饲养的寿命最高可达 36 岁。恒河猴对环境的适应能力很强，擅长攀爬，游泳；群居，日间活动觅食；杂食性，主食水果；可以通过面部表情、发声、身体姿势和手势进行沟通。

食蟹猴，体长 40~47cm，雄性体重 4.8~7.0kg，雌性体重 3.0~4.0kg，孕期约 6~7 个月，通常每胎产 1 仔。雌性 3~5 年性成熟，雄性 5~6 年性成熟。喜食螃蟹和贝壳，也以水果、小动物等为食。日间活动，性格活泼、好动，群居生活。通过人工喂养和训练，可以使食蟹猴获得与人类行为同源的社会行为。与恒河猴相比，食蟹猴体型较小，用药量相应偏少，因而更多地应用于医学生物学研究。

神经科学领域的蓬勃发展大力推动了非人灵长类动物研究的需求。近年来，科学家们依靠猕猴揭示大脑功能和研究神经系统疾病。虽然基于猕猴的研究受到研究成本、研究周期以及动物伦理学等方面的限制，但辅助生殖技术、基因工程和基因编辑技术等使得猕猴成为更高效的模式生物。我国有着丰富的猕猴资源，养殖猕猴的数量正在不断增长，大多数机构已经获得国际实验动物评估和认可委员会（AAALAC）的认证。2015 年，我国学者通过 CRISPR/Cas9 介导的嵌合打靶突变破坏了肌营养不良蛋白的编码基因，以模拟进行性假肥大性肌营养不良。目前亨廷顿病、帕金森病、孤独症等转基因猴模型均已成功构建，为针对这些神经系统疾病的研究提供了良好模型。

六、其他模式生物

除了上述模式生物外，还有很多曾经为人类医学生物学发展作出过巨大贡献的和新兴的模式生物。大肠埃希菌在很早之前就被作为模式生物应用于医学生物学研究。除了前面提到的全部遗传密码子的破译得益于大肠埃希菌，大肠埃希菌也是目前应用最广泛的基因工程表达体系。大鼠体型较小鼠大些，饲养成本和实验难度增高，但是由于人类疾病相关的基因几乎都能在大鼠基因组中找到相应的同源基因，加之大鼠的生理特征与人类更加相似，更适合一些手术操作的实验研究。例如，大鼠常被用来建立心血管研究模型，包括自发高血压大鼠模型、动脉粥样硬化大鼠模型和脂代谢疾病大鼠模型等。与小鼠类似，大鼠也有基因编辑大鼠模型、免疫缺陷大鼠模型和人源化大鼠模型等。

经典的模式生物有着各自研究的优势，也有着各自的缺陷，随着医学研究的深入和技术的进步，也有很多新兴的模式生物被发现，例如蝾螈、裸鼹鼠、蜜蜂和猪等。猪与人类在体型、解剖结构、器官大小、代谢水平、生理特征和免疫等很多方面有着相似性。迄今为止，猪被认为是人类异种器官移植的最佳宿主。猪与人类基因组的相似度将近98%，与人类共同拥有一些与糖尿病、肥胖、帕金森病和阿尔茨海默病等疾病相关的蛋白质变异，所以除了异种器官移植供体和疫苗与药物设计工具外，猪还被用于研究人类的生殖和发育及神经退行性疾病、心脏疾病等多种人类疾病。

小结

模式生物是由研究者选定进行深入研究，并用以揭示生命科学的共同规律和普遍原理的生物体。模式生物可以是动物，也可以是植物。其中动物，尤其是哺乳类动物，如小鼠、大鼠、非人灵长类动物等，被更多地应用于医学研究，并且已经建立起庞大的种系资源库和基因组序列等数据库。研究者可以通过模式生物的研究了解遗传、发育和生理稳态的基本机制，还可以利用模式生物体建立人类疾病模型，进行发病机制、治疗策略的研究和药物的研发。随着各种基因组修饰、基因编辑技术的广泛应用，可建立各种基因修饰的模式生物，用于生理学、病理学和治疗学研究。但是，所有采用模式生物进行的研究，都必须遵循相关的伦理学法规，给予实验动物以人道待遇。

（杨 玲）

第十六章 | 生物信息与计算生物学

生物信息学是结合计算机科学、生物学、统计学、应用数学等多学科知识,整合分析生物学大数据,从而解决生物医学问题的一门新兴的交叉学科。随着各种高通量测序技术的蓬勃发展和生物医学大数据的迅速积累,生物信息学已经在多个领域发挥重要作用。生物信息学技术包括但不限于基因组注释、测序数据分析、突变检测、文本挖掘和基因本体开发、生物学数据算法和平台开发、生物学网络分析、识别疾病特异的生物标志物并预测靶向药物、分析生物在分子水平的进化过程等。生物信息学在生物医学领域中的应用推动了现代医学向精准医学和个体化治疗方向的发展,通过在系统层面上精确寻找疾病原因和治疗靶点,有助于更好地探索系统生物学机制,引领医疗领域的新风向,最终实现精准治疗的目的。

第一节 | 生物信息学概述

一、生物信息学的定义及发展历史

随着高通量测序技术的发展,为处理、归纳呈爆炸式增长的生物医学大数据,一门新兴的交叉学科——生物信息学应运而生。生物信息学的产生可上溯至 20 世纪 50 年代末期,1956 年,美籍学者 Lim 在美国召开的"生物学中的信息理论研讨会"上第一次使用了"bioinformatics"这个名词。1987 年,Lim 正式把这一学科命名为生物信息学(bioinformatics)。1995 年,人类基因组计划的第一个 5 年总结报告中定义了一个较为完整的生物信息学概念:生物信息学是利用计算机技术对生物科学领域的多种信息进行获取、加工、存储、传递、检索、分析和解读,并阐明高通量生物数据所包含的生物学意义的一门学科,也是现代生命科学与信息科学、计算机科学、数学、统计学、物理学、化学等学科相互渗透而形成的交叉学科。

20 世纪 80 年代末人类基因组计划启动,为生物信息学的大发展带来了新的机遇,被称为生命科学"登月计划"。人类基因组计划旨在破译人类全部 DNA 遗传信息的"天书",推动了测序等新兴技术的发展,加快了生命科学的探索进程。20 世纪 80—90 年代,(美国)国家生物技术信息中心(National Center for Biotechnology Information,NCBI)、欧洲生物信息学研究所(European Bioinformatics Institute,EBI)等大型生物医学数据库先后设立,研究不断更新的数据资源所需的算法、软件和统计工具。2000 年左右,随着测序成本的降低和测序技术的成熟,基因序列数据呈现爆发式增长,基因组研究进入了物种多样性时代。2004 年左右,在传统 Sanger 测序(双脱氧链终止法 DNA 测序)的基础上发展了新一代测序技术(next generation sequencing,NGS),用于确定 DNA 或 RNA 序列。2009 年前后,新一代测序技术日趋成熟,成为能够推动生命科学研究的关键性技术。2010 年以来,测序技术经历了以"边合成边测序"为基本原理的第二代测序技术和以"单分子测序"为典型特征的第三代测序技术的更新,测序类别更广,涵盖了基因组、转录组、表观组等多层面信息,使生物信息学研究方法加速进入到临床研究阶段,在疾病诊断和治疗以及药物研发等各个方面产生了巨大价值,推动了分子生物学的发展。近年来,高通量测序技术快速发展,生物医学数据海量增加,促使了多层面组学概念的产生。基因组学、转录组学、蛋白质组学和代谢组学等各类组学信息,拓展了人们的知识储备,极大

地提高了人们对生命科学的理解。科学家们通过整合多组学数据,分析各层面的分子生物信息,系统地探索生命机制,推动精准医疗领域的发展。

二、生物信息学的研究内容和主要方法

生物信息学主要包括涉及基因组学、转录组学和蛋白质组学等多个分子层面的相关研究,其本质就是分析和解读核酸和蛋白质序列中所表达的结构和功能信息,以及与它们相互联系的其他分子的结构和功能信息。一种生物的所有遗传物质的总和被称为该生物的基因组,与基因组相关的研究即基因组学。基因组学包含了序列基因组学、结构基因组学、功能基因组学、比较基因组学等多个方面。在一定条件下某一基因组所表达的蛋白质数量、类型称为蛋白质组,代表这一有机体全部蛋白质组成及其作用方式,与蛋白质组相关的研究称为蛋白质组学。蛋白质组学的主要研究内容包括鉴定、定量、结构分析、功能分析等,可以为研究疾病机制、发现药物靶点提供思路。

生物信息学研究中常常用到统计学(t 检验、方差分析、Fisher 精确检验等)和模式识别(支持向量机、聚类分析、随机森林模型等)的方法。这些方法被应用到不同数据、不同研究方向,从基因、蛋白质等分子水平研究发病机制,对疾病进行预防、诊断和治疗。例如,对基因或蛋白质序列信息可以使用序列比对与分析,对基因表达数据可以使用差异表达分析,对于功能的分析可以采用富集分析等方法。蛋白质组学中可以对蛋白质结构进行分析和预测,还可以利用生物分子网络分析技术,发现基因与基因、基因与蛋白质、蛋白质与蛋白质之间的关系。

1. 统计学方法　t 检验、方差分析等方法经常被用于常规的差异分析。它们都适用于多个样本集之间均数差异的显著性检验,可以表征生物学中存在的显著差异,比如识别癌症与对照样本之间的差异表达基因,比较不同治疗方案的效果差异等。此外,卡方检验作为一种在分类资料统计推断中用途较广泛的假设检验方法,也被经常用于临床分类属性的差异分析。

2. 模式识别方法　模式识别是一种通过计算机用数学技术方法来研究模式的自动处理和判读的机器学习方法,其对高维数据可以进行降维、分类以及识别。目前,模式识别方法已被广泛应用在生物信息学领域的研究中,包括支持向量机、聚类分析、随机森林模型等。研究人员基于这些方法开发了大量生物信息学工具用来研究生物医学数据。例如,疾病的分型常常是临床中一个很大的挑战,同一种疾病不同患者之间也存在着很大差别,其特征和预后水平均可能存在显著差异,而聚类分析就可以用于解决此类问题,聚类分析可以将数据集中的所有样本按照相似性划分为多个类别,进而识别样本间的显著差异。

三、生物信息学在生物医学领域的应用

生物信息学通过计算机将高通量实验得到的海量数据进行处理、分析、验证或预测生物学功能。通过数据库,蛋白质序列数据库(如 SWISS PROT)、核酸序列数据库(如 GENBANK)、结构域数据库(如 PROSITE)、三维结构数据库(如 PDB)、疾病数据库(如 OMIM)以及代谢数据库等,来实现对大规模基因功能表达谱的分析。无论是高通量测序、生物芯片、蛋白质组学还是药物研发,都依赖于生物信息学工具。生物信息学在分子生物学、药靶开发、临床诊断、疾病风险评估、个性化治疗等领域都发挥着不可替代的作用,它不仅仅是一门新兴的交叉学科,更是生命科学研究和医学应用的重要研究开发工具。

四、生物医学大数据时代的生物信息学

生物信息学作为一个新兴的交叉学科,通过整合成千上万个基因、蛋白质等多层次分子来研究其生物特性和潜在的关联性。生物信息学的兴起与发展离不开测序技术的成熟和大规模生物医学数据的产生。人类基因组计划使科学家们首次获得了人类 DNA 序列图谱,是生命科学研究史上的一个重要里程碑,此后随着高通量分子技术的发展,大量多组学数据得以产生,使生物信息学研究逐步进

入到了多维生物医学大数据时代。在此背景下,生物信息学与生命科学和临床医学之间的密切关联推动了分子生物学的发展进步,对生物医学和临床应用产生了深远影响。随着我国《中共中央关于制定国民经济和社会发展第十四个五年规划和二〇三五年远景目标的建议》的发布,生物信息学迎来了前所未有的发展机遇,将为生物医药科技创新和大健康产业提供强有力的技术支撑和保障。

第二节 ｜ 生物医学多组学大数据

一、基因组学

基因组是指机体的一组完整的基因,它由 DNA 的全序列构成。基因组学是研究全基因组的结构、功能、组成、进化、定位以及它们对生物体影响的一门交叉生物学学科。基因组学的主要分析方法包括生物信息学、遗传分析、基因表达测量和基因功能鉴定等。基因组数据分析是目前研究生物基因组最重要的策略之一,它是对全基因组的核苷酸序列的整体比较和分析。相似性(similarity)、同源性(homology)、直系同源(orthology)以及旁系同源(paralogy)是基因组学分析中经常涉及的四个最基本的概念。相似性是指通过简单比较得出的两者之间的相同程度。同源性是指在进化上起源同一。相似性与同源性是两个不同的概念,相似的不一定同源。直系同源是指分布于两种或两种以上物种的基因组,在进化上起源于一个始祖基因并垂直传递的同源基因,功能高度保守,结构相似。旁系同源是指同一基因组(或同系物种的基因组)中由于始祖基因的加倍而横向产生的几个同源基因。

目前国际上有 3 个主要的存储 DNA 序列的公共数据库,包括欧洲分子生物学实验室(European Molecular Biology Laboratory,EMBL)、(美国)国家生物技术信息中心(National Center for Biotechnology Information,NCBI)和日本 DNA 数据库(DNA Data Bank of Japan,DDBJ)。随着生命科学的发展,我国的国家基因组科学数据中心(National Genomics Data Center,NGDC)收纳并完善了基因组等多组学数据资源。

二、转录组学

转录组是在特定条件下表达的一组完整的基因,它是根据细胞中存在的一组 RNA 分子决定的。转录组包括编码的 mRNA 和非编码的 RNA。RNA-seq 技术是目前检测细胞和组织中全转录组数据的一种强有效的高通量测序方法(图 16-1)。这种技术不局限于已知的基因组序列信息,适用于未知基因组序列的物种;相比芯片检测技术,RNA-seq 技术对基因表达有较宽的检测范围,定量准确度高,可重复性强;操作简单,可在单细胞水平上进行表达谱分析。转录组数据可用于新基因和新转录本的预测、非编码 RNA 注释、基因的差异表达分析、SNP(单核苷酸多态)/INDEL(插入缺失)检测以及可变剪接事件检测等。

对 RNA-seq 数据的分析,首先进行数据的比对,将测序产生的 reads(读长)进行过滤后比对到参考基因组或者转录组(图 16-2);其次进行转录组的重建,主要分为两类方法:基因组引导法和基因组独立法;再次对转录本的表达水平定量,常用的测度包括 RPKM(reads per kilobase per million mapped reads),代表每百万读段中来自某基因每千碱基长度的读段数,以及 FPKM(fragments per kilobase of exon model per million mapped fragments),代表每千个碱基的转录每百万映射读取的片段;最后进行基因的差异表达分析,目前常用的软件包括 DESeq、Cuffdiff 和 edgeR 等。

常用的转录组学数据资源包括基因表达谱文集(Gene Expression Omnibus,GEO)、癌症基因组图集(The Cancer Genome Atlas,TCGA)和功能基因组学数据集(ArrayExpress)。其中,GEO 和 ArrayExpress 数据库收录了大量的基因芯片数据和高通量测序数据。TCGA 数据库存储了 33 种癌症类型的转录组学数据。

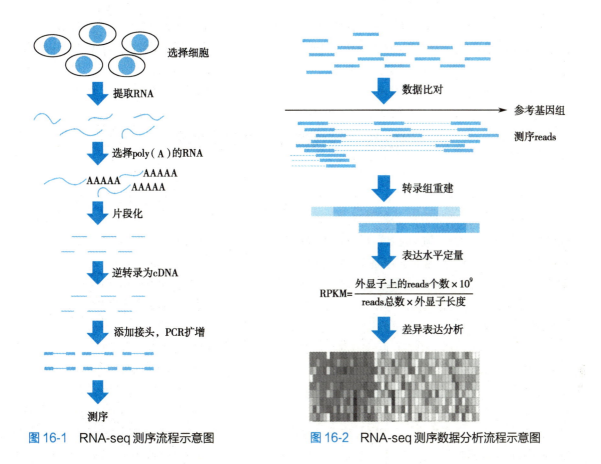

图 16-1　RNA-seq 测序流程示意图　　　图 16-2　RNA-seq 测序数据分析流程示意图

三、蛋白质组学

蛋白质组是指由全部基因组编码的一组蛋白质,或者在一个细胞、组织中产生的全部蛋白质的总和。根据研究目的及方法的不同,蛋白质组学可以分为表达蛋白质组学、结构蛋白质组学和功能蛋白质组学。表达蛋白质组学是指主要采用双向凝胶电泳和图像分析等经典蛋白质组学技术对细胞内蛋白质表达进行定量研究;结构蛋白质组学包括对氨基酸序列的分析以及蛋白质空间结构的解析,主要用于建立细胞内信号转导网络图谱并解释某些特定蛋白表达对细胞产生的特定作用;功能蛋白质组学主要是对蛋白质功能模式的研究,包括蛋白质的相互作用研究以及蛋白质的功能分析。

蛋白质组数据包含已经被鉴定的蛋白质组信息,如蛋白质的氨基酸序列或核苷酸序列、3D 结构、翻译后修饰等。蛋白质组数据的获取和分析可采用二维凝胶电泳技术、蛋白质芯片分析技术、酵母双杂交技术等方法。蛋白质芯片技术是目前应用较广、高通量、高特异性、高敏感性的生物检测技术。它通过扫描装置检测生物分子与芯片上探针反应的信号强度,量化分析芯片上的杂交结果,检测蛋白质。可用于特异性基因表达产物的筛选、特异性的抗体抗原检测、蛋白质组学的研究以及蛋白质之间相互作用的研究。

随着蛋白质组学的深入研究产生了很多相关的数据库。通用蛋白(Universal Protein,UniProt)是目前最全面、冗余度最低的蛋白质数据库,它整合了包括欧洲生物信息学研究所(European Bioinformatics Institute,EBI)、瑞士生物信息学研究所(Swiss Institute of Bioinformatics,SIB)和蛋白质信息资源(Protein Information Resource,PIR)三大数据库的资源。UniProt 存储了高质量的蛋白序列和功能信息,其数据主要来自基因组测序后获得的蛋白质序列,并包含了大量来自文献和人工注释的蛋白质功能信息。

四、表观基因组学

表观基因组学是一门在基因组水平上研究表观遗传修饰的学科。表观遗传修饰主要包括 DNA

甲基化、组蛋白修饰以及染色质水平上的改变。

DNA 甲基化数据的获取主要包括两类方法：一类是特异性甲基化位点的检测；另一类是全基因组甲基化的分析，也称为甲基化图谱分析。

在功能基因组时代，从全基因组范围检测和分析 DNA 甲基化图谱是理解生命不同状态的功能和机制的重要手段。DNA 甲基化图谱的检测方法主要包括限制性内切酶法、亲和纯化和重亚硫酸盐法，并结合芯片和测序等高通量检测技术。DNA 甲基化的数据分析通常集中在 CpG 岛上或者 CpG 岛密集的启动子区域，这是因为 CpG 岛在正常细胞中通常是非甲基化的，癌症细胞中 CpG 岛的异常高甲基化使得肿瘤抑制基因的转录受到抑制，从而促进癌症的发生（图 16-3）。目前不同高通量的检测技术获得的 DNA 甲基化数据在各大生物信息学数据库中都有所涉及，包括 TCGA、GEO 等。

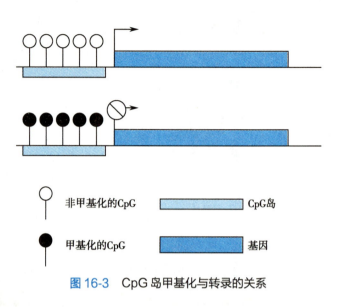

図标：
○ 非甲基化的CpG　▭ CpG岛
● 甲基化的CpG　▬ 基因

图 16-3　CpG 岛甲基化与转录的关系

组蛋白修饰是重要的表观遗传修饰之一。从全基因组范围获得组蛋白修饰数据对于深入分析表观遗传调控机制有着重要意义。目前，组蛋白修饰的检测方法主要包括染色质免疫沉淀与微阵列的结合（ChIP-chip）和染色质免疫沉淀与高通量测序的结合（ChIP-seq）。ChIP-seq 方法较 ChIP-chip 来说，可测定的基因组区域更广。随着全基因组水平的组蛋白修饰数据的大量产生，用于分析这些数据的工具也应运而生。CisGenome 是目前分析 ChIP-seq 数据最实用的工具之一，它也支持 ChIP-chip 数据的分析。CisGenome 支持峰值探测、基因注释、特定序列模式（motif）发现、保守性分析以及基因组可视化。

五、代谢组学

代谢组学是生物系统对病理生理刺激或遗传修饰的动态代谢反应的定量测量。具体来说，代谢组学是特异性细胞过程遗留下来的独特化学过程的系统研究。代谢组学包括生物细胞、组织、器官或生物体中所有代谢物的集合，它们是细胞过程的最终产物。代谢组学在生物燃料开发、生物处理、药物作用机理和细胞间的相互作用研究中有着重要的应用。代谢功能障碍会导致各种各样的疾病，如肥胖、非酒精性脂肪性肝病、糖尿病、先天性代谢病和癌症。代谢组学研究的中心目标是发现与疾病相关的特定代谢特征或对特定治疗的反应，从而发现疾病的诊断和预后标记。高分辨率的核磁共振光谱和质谱技术的发展为代谢组学数据的获取提供了机会。此外，代谢组学数据库的建立为研究者提供了广泛的代谢组学数据。例如，人类代谢组数据库（Human Metabolome Database，HMDB）中包含有人类代谢物及其生物学作用、生理浓度、疾病关联、化学反应、代谢途径和参考光谱等全面信息。

六、宏基因组学

宏基因组是某特定环境中所有微生物基因组的总和。宏基因组学通过分析 DNA 序列等遗传信息，精准解码微生物的表达谱和功能谱，挖掘关键的生物标志物，进而阐明微生物与环境之间复杂的相互作用机制和因果链。宏基因组学分析基于测序产生的微生物遗传序列和数据库，目前最受欢迎的参考数据库是 NCBI 参考序列数据库（The Reference Sequence Database，RefSeq）、BLAST 非冗余蛋白库（Non-Redundant Protein Sequence Database，NR）和核酸序列数据库（Nucleotide Sequence Database，NT），这些数据库存储了生命科学领域的高质量核苷酸和蛋白质序列。

七、影像组学

影像组学又被称为放射组学，是一种从标准医疗成像（超声、X 线、CT、MRI 或 PET-CT 等）中提取定量图像特征的高通量挖掘技术，它使图像数据能够被提取并应用于临床决策支持系统，以提高诊断、预后和预测的准确性，它在癌症研究中越来越重要。影像组学分析利用复杂的图像分析工具以及快速开发和验证医学成像数据，使用基于图像的特征进行精确诊断和治疗，为现代医学提供了强大的工具。影像组学是一个快速发展的研究领域，涉及医学图像中定量指标的提取，即所谓的放射组学特征。放射组学特征捕获组织和病变特征，如异质性和形状，可以单独或与组织学、基因组学或蛋白质组学等数据相结合，用于解决生物医学和临床问题。目前有很多影像组学相关数据资源可供研究者使用，例如肿瘤影像档案（The Cancer Imaging Archive，TCIA）数据库中包含常见肿瘤的医学图像（MRI、CT 等）及相应临床信息（治疗方案细节、基因、病理等）。

第三节 ｜ 生物信息学分析技术

一、序列比对分析

生物学中通常认为序列决定着结构，而结构则决定着功能。无论是核酸的核苷酸序列还是蛋白质的氨基酸序列，都可以视为一段字符串。当涉及基因或蛋白质的一段或多段特定序列时，需要研究如何提取所包含的信息以及如何确定它们之间的关联。在生物信息学分析中，通常会利用序列比对技术来解决这些问题。

序列比对分析涵盖了比较两个或多个生物序列（如 DNA、RNA 或蛋白质序列）的过程，以确定它们之间的相似性、差异和模式。这类分析在遗传学、基因组学、分子生物学和进化生物学等多个生物学领域都具有基础性作用。它有助于研究人员理解序列之间的关联、推断进化历史，以及预测功能性元素等重要信息。

（一）序列比对与同源性、相似性

序列比对是通过特定的数学模型或算法，寻找两个或多个序列之间最大匹配的碱基或氨基酸残基数的过程，它用于判断基因序列和蛋白质序列是否具有相似的结构或功能。序列比对涉及的两个主要概念是同源性和相似性。同源性是指两个序列有共同的进化祖先；相似性则是同源性的定量指标，衡量核苷酸或蛋白质序列的关联程度。相似性有两种量化表达：相似性得分和编辑距离。相似性得分是基于两个序列对应位置相同字符的数量，得分越高表示相似性越大。编辑距离通常用海明距离表示，对于等长序列，海明距离是不同字符的个数，值越小表示序列越相似。

（二）序列打分矩阵

序列打分矩阵是在序列比对过程中用于评估不同序列（不同字符）之间相似性的工具。

1. 核苷酸序列打分矩阵

（1）等价矩阵（unitary matrix）：最简单的一种替换记分矩阵，其中核苷酸相匹配的得分为 1，不匹配的得分为 0。但由于其中不含有碱基的任何理化信息以及不区别对待不同的替换，在实际的分析中较少使用（表 16-1）。

（2）BLAST 矩阵：在实际的大量对比中发现，如果两个核苷酸相同则得分为 +5，反之为 −4，对比效果是最好的。这个矩阵被广泛应用于 DNA 序列比对，BLAST 是目前运用最广泛的核酸序列数据库搜索程序（表 16-2）。

（3）转换 - 颠换矩阵（transition-transversion matrix）：核酸的碱基分为嘌呤（A/G）和嘧啶（C/T），两

者在结构上环数不同，如果碱基的替换保持环数不变称为转换；如果碱基的替换导致环数发生变化则称为颠换。打分矩阵中转换得分为 -1，颠换得分为 -5（表16-3）。

表16-1	等价矩阵			
	A	T	C	G
A	1	0	0	0
T	0	1	0	0
C	0	0	1	0
G	0	0	0	1

表16-2	BLAST 矩阵			
	A	T	C	G
A	5	-4	-4	-4
T	-4	5	-4	-4
C	-4	-4	5	-4
G	-4	-4	-4	5

表16-3	转换 - 颠换矩阵			
	A	T	C	G
A	1	-5	-5	-1
T	-5	1	-1	-5
C	-5	-1	1	-5
G	-1	-5	-5	1

2. 蛋白质打分矩阵

（1）BLOSUM 矩阵（blocks substitution matrix）：BLOSUM 矩阵是最常见的蛋白质打分矩阵之一，它根据蛋白质家族的保守区域进行构建，适用于蛋白质序列的局部比对。常见版本有 BLOSUM30、BLOSUM62、BLOSUM80 等，数字代表相似性阈值。

（2）PAM 矩阵（point accepted mutation matrix）：与 BLOSUM 类似，PAM 矩阵也用于蛋白质序列比对，根据突变事件的统计数据构建，适用于不同的相似性水平，如 PAM30、PAM70、PAM250 等。

二、转录组数据分析

转录组数据分析是一种用于表征细胞或组织中基因表达模式的方法。它涉及从大规模基因表达数据中提取信息，以揭示基因在不同条件下的表达变化、通路调控、生物学功能等。差异表达分析是转录组数据分析中的关键步骤，以下是差异表达分析的几种常用算法。

（一）倍数法

倍数法是一种常用的差异分析方法，具有简单、直接的优点。针对需要进行差异分析的基因两两计算倍数差异值 f。

$$f_{\text{gene}_i} = \frac{x_I}{x_C}$$

（公式 16-1）

当 f 约等于 1 时，表示基因 i 在两种不同的条件下表达不存在差异；当 f 明显大于或小于 1 时，表示基因 i 在两种条件下发生上调或下调。

虽然倍数法在操作上简单易行，但阈值的确定却有很强的主观性，具有较大的假阳性率，一般可以用于数据的初步筛选。

（二）t 检验

利用 t 检验推断一个基因在两种不同条件表达的均值是否显著差异，从而确定该基因是否为差异表达基因。

适用条件：基因的表达值总体呈现正态分布，且在两种条件下方差相等。

原假设：H_0：$\mu_1 - \mu_2 = 0$（即假设在两个条件下基因表达水平相等）；备择假设：H_1：$\mu_1 - \mu_2 \neq 0$

$$t = \frac{(\overline{x_1} - \overline{x_2})}{S_\omega \sqrt{\frac{1}{n_1} + \frac{1}{n_2}}}$$

（公式 16-2）

其中，

$$S_\omega = \sqrt{\frac{(n_1 - 1)S_1^2 + (n_2 - 1)S_2^2}{n_1 + n_2 - 2}}$$

（公式 16-3）

自由度 df 为：

$$df = (n_1 + n_2 - 2)$$

（公式 16-4）

根据 t 检验的 P 值，设定假设检验水准 α，若 $P<\alpha$，则拒绝零假设，认为该基因在这两个不同的条件下表达具有显著差异；反之，则接受零假设，即该基因不具有显著差异。当基因在不同状态下的表达相差很小时会导致假阳性率较高。

（三）基因芯片显著性分析

基因芯片显著性分析（significance analysis of microarrays，SAM）方法与倍数法、t 检验不同，SAM是专门针对芯片数据的特点设计的。SAM 以 t 检验为基础，通过控制错误发现率（false discovery rate，FDR）值纠正多重检验中的假阳性率，计算相对差异。

$$d=\frac{\overline{x_1}-\overline{x_2}}{s+s_0}$$

（公式 16-5）

（四）方差分析

方差分析（analysis of variance，ANOVA）用于比较多个样本组之间均值是否存在显著差异。它可以帮助研究者确定一个或多个因素是否对观察结果产生显著影响。

（五）DESeq2

DESeq2 是一种在 RNA-seq 数据中广泛应用的差异分析方法。它基于负二项分布模型，适用于小样本和大样本数据。DESeq2 不仅考虑了样本间的变异，还能处理复杂实验设计和多因素影响，提供了严格的统计显著性校正。edgeR 也是一种常用于 RNA-seq 数据的差异分析方法。它同样使用负二项分布模型，特别适用于小样本和低表达基因的分析。edgeR 还能处理技术变异，提供了在微阵列和RNA-seq 数据中使用的统一框架。

（六）limma

limma 主要用于微阵列和 RNA-seq 数据的差异分析。它采用线性模型来考虑基因间的相关性，适用于小样本和大样本数据。limma 的独特之处在于它能够提供基于统计学的显著性调整，适应不同的实验设计。

另外，转录组数据分析还包括聚类分析、主成分分析、共表达网络分析等，这些方法可以发现样本之间的关系、基因表达模式以及基因调控网络的结构。单细胞转录组分析可以更深入地研究单个细胞的表达特征，揭示细胞类型、异质性和发育过程中的变化。

三、生物通路富集分析

生物通路富集分析是生物信息学领域中一项重要的分析方法，它有助于揭示基因集合与特定生物学通路之间的关联，为深入理解基因功能和调控提供了有力工具。在大规模转录组数据分析中，富集分析可以从海量基因表达数据中提取有意义的信息，从而更好地理解生物体在不同生理状态下的功能变化。这一分析方法基于一个基本假设，即在某些生物学过程中，与特定功能相关的基因会在基因集合中以显著超过预期的数量存在。富集分析通过对比差异表达基因集合与已知的生物学通路之间的关系，能够识别哪些通路受到了显著影响，可以更深入地理解在特定条件下，哪些生物学功能、代谢途径或信号转导通路受到了调控或激活。以下是几种常用的生物通路富集分析方法。

（一）超几何分布检验

超几何分布检验是常用的生物通路富集分析方法。它基于超几何分布的统计原理，计算差异表达基因集合与每个通路中预期基因数量之间的显著性差异。如果某个通路中的差异基因数量显著超过预期，那么可以认为这个通路受到富集。累积超几何检验的公式如下：

$$P(X>k)=1-\sum_{x=1}^{k}\frac{\binom{n}{x}\binom{N-n}{M-x}}{\binom{N}{M}}$$

（公式 16-6）

其中 N 为注释系统中基因总数，n 为待分析的通路的基因总数，M 为差异表达基因数，x 为差异基因与通路基因的交集个数。

（二）Fisher 精确检验

Fisher 精确检验是一种在生物通路富集分析中常用的统计方法，用于评估差异表达基因集合与特定生物学通路之间的关联。Fisher 精确检验的主要思想是：对于每个通路，通过计算在总体基因集合中与通路相关的基因数量和在差异表达基因集合中的相同数量之间的超几何概率，来判断这个通路是否受到富集。Fisher 精确检验的公式如下：

$$P = \frac{\binom{a+b}{a}\binom{c+d}{c}}{\binom{n}{a+c}}$$

（公式 16-7）

其中 n 为注释系统中基因总数，a 为差异表达基因与通路基因中的交集数目，b 为差异表达基因未注释到通路中的数目，c 为背景基因集去除差异表达基因后与通路基因的交集数，d 为背景基因集去除差异表达基因后未注释到通路中的基因数。

（三）常用生物通路富集分析工具

1. DAVID（Database for Annotation，Visualization and Integrated Discovery）　DAVID 是一个综合性的生物信息学工具，用于注释、可视化和分析大规模基因表达数据。它提供了多种富集分析功能，包括 GO（Gene Ontology）富集、KEGG（Kyoto Encyclopedia of Genes and Genomes）富集等，帮助研究者深入了解差异基因的生物学功能。

2. Enrichr　Enrichr 是一个在线的基因集合分析工具，提供了多个数据库，包括 GO、KEGG、Reactome 等。用户可以上传基因列表，进行通路富集分析，同时 Enrichr 还提供基因集合的交互网络分析和可视化功能。

3. GSEA（Gene Set Enrichment Analysis）　GSEA 是一种基于基因集合的富集分析方法，通过分析整个基因表达谱，识别与特定通路或功能相关的基因集合。它可以帮助研究者发现在不同生理条件下的生物学通路变化。

4. KEGG（Kyoto Encyclopedia of Genes and Genomes）　KEGG 是一个被广泛使用的生物学通路数据库，提供了详细的通路信息。通过 KEGG，研究者可以将差异基因映射到通路中进行富集分析，从而了解差异表达基因影响哪些通路。

5. Reactome　Reactome 是一个涵盖广泛生物学过程的通路数据库。它提供了详细的生物学通路信息，帮助研究者理解基因在生物学过程中的作用。

6. Metascape　Metascape 是一个集成的富集分析平台，包括通路富集、GO 富集、蛋白质互作等功能。它提供了可视化和结果展示，帮助研究者深入分析差异基因的生物学意义。

这些工具在生物通路富集分析中发挥着重要作用，能够将大量基因表达数据与生物学功能和通路关联起来，从而揭示差异基因的生物学特征和调控机制。根据研究目标和数据特点，选择适合的工具进行分析，可以帮助研究者更好地解释基因集合的生物学意义。

四、生物分子网络分析

生物分子网络分析是一种将生物分子（如基因、蛋白质、代谢产物等）之间的相互作用关系进行建模和分析的方法，旨在揭示生物学系统的复杂性和调控机制。通过构建生物分子之间的网络，可以深入理解分子间的相互关系、信号传递、调控通路及其在生物过程中的功能。这种分析方法在生物学、医学和药物研发等领域具有重要作用。

（一）生物分子网络类型

1. 基因调控网络（gene regulatory network）　基因调控网络描述基因之间的调控关系，包括转录因子对基因表达的影响。

2. 蛋白质互作网络（protein-protein interaction network）　蛋白质互作网络揭示蛋白质之间的相互作用关系，用于理解蛋白质功能、信号转导等。

3. 代谢网络（metabolic network）　代谢网络展示细胞内代谢通路中代谢产物的转化关系，以及酶的调控机制。

4. 信号转导网络（signal transduction network）　信号转导网络描述细胞内生物信号的传递过程，包括受体、信号分子和效应器之间的相互作用。

5. 转录调控网络（transcription regulatory network）　转录调控网络描述转录因子与靶基因之间的调控关系，进而影响基因表达。

6. 转录后调控网络（post-transcriptional regulatory network）　转录后调控网络涉及不同类型 RNA（如 miRNA、lncRNA）之间的相互作用，进而调控基因表达。

7. 蛋白质翻译调控网络（translation regulatory network）　蛋白质翻译调控网络揭示在蛋白质翻译过程中的调控关系，影响蛋白质合成。

8. 细胞信号网络（cell signaling network）　细胞信号网络展示细胞内多种信号转导通路的交叉和调控关系，影响细胞的生理和生化过程。

9. 蛋白质修饰网络（protein modification network）　蛋白质修饰网络描述蛋白质翻译后的修饰（如磷酸化、甲基化等）对蛋白质功能和相互作用的影响。

10. 化学物质相互作用网络（chemical-protein interaction network）　化学物质相互作用网络显示化合物与蛋白质之间的相互作用，有助于药物研发和预测药物作用机制。

这些生物分子网络类型在系统生物学和生物信息学研究中起着重要作用，帮助科研人员深入理解生物分子之间的相互关系，揭示生物体内复杂的调控机制和功能模块。

（二）生物分子网络的拓扑属性

生物分子网络的拓扑属性是指网络中各个分子节点之间的结构特征和关系，这些属性有助于理解网络的组织结构、功能和演化。以下是生物分子网络常见的拓扑属性。

1. 连接度（degree）　节点的连接度是指与该节点直接相连的边的数量。在生物分子网络中，节点代表生物分子（如蛋白质或基因），其度数表示与其相互作用的其他分子数量。高度连接的节点通常在信号转导、调控和相互作用中起着重要作用，被称为"关键节点"。

2. 聚类系数（clustering coefficient）　在很多网络中，如果节点 v_1 连接于节点 v_2，节点 v_2 连接于节点 v_3，那么节点 v_3 很可能与节点 v_1 相连接。这种现象体现了部分节点间存在的密集连接性质，可以用聚类系数来表示，简称 CC。在无向网络中，聚类系数定义为：

$$CC_v = \frac{n}{C_k^2} = \frac{2n}{k(k-1)} \qquad \text{（公式 16-8）}$$

其中 n 表示节点 v 的所有 k 个邻居间边的数目。在无向网络中，由于 n 的最大数目可以由邻居节点的两两组合数确定。在生物分子网络中，高聚类系数意味着节点的邻居之间更可能相互连接，形成紧密的子结构，这可能对功能模块的形成和传递信号起着关键作用。

3. 中心性（centrality）　中心性指标用于衡量节点在网络中的重要性程度。介数中心性测量节点在最短路径上的出现次数，接近中心性考虑节点到其他节点的平均距离倒数，特征向量中心性基于节点与邻居之间的联系。具有高中心性的节点在信息传递、调控和信号转导中扮演着关键角色。

4. 紧密度（closeness）　紧密度是描述一个节点到网络中其他所有节点平均距离的指标。节点 v 的紧密度 C_v 定义如下：

$$C_v = \frac{1}{n-1} \sum_{j \neq v \in V} d_{vj} \qquad \text{（公式 16-9）}$$

其中 d_{vj} 表示节点 v 到节点 j 的最短距离。紧密度测度衡量节点接近网络"中心"的程度，紧密度测度越小，节点越接近中心。

5. 直径（diameter）　网络的直径是指网络中最远节点间的最短路径长度，表示网络的整体跨度。较小的直径意味着网络中信息传递的效率较高，分子间的交流更加迅速。

6. 拓扑系数（topology coefficient）　拓扑系数是反映互作节点间共享连接比例的测度，节点 v 的拓扑系数 T_v 可以定义为：

$$T_v = \frac{1}{|M_v|} \sum_{t \in M_v} C_{v,t}/\min\{k_v, k_t\}$$

（公式 16-10）

其中，$C_{v,t}$ 表示与节点 v 和节点 t 都连接的节点数。M_v 为所有与节点 v 分享邻居的节点集合。拓扑系数反映了节点的邻居间被其他节点连接在一起的比例。

7. 平均最短路径长度（average shortest path length）　网络中任意两个节点之间的最短路径的平均长度。较小的平均最短路径长度表示网络中的节点更紧密地相互连接，信息传递更加高效。

8. 幂律分布（power law distribution）　许多生物分子网络中，节点度数和其频率之间呈现幂律分布。这意味着少数节点具有大量连接，而大多数节点连接较少。少数高度连接的节点可能对整体网络结构和功能具有显著影响。

9. 模块性（modularity）　模块性度量网络中节点的聚类结构，即节点之间形成的模块或社区。高模块性表示网络中存在功能紧密的子网络，模块内节点相互关联度高，而模块间关联度较低。

10. 关键节点（hub）　关键节点是网络中连接数量较多的节点。在生物分子网络中，关键节点可能在信号转导、调控和相互作用中具有重要作用，对整体网络功能的稳定性和韧性产生影响。

通过研究这些拓扑属性，可以揭示生物分子网络的结构和功能特征，从而深入理解生物体内分子间的相互关系和调控机制。

第四节 ｜ 常用生物信息学数据资源和工具

一、国家生物信息中心

（一）国家生物信息中心简介

国家生物信息中心（CNCB）数据库是由中国科学院发起成立的，该数据库的定位与目标是：面向我国人口健康和社会可持续发展的重大战略需求，围绕国家精准医学和重要战略生物资源的组学数据，建立海量生物组学大数据储存、整合与挖掘分析研究体系，发展组学大数据系统构建、挖掘与分析的新技术、新方法，建设组学大数据汇交、应用与共享平台。

CNCB 的主界面主要分为三部分：第一部分是界面上端的目录栏，包括数据资源、计算分析、标准规范、数据网络；第二部分是搜索框，可以检索生物项目、样本、基因、蛋白质、在线工具、数据库等；第三部分是数据统计量，其中国内归档数据 31.5PB，国际归档数据 4.65PB，关联数据库 71 个，软件工具 34 个，合作伙伴 45 家。

（二）国家生物信息中心的使用

在 CNCB 的搜索框中输入感兴趣的关键词、疾病名称、基因、蛋白质名称等信息，搜索结果显示为不同数据库中该关键词相关的信息，点击 Records Number 对应的数字即可显示该数据库下的结果，点击项目编号获得该项目的详细信息。CNCB 数据库有自主开发的下载软件 Edge turbo，支持 Linux 版本。首先需要下载安装 Edge turbo，在网站上获得项目对应的 GSA 编号，点击"文件下载"，进入文件列表获得对应文件的链接，最后复制链接并进行下载。

二、美国国家生物技术信息中心

（一）美国国家生物技术信息中心数据库简介

美国国家生物技术信息中心（NCBI）数据库是由美国国立卫生研究院（National Institutes of Health，NIH）、国家医学图书馆（National Library of Medicine，NLM）发起成立的，该数据库旨在推进分子生物学、生物化学、遗传学知识存储和文献整理。伴随人类基因组计划的启动和快速进展，NCBI

由最初的知识和文献处理职能逐渐演变为集大规模生物医药数据存储、分类与管理,生物分子序列、结构与功能分析,分子生物软件开发、发布与维护,生物医学文献收集与整理,全球范围数据提交与专家注释于一体的世界最大规模的生物医学信息和技术资源数据库。NCBI 为医学和生命科学研发提供多种数据信息支持,包括生物医学文献公共检索与分析平台(PubMed)、人类孟德尔遗传在线数据库(OMIM)、3D 蛋白结构分子建模数据库(MMDB)、人类基因组的基因图谱、全物种基因组图谱、分类学浏览器等。NCBI 采用常用的在线信息检索系统 Entrez,为用户提供对序列、定位、分类和结构数据的集成访问,提供序列和染色体相关视图。

NCBI 的主界面主要分为六部分:第一部分是界面上端的搜索栏,包括数据库分类搜索和 Entrez 搜索;第二部分是位于左侧的分类导航,包含了不同类型的数据,如 Genes & Expression、Genetics & Medicine 等;第三部分是中间的主功能,NCBI 提供了提交、下载、学习、二次开发、分析、资源六大功能,为用户提供了丰富的学习资料;第四部分是右侧的 NCBI 热门资源中心,包括文献检索平台 PubMed、序列比对工具 BLAST 等;第五部分为更新日志;第六部分为新增的新型冠状病毒感染相关的数据资源。

(二)美国国家生物技术信息中心数据库的使用

NCBI 收录的生物数据依据不同的类别、层次、存储质量和应用特征等划分为众多相对独立而又交叉引用的子库,采用 Entrez 检索和搜索系统,整合了科学文献(PubMed)、序列数据、基因组、结构数据、表达数据、种群研究数据集和分类学信息等各个子库,形成一个紧密连接的系统和高效集约的查询平台。

1. PubMed 数据库　在 PubMed 的搜索框中输入感兴趣的关键词、疾病名称、作者名字等信息,点击搜索按钮或按下回车键。搜索结果将以列表形式显示,包括文献的标题、作者、期刊名称和发表日期等信息。在搜索结果页面,可以根据发表日期、文献类型、作者、期刊和更多因素进行筛选和排序。点击搜索结果中的文献标题以查看文献摘要,摘要通常包括文献的主要发现和结论。如果想要获取文献的全文,可以在文献摘要页面上查找全文链接或查看相关链接,以找到文献的全文或其他来源。

2. GEO 数据库　在 GEO 网站的搜索框中输入关键词、基因、生物样本、实验条件等信息,以查找感兴趣的基因表达数据集。搜索结果将以列表形式显示,包括数据集的标题、描述、上传者和发布日期等信息。点击标题后在数据集详情页面,可以查看数据集的摘要、样本信息、实验条件、数据处理方法等信息,点击“Download”或“Access Data”按钮访问数据下载链接。数据可以以不同的格式提供,包括原始数据、归一化数据、注释文件等,使用者根据需求选择适当的格式并下载数据。在使用 GEO 数据集进行研究或分析时,需要引用原始数据的来源。通常每个 GEO 数据集都有一个相关的文献引用。

3. GenBank 数据库　在 GenBank 主页的搜索框中,输入感兴趣的 DNA 序列、RNA 序列、基因名称、蛋白质名称、生物体名称或关键词等信息。搜索结果包括序列的描述、来源、长度、版本号以及其他相关信息。点击每个序列的标题可以查看序列的完整信息,包括序列数据、相关文献、注释信息等。GenBank 序列可以以不同的格式下载,如 FASTA 格式、GenBank 格式等。如果在研究或出版物中使用 GenBank 中的序列数据,应确保引用原始数据的来源,每个 GenBank 记录通常都包含了相关文献引用。

三、癌症基因组图谱

(一)癌症基因组图谱简介

癌症基因组图谱(TCGA)旨在绘制 1 万个肿瘤基因组的景观图谱,于 2003 年由美国国家癌症研究所和美国国家人类基因组研究所合作启动,目前共涉及 33 种癌症类型的 7 类基因组数据的综合多维图谱被构建公布,其中包括了 10 种罕见的癌症类型,数据总量超过 2.5PB。该基因组信息可帮助癌症研究领域改善癌症的预防、诊断和治疗。

癌症基因组图谱是一项具有里程碑意义的癌症基因组计划，对超过 20 000 种原发性癌症的分子特征进行了表征，并匹配了 33 种癌症类型的正常样本。TCGA 产生了超过 2.5PB 的基因组、表观基因组、转录组和蛋白质组数据。这些数据已经提高了研究者诊断、治疗和预防癌症的能力，并将继续公开，供研究人员使用。

（二）癌症基因组图谱的应用

TCGA 在 12 年间收集、表征和分析了 11 000 多名患者的癌症样本和正常组织的多类型全基因组水平和临床信息数据（如基因组、转录组、表观基因组、临床资料等），为肿瘤中异常改变的生物标志物的识别、癌症类型特异生物标志物的识别及肿瘤异质性分析提供了数据资源。

TCGA 数据下载，以获取乳腺癌[OMIM*113705]DNA 甲基化谱为例，步骤如下：通过导航栏，进入 Repository，设定过滤参数 Case 为 Primary Site IS breast，Program Name IS TCGA，Project Id IS TCGA-BRCA；设定过滤参数 Files 为"Data Category IS dna Methylation，Data Type IS Methylation Beta Value，Experimental Strategy IS Methylation Array，Platform IS Illumina Human Methylation 450，Access IS open"，共筛选出 892 个 TCGA 乳腺癌样本的 450K 甲基化谱，将满足条件的样本全部添加到 Cart 中。点击"Cart"可以查看到待下载文件的统计信息，点击页面中的"Download"按钮即可完成数据的下载。

四、UCSC 基因组浏览器

（一）UCSC 数据库简介

UCSC Genome Browser 是由加利福尼亚大学圣克鲁斯分校（University of California Santa Cruz，UCSC）创立和维护的，该站点包含人类、小鼠和大鼠等多个物种的基因组草图，并提供一系列的网页分析工具。站点用户可以通过它可靠和迅速地浏览基因组的任何一部分，并且可以得到与该部分有关的基因组注释信息，如已知基因、预测基因、表达序列标签、mRNA、CpG 岛、克隆组装间隙和重叠、染色体带型、小鼠同源性等。用户也可以因为教育或科研目的加上他们自己的注释信息。目前，UCSC Genome Browser 是基因组研究中最常用和广泛使用的数据库之一。

UCSC 的主界面主要分为四部分。第一部分是界面上端的菜单栏，包括 Genomes、Genome Browser、Tools、Mirrors、Downloads、MyData、Project、Help 和 About Us 等，并且每项都会有更详细的子菜单。第二部分是 Tools，其中包含了 UCSC 开发的工具，包括：①Genome Browser，用于可视化基因组数据；②BLAT，快速进行序列与基因组的比对；③In-Silico PCR，可进行 PCR 引物的基因组比对；④Table Browser，可通过其进行数据的下载；⑤LiftOver，可进行不同版本（assemblies）间的基因组坐标的转换等众多工具。第三和第四部分还包括 News、Sharing data 和 Learning，分别简述 UCSC 新闻、共享数据和学习部分。

（二）UCSC 基因组浏览器的使用

使用 UCSC 基因组浏览器，首先点击工具栏的"Genomes"键，并选择镜像地址。接下来进行物种和其基因组装配版本（assembly）的选择，包括 Human、Mouse、Rat、Worm 和 Yeast 等多种模式生物。例如，选择 Human 的 hg38 版本，搜索基因名"TP53"可以得到一个基因组草图。图中外显子是由代表内含子的横线连接的条形块部分，内含子是指连接条形外显子的细线部分。5′和 3′非翻译区显示为前面和后面相对比较细的条形块部分。基因内含子内箭头表示转录的方向。在没有内含子可见的情况下，箭头显示在外显子条形块部分。

依次点击工具栏的"View DNA"，进入 Get DNA in Windows 后，点击"get DNA"即可下载目标区段的 DNA 序列。也可以通过点击"View PDF/PS"，下载基因显示面板的 PDF 文件。

关于 UCSC 基因组浏览器使用的详细说明可参见 UCSC 数据库基因组浏览器使用指南，以及基因组浏览器 FAQ。

五、Ensembl 数据资源和工具

（一）Ensembl 数据库简介

Ensembl 是一款脊椎动物基因组浏览器，于 1999 年由英国威康信托桑格研究所（WTSI）和欧洲分子生物学实验室的所属分部欧洲生物信息学研究所（EMBL-EBI）共同协作启动。其目标是自动注释基因组，将该注释与其他可用的生物数据进行整合，并且可以作为交互式网站或平面文件提供给用户。自 2000 年 7 月网站推出以来，Ensembl 中添加了更多的基因组信息，可用数据的范围也扩大到包括比较基因组学、进化、序列变异、转录调控等。Ensembl 能够注释基因、计算多重比对、预测调控功能并收集疾病数据。

Ensembl 主界面包含四个部分：第一部分是上方提供的四种工具模块，包括 BLAST、BLAT、BioMart 和变异效应预测器（VEP），这些工具具有序列比对、下载基因信息数据及变异注释和分析的强大功能；第二部分是中间的 Search 区域，可供用户搜索特定物种的单个基因或相关疾病的信息；第三部分列举了完整注释的和正准备发布的物种信息，点击关注的物种即可查看该物种较为详细的信息，例如基因组序列、基因注释、突变、表型和结构变异等；第四部分提供了特定分析的教程入口，供研究人员参考和学习。

（二）Ensembl 数据库的应用

Ensembl 数据库的功能非常多样，应用较多的是使用 Ensembl 下载目标物种的基因注释文件以进行 Gene symble 和 ID 转换等操作。首先点击工具栏的"Downloads"，在弹出的页面中找到完整数据集和数据库部分，单击其中的"FTP site"链接，点击"current_gff3"并在弹出的页面中找到感兴趣的物种，以人类为例，点击"homo_sapiens/"，最终选择 Homo_sapiens.GRCh38.110.chr.gff3.gz 文件即为人类基因注释文件。

六、药物相关生物信息数据资源

（一）Drugbank 数据库简介

DrugBank 于 2006 年在阿尔伯塔大学威沙特（Wishart）博士的实验室开发，旨在成为一个全面的、完全可搜索的计算机资源，将药物分子（包括生物技术药物）的序列、结构和机制数据与其药物靶点的序列、结构和机制数据联系起来。作为面向临床的药物百科全书，DrugBank 能够提供有关药物、药物靶点以及药物作用的生物或生理结果的详细、最新、定量、分析或分子尺度信息。作为一个面向学习化学和药学人群的药物数据库，DrugBank 能够提供许多内置工具用于查看、排序、搜索和提取文本、图像、序列或结构数据。自首次发布以来，DrugBank 已广泛应用于计算机、模拟药物发现、药物"复兴"、药物对接或筛选、药物代谢预测、药物靶点预测和普通药学教育。DrugBank Online 被制药行业、药物化学家、药剂师、医生、学生和公众广泛使用。由于其广泛的范围、全面的参考和详细的数据描述，DrugBank 数据库正在推动整个数据驱动的医药行业取得重大进步。

目前，DrugBank Online 包含 15 859 种药物条目，其中包括 2 750 种经批准的小分子药物、1 599 种经批准的生物制剂（蛋白质、肽、疫苗和变应原）、134 种营养保健品和超过 6 721 种实验药物（发现阶段）。此外，5 298 个非冗余蛋白质（即药物靶标 / 酶 / 转运蛋白 / 载体）序列与这些药物条目相关联。每个条目包含 200 多个数据字段，一半信息专用于药物 / 化学数据，另一半信息专用于药物靶点或蛋白质数据。DrugBank 最大的特色是它支持全面而复杂的搜索，结合 DrugBank 可视化软件，这些工具能让研究人员非常容易地检索到新的药物靶标、比较药物结构、研究药物机制以及探索新型药物。

（二）Drugbank 数据库的应用

Drugbank 主要的功能包括浏览、搜索和下载。搜索框中的搜索内容包括四种，分别为"Drugs（药品名）""Targets（靶点）""Pathways（作用途径）"和"Indications（适应证）"。如输入某药物名后，选择搜

索框下方的药物标签，搜索后界面展示了该药物的基础信息，界面左侧还显示了所有相关的信息条目，如药理学、药物互作、药物产品和药物分类等内容，可单击感兴趣的选项，了解详细信息。

七、免疫相关生物信息数据资源

（一）ImmPort数据库简介

作为一个免疫学和数据分析门户网站，ImmPort于2004年由美国国立卫生研究院（NIH）、美国国家过敏症和传染病研究所（NIAID）和过敏、免疫和移植部（DAIT）共同开发。ImmPort项目是收集、整理、共享免疫学相关研究的资源，研究人员注册后可以使用在ImmPort共享的数据以及分析工具。

ImmPort系统由四种应用组成：Private Data（私有数据）、Shared Data（共享数据）、Data Analysis（数据分析）和Resources（资源）。Private Data是数据获取和管理的站点，Shared Data支持数据的搜索和分布，Data Analysis为主要集中于流式细胞术结果的开源数据管理和分析工具提供图形界面，而Resources提供了高级数据分析工具、教程和文档。

（二）ImmPort数据库的应用

ImmPort数据库中存储着用功能和基因本体术语整理的免疫学相关基因列表。下载这些免疫相关的基因，首先在首页菜单栏找到"Resources"，点击进入资源页面。在资源页面中找到"Gene Lists"按钮，进入Gene Lists页面。Gene Lists展示了ImmPort数据库收录的免疫相关基因，在表格下方点击"Gene Summary"即可下载免疫相关基因集的txt文件。

小结

生物信息学已成为生物医学、农学、遗传学、细胞生物学等学科发展的强大推动力量，也是药物设计、环境监测等研究领域的重要组成部分。生物信息学在基因的功能发现、疾病基因诊断、蛋白质结构预测、基于结构的药物设计、药物合成和制药工业中起着极其重要的作用，生物信息学的迅速发展大大加快了医学领域对疾病的发生机制、诊断、预后及生物标志物筛选的研究进程。

（金 焰）

推荐阅读

[1] ALLIS C D, JENUWEIN T, REINBERG D, 等. 表观遗传学. 朱冰, 孙方霖, 译. 北京: 科学出版社, 2009.

[2] 中华人民共和国卫生部. 中国出生缺陷防治报告 (2012). (2012-09-12)[2024-02-05]. http://www.nhc.gov.cn/wsb/pxwfb/ 201209/55840/files/0af7007b1a68469397531b154d9425f9.pdf?eqid=a4112113000099b70000000464424f01&wd=&eqid= 811efb06000005016000000026497e7e9.

[3] 贺林, 马端, 段涛. 临床遗传学. 上海: 上海科学技术出版社, 2013.

[4] 陆前进, 于文强, 吕红. 表观遗传学与复杂性疾病. 北京: 北京大学医学出版社, 2016.

[5] 杨焕明. 基因组学. 北京: 科学出版社, 2016.

[6] 傅松滨. 医学遗传学. 4版. 北京: 北京大学医学出版社, 2018.

[7] 贺林. 今日遗传咨询. 北京: 人民卫生出版社, 2019.

[8] 刘祖洞, 吴燕华, 乔守怡, 等. 遗传学. 4版. 北京: 高等教育出版社, 2021.

[9] 傅松滨. 医学生物学. 9版. 北京: 人民卫生出版社, 2018.

[10] 于文强, 徐国良. 表观遗传学. 北京: 科学出版社, 2023.

[11] 杨金水. 基因组学. 北京: 高等教育出版社, 2019.

[12] 陈炯, 史雨红. 模式生物及其实验技术. 北京: 科学出版社, 2023.

[13] LODISH H, BERK A, KAISER C A, et al. Molecular Cell Biology. 8th ed. New York: W. H. Freeman and Company, 2016.

[14] NUSSBAUM R L, MCINNES R R, WILLARD H F. Thompson & Thompson genetics in medicine. 8th ed. Amsterdam: Elsevier, 2016.

[15] GRIFFITHS A J F, DOEBLEY J, PEICHEL C, et al. Introduction to Genetic Analysis. 12th ed. New York: W. H. Freeman and Company, 2020.

[16] KLUG W S, CUMMINGS M R, SPENCER C A, et al. Essentials of Genetics. 10th ed. Hoboken: Pearson Education, 2020.

[17] ALBERTS B, HEALD R, JOHNSON A, et al. Molecular Biology of the Cell. 7th ed. New York: W. W. Norton & Company, 2022.